Überreicht
mit freundlicher Empfehlung

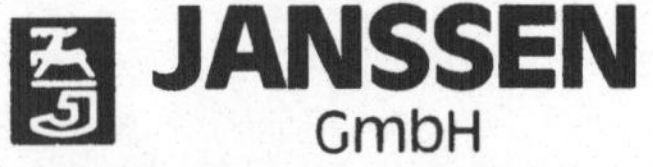

Postfach 21 04 40, Raiffeisenstr. 8,
D-4040 Neuss 21 (Rosellen), Tel. (0 21 07) 79-0

U. R. Fölsch   U. Junge

Medikamentöse Therapie in der Gastroenterologie

Unter Mitarbeit von
C. Emde, E. Fölsch und B. Kohlschütter

Zweite, neubearbeitete Auflage
Mit 9 Abbildungen und 44 Tabellen

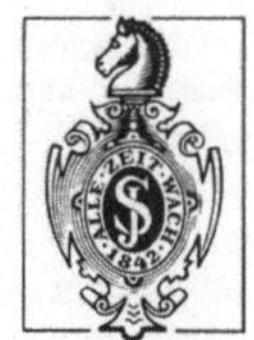

Springer-Verlag Berlin Heidelberg GmbH

Prof. Dr. med. ULRICH R. FÖLSCH
Medizinische Klinik und Poliklinik
Robert-Koch-Straße 40, 3400 Göttingen

Prof. Dr. med. ULRICH JUNGE
Medizinische Klinik, Städtische Krankenanstalten Rosenhöhe
4800 Bielefeld 14

ISBN 978-3-540-51886-0   ISBN 978-3-642-87466-6 (eBook)
DOI 10.1007/978-3-642-87466-6

CIP-Titelaufnahme der Deutschen Bibliothek
Fölsch, Ulrich R.: Medikamentöse Therapie in der Gastroenterologie / U. R. Fölsch ;
U. Junge. Unter Mitarb. von E. Fölsch ... - 2., neu bearb. Aufl. - Berlin ; Heidelberg ;
New York ; London ; Paris ; Tokyo ; Hong Kong : Springer, 1990
   (Kliniktaschenbücher)
   ISBN 978-3-540-51886-0

NE: Junge, Ulrich:

Gesamtfertigung: Appl, Wemding
2121/3145-543210 - Gedruckt auf säurefreiem Papier

Vorwort zur zweiten Auflage

Für Medikamente zur Behandlung von Magen-, Darm-, Leber- und Gallenleiden haben die gesetzlichen Krankenversicherer der Bundesrepublik Deutschland im Jahr 1988 1,6 Milliarden DM ausgegeben. Gastroenterologische Krankheiten wirksam und wirtschaftlich zu behandeln, ist schwierig angesichts von 735 in der Roten Liste 1989 aufgeführten Präparaten und der täglichen Überflutung mit Informations- und Werbematerial. Darin sind Fakten und Behauptungen, Daten und Spekulationen, flotte Werbesprüche und fundierte Informationen oft unentwirrbar vermengt.

In der 2. Auflage des vorliegenden Taschenbuches haben wir uns wiederum bemüht, den derzeitigen Stand der medikamentösen Therapie gastroenterologischer und hepatologischer Erkrankungen übersichtlich darzustellen und klare, praktische Therapieempfehlungen zu geben. Dabei haben wir auch die Behandlung parasitärer und tumoröser Erkrankungen berücksichtigt und Richtlinien für die enterale und parenterale Ernährung aufgestellt.

Für die Behandlung wichtige Angaben zur Ätiologie und Pathogenese haben wir den einzelnen, nach Organen gegliederten Kapiteln vorangestellt. Unter Berücksichtigung eigener Erfahrungen und der relevanten Literatur der letzten 10 Jahre wird nicht nur auf die Wirkungsweise der einzelnen Medikamente eingegangen, sondern wir haben die Behandlungsmethoden auch unterteilt in solche, die wir für wirksam halten, solche, deren Wert noch nicht gesichert ist und solche, die wegen fehlender Wirksamkeit und/oder hoher Nebenwirkungsrate abzulehnen sind. Jedes Kapitel wird mit einem tabellarischen Therapieschema sowie mit den relevanten Literaturangaben der letzten 10 Jahre bis einschließlich 1989 abgeschlossen.

Seit Erscheinen der 1. Auflage sind 8 Jahre vergangen. Deshalb mußten alle Kapitel gründlich überarbeitet und zum Teil völlig neu geschrieben werden. Wegen ihrer zunehmenden Bedeutung wurde ein Kapitel über die enterale Ernährung eingefügt. Durch Straffung des Textes haben wir uns bemüht, trotz der Änderungen und Einfügungen den bisherigen Umfang des Buches beizubehalten.

Bei der vorliegenden 2. Auflage haben viele Kollegen uns sehr wesentlich geholfen. Ganz besonders danken möchten wir Prof. Vanek, Ulm und Prof. Bommer, Göttingen für ihre Hilfe beim Thema parasitäre Erkrankungen. Unser Dank gilt aber auch allen Kollegen, die uns – nicht zuletzt in der täglichen klinischen Arbeit – durch Rat und Kritik geholfen haben. Frau I. Glaeske und Frau M. Wilke haben mit großer Sorgfalt und Geduld die vielen Änderungen der Manuskripte geschrieben.

Göttingen, Bielefeld   U. R. FÖLSCH
März 1990   U. JUNGE

Vorwort zur ersten Auflage

Unserem Lehrer
Werner Creutzfeldt
gewidmet

Das Angebot an Medikamenten zur Behandlung gastroenterologischer Erkrankungen ist mit fast 900 in der Roten Liste 1981 aufgeführten Präparaten auch für den Experten nicht mehr überschaubar. Der in der Praxis oder Klinik tätige Arzt wird mit Informationsmaterial und Werbung überflutet. Darin sind Fakten und Behauptungen, Daten und Spekulationen, flotte Werbesprüche und fundierte Information meist unentwirrbar vermengt. Mit diesem Buch möchten wir helfen, gastroenterologische Erkrankungen rationell und wirksam zu behandeln, indem wir die pharmakologischen Grundlagen einer medikamentösen Therapie aufzeigen und Therapieempfehlungen geben. Die Kenntnis der Ätiologie und Pathogenese einer Erkrankung ist die Voraussetzung, um Möglichkeiten und Grenzen der medikamentösen Therapie zu beurteilen. Hierzu wichtige und bekannte Daten haben wir den einzelnen, nach Krankheiten gegliederten Kapiteln vorangestellt. Leider wissen wir über die Ätiologie und Pathogenese der meisten Erkrankungen des Magen-Darm-Trakts und der Leber so wenig, daß die Therapie noch vorwiegend auf Erfahrungen beruht. Diese haben aber durch Untersuchungen in weltweiten kontrollierten Studien eine solide statistische Grundlage bekommen. Darauf und auf unseren eigenen Erfahrungen basierend haben wir die Behandlungsmethoden unterteilt in solche, die wir für wirksam halten, solche, deren Wert noch nicht gesichert ist und solche, die wegen fehlender Wirksamkeit und/oder hoher Nebenwirkungsrate abzulehnen sind.
In unseren Therapieempfehlungen haben wir uns nicht nur auf die Erfahrungen der Göttinger und Ulmer Klinik gestützt, sondern auch

andere erfahrene Kollegen um ihre Meinung gebeten. Diese Kollegen haben unsere Manuskriptentwürfe geprüft und durch wertvolle eigene Ratschläge ergänzt und verbessert. Für diese Mithilfe möchten wir Prof. R. Ammann (Zürich), Prof. W. F. Caspary (Hanau), Prof. W. Gerok (Freiburg), Prof. R. D. Hesch (Hannover), Prof. J. Hotz (Essen) sowie Prof. K. H. Meier zum Büschenfelde (Mainz) herzlich danken. Prof. R. Arnold aus Marburg und Prof. W. Creutzfeldt aus Göttingen sowie Prof. H. Rasche und Prof. E. Vanek aus Ulm haben auf ihren Spezialgebieten wertvolle Ergänzungen und Vorschläge gemacht. Erika Fölsch und Ulrike Junge danken wir für das sorgfältige Lesen der Korrekturen.

Hinweise und Verbesserungsvorschläge, die dieses Buch bereichern könnten, sind uns sehr willkommen.

Göttingen, Ulm   U. R. FÖLSCH
Sommer 1982   U. JUNGE

Inhaltsverzeichnis

Ösophagus

Magen

Dünn- und Dickdarm

Leber

Galle

Endokrine Tumoren des Gastrointestinaltrakts

Enterale Ernährung (C. Emde)

Parenterale Ernährung (B. Kohlschütter)

Mitarbeiterverzeichnis

Prof. Dr. med. Eckard Fölsch
Krankenhaus des Kreises Hameln-Pyrmont, Innere Abteilung
Saint-Maur-Platz 1, 3250 Hameln 1

Priv.-Doz. Dr. med. Carsten Emde
Medizinische Klinik und Poliklinik, Universitätsklinikum Steglitz
Hindenburgdamm 30, 1000 Berlin 45

Dr. med. Brigitte Kohlschütter
Magdalenenstraße 62, 2000 Hamburg 13

Ösophagus

1 Motilitätsstörungen

1.1 Achalasie (idiopathische Ösophagusdilatation, Kardiospasmus)

1.1.1 Definition

Die Achalasie des Ösophagus ist eine sehr seltene neuromuskuläre Erkrankung, bei der die propulsive Peristaltik im Mittelteil des Ösophagus fehlt bei verminderter Erschlaffung im unteren Ösophagussphinkter. Die Erkrankung wird unter 100 000 Menschen nur einmal beobachtet. Aufgrund klinischer, radiologischer und manometrischer Befunde lassen sich 3 Formen unterscheiden: eine hypermotile, eine hypomotile und eine amotile Achalasie [1].

1.1.2 Ätiologie und Pathogenese

Die Ätiologie dieser Erkrankung ist nicht bekannt. Es werden Enteroviren, die zu einer Nervenschädigung führen sollen, Autoimmunprozesse und lokal ischämische Schädigungen diskutiert. Aufgrund der fehlenden Erschlaffung des unteren Ösophagussphinkters kommt es zu erheblicher Dilatation der vorgelagerten Ösophagusanteile.

1.1.3 Therapie der Achalasie

Das Ziel der Therapie besteht darin, die Stenose im distalen Ösophagus permanent oder vorübergehend offen zu halten. Experimentelle und klinische Studien haben gezeigt, daß Kalziumantagonisten wie z. B. *Nifedipin* [2, 3] und Nitropräparate wie z. B. *Isosorbiddinitrat* [3] zu einer Erschlaffung des unteren Ösophagussphinkters führen, die die Patienten teilweise für 2–4 h subjektiv beschwerdefrei macht [3]. Kontrollierte Studien liegen jedoch zu beiden Substanzen nicht vor. Darüber hinaus muß die Therapie in ca. 50% der Fälle wegen primärer oder sekundärer Wirkungslosigkeit (Desensibilisierung gegenüber Nitroverbindungen?) oder Nebenwirkungen abgebrochen werden [3].

Parallel zu der medikamentösen Therapie sollte, sofern erforderlich, die sehr wirksame pneumatische Dilatation durchgeführt werden. In nur wenigen Fällen ist eine chirurgische Myotomie erforderlich.

Nifedipin (Adalat, Kps. à 10 und 20 mg)
Dosierung: 1 Kaps. à 10 oder 20 mg jeweils 10 min vor den Mahlzeiten einnehmen.
Nebenwirkungen: Kopfdruck, Schwindel, Müdigkeit, Übelkeit, Beinödeme, erhöhte Pulsfrequenz. In seltenen Fällen Hautreaktionen. *Nifedipin* kann die Wirkung von blutdrucksenkenden Präparaten sowie Betarezeptorenblockern verstärken.
Kontraindikationen: Gravidität.

Isosorbiddinitrat (z. B. Isoket, Tbl. à 5 und 10 mg)
Dosierung: 1 Tbl. à 5 oder 10 mg 10 min vor den Mahlzeiten einnehmen.
Nebenwirkungen: Kopfschmerzen (meist nur vorübergehend), Tachykardie, Gesichtsrötung, Erbrechen. *Isosorbiddinitrat* kann die Wirkung von blutdrucksenkenden Präparaten verstärken.

1.2 Diffuser Ösophagusspasmus (spastischer Ösophagus)

1.2.1 Definition und Ätiologie

Es handelt sich hierbei um eine Schluckstörung, die meist in höherem Alter vorkommt und mit retrosternalen Schmerzen einhergeht. Die Ursache dieser Erkrankung ist unbekannt. Es kommt dabei zu unkontrollierten, nicht peristaltisch verlaufenden Kontraktionen der Ösophagusmuskulatur. Die Erkrankung ist noch viel seltener als die Achalasie.

1.2.2 Therapie

Die auftretenden retrosternalen Schmerzen können durch *Nitroglycerin* (Nitrolingual) oder den Kalziumantagonisten *Nifedipin* (Adalat) kompensiert werden [4]. Diese Substanzen bewirken eine Erschlaffung der glatten Muskulatur des Ösophagus.

Nitroglycerin (Nitrolingual, Kaps. à 0,8 mg)
Dosierung: 1–2 Kaps. perlingual bei Schmerzen einnehmen.
Nebenwirkungen: Nausea, Schwindel, Kopfschmerzen, Tachykardie, Blutdruckabfall.
Kontraindikationen: Schock, hypotone Kollapszustände.

Nifedipin (Adalat, Kaps. à 10 mg)
Dosierung: 2 Kaps. bei Auftreten von Schmerzen.
Nebenwirkungen und Kontraindikationen: s. Abschn. 1.1.3.

Literatur

1. Siewert R, Lepsien G, Blum AL (1979) Motilitätsstörungen der Speiseröhre als pathogenetisches Prinzip. Internist 20: 1–9
2. Weiser HF, Lepsien G, Galenhofen K, Schattenmann G, Siewert R (1977) Klinische und experimentelle Untersuchungen zur Wirkung von Nifedipin auf die glatte Muskulatur des Oesophagus. Z Gastroenterol 15: 691–698
3. Gelfond M, Rozen P, Gilat T (1982) Isosorbide dinitrate and nifedipine treatment of achalasia: a clinical, manometric and radionuclide evaluation. Gastroenterology 83: 963–969
4. Richter JE, Balton CB, Buice RG, Castell DO (1985) Nifedipine: A potent inhibitor of contractions in the body of the human esophagus. Gastroenterology 89: 549–554

2 Entzündliche Ösophaguserkrankungen

2.1 Refluxösophagitis

2.1.1 Definition

Diese Erkrankung ist eine *fakultative* Folge des Refluxes von Magen- oder Darminhalt in den Ösophagus bei mangelhafter Schließfunktion des unteren Ösophagussphinkters. Mit dieser Beschreibung soll zum Ausdruck kommen, daß der Kontakt des Mageninhalts mit dem Epithel der Speiseröhre nicht in jedem Fall entzündliche Symptome hervorrufen muß und daß entzündliche Schleimhautverhänderungen des Ösophagus nicht notwendigerweise eine Schmerzsymptomatik verursachen müssen.

2.1.2 Ätiologie und Pathogenese

Voraussetzung für die Entstehung der Revluxösophagitis ist die mangelhafte Schließfunktion des unteren Ösophagussphinkters. Diese kann z. B. auftreten bei Brachyösophagus, Hiatushernie, Achalasie und Sklerodermie. Entsprechend der Schwere der Erkrankung kann die Refluxösophagitis unterteilt werden in:

- Refluxkrankheit ohne endoskopisch erkennbare Ösophagitis,
- endoskopisch nachgewiesene Ösophagitis Stadium I oder II (Epitheldefekte in Form von isolierten oder konfluierenden Erosionen),
- endoskopisch nachgewiesene Ösophagitis Stadium III (zirkulär konfluierende Erosionen),
- endoskopisch nachgewiesene Ösophagitis Stadium IV (Narbenstadium der Ösophagitis mit Endobrachyösophagus, Stenose und Ulzerationen).

2.1.3 Allgemeine Therapiemaßnahmen

Die Therapie der Refluxösophagitis richtet sich nach der Schwere und dem Ausmaß der Erkrankung und muß gewöhnlich über einen langen Zeitraum durchgeführt werden [1]. Grundsätzlich werden folgende Ziele angestrebt:

- Es sollte alles vermieden werden, was die Sphinkterkontraktion hemmt, z. B. Fett, Nikotin, Alkohol und Anticholinergika; weiterhin sollten saure Getränke mit einem pH-Wert < 3 (Sekt, saurer Weißwein, Apfel- und Traubensaft, Coca-Cola) gemieden werden.
- Senkung des abdominellen Drucks (kleine Mahlzeiten bei langsamer Nahrungsaufnahme). Die Patienten sollten mit erhöhtem Oberkörper schlafen. Gewichtsreduktion bei Übergewicht, denn die Refluxsymptome bessern sich, wenn die Patienten an Gewicht verlieren [2].

2.1.4 Medikamentöse Therapie

Das Ziel der medikamentösen Maßnahmen besteht darin,

- die refluierenden, schädigenden Flüssigkeiten zu neutralisieren oder die Schleimhaut vor ihnen zu schützen,
- die Kontraktion des unteren Ösophagussphinkters zu stärken und/oder
- die Sekretion der refluierenden, schädigenden Magensäure zu verhindern.

Epitheldefekte bei der Ösophagitis benötigen mindestens 12 Wochen, um abzuheilen. Daher sollten endoskopische Nachkontrollen erst nach diesem Zeitraum erfolgen. Wenn dann eine Besserung beobachtet werden kann, sollte die Therapie über weitere 12 Wochen fortgeführt werden. Bei völliger Abheilung empfiehlt sich eine Rezidivprophylaxe mit 20 mg Omeprazol, 150 mg Ranitidin oder 20 mg Famotidin vor dem Schlafengehen für ca. ein Jahr.

Eine *operative Revision* sollte unter folgenden Gesichtspunkten diskutiert werden: Wenn unter der medikamentösen Therapie keine Ausheilung erreicht werden kann; wenn nach Absetzen der Rezidivprophylaxe erneut eine Refluxösophagitis auftritt; wenn die

Patienten unter starkem Leidensdruck stehen oder wenn bereits Komplikationen der Refluxösophagitis (Stadium IV) aufgetreten sind.

Neutralisierende Substanzen

Gaviscon ist ein schleimhautprotektives Antazidum, das neben Natriumhydrogencarbonat, Aluminiumhydroxid und Magnesium-trisilikat Alginsäure enthält und sich in der Therapie der Refluxöso-phagitis bewährt hat. Alginsäure reagiert mit Natriumcarbonat in Gegenwart von Speichel und wird zu dem hochviskösen Natrium-alginat umgewandelt (pH 5–6). Diese hochvisköse Flüssigkeit schwimmt als Schaum auf dem Magensaft. Wenn es zu einem Reflux von Mageninhalt in den Ösophagus kommt, dann wird zunächst dieser Schaum vor der Säure Kontakt mit der unteren Ösophagusschleimhaut haben. In einer randomisierten Studie konnte die Überlegenheit dieses Präparats gegenüber einem übli-chen Antazidum demonstiert werden [3]. Durch Gaviscon wurde sowohl die Häufigkeit des Refluxes reduziert als auch der pH im unteren Ösophagusanteil signifikant angehoben.

Hinweise: Wenn Gaviscon verordnet wird, darf nicht gleichzeitig ein Medikament gegeben werden, das Dimethylpolysiloxan enthält (z. B. Ceolat, Lefax, Endoparactol u. a.). Denn dadurch werden die Fließeigenschaften von Gaviscon zerstört, und die Substanz bleibt wirkungslos.

Da Gaviscon unter anaziden Bedingungen schlechter an die Schleimhaut bindet, ist es nicht sinnvoll, Gaviscon und H_2-Rezep-torantagonisten kombiniert einzusetzen.

Gaviscon (Pulver in Beutel oder Tbl.)

Dosierung: 2 Tbl. oder 1 Btl. Pulver 1–3 h nach jeder Mahlzeit und vor dem Schlafengehen.

Nebenwirkungen und Kontraindikationen: Gaviscon hat einen relativ großen Natriumanteil, so daß bei Anwendung von großen Men-gen auf eine mögliche Natriumüberlastung geachtet werden muß. Alginsäure verhält sich aggressiv gegenüber Zahnschmelz. Bei direktem Kontakt der Alginsäure mit den Zähnen beim Lutschen oder Kauen können Zahnschäden hervorgerufen werden, ebenso wie eine Gingivitis.

Schleimhautprotektive Substanzen

Sucralfat (Ulcogant, Tbl. à 1 g, Btl. (5 ml) à 1 g, Granulat-Btl. à 1 g)
Sucralfat ist ein basisches Aluminiumsalz von sulfatiertem Disaccharid, das sich an die Oberfläche peptischer Läsionen bindet und sich in der Therapie der Ösophagitis bewährt hat, wobei es dem Gaviscon überlegen zu sein scheint [5].

Dosierung: 4mal 1 g jeweils 30 min vor den Mahlzeiten und vor dem Schlafengehen.
Nebenwirkungen: Siehe Kap. Magen, 3.4.4.

Verstärkung der Sphinkterkontraktion

Zusätzlich sollte die Ösophagussphinkterkontraktion durch *Metoclopramid* oder *Domperidon* verstärkt werden.

Metoclopramid (Paspertin, MCP-ratiopharm, Metoclopramid; Tbl. à 10 mg)
Dosierung: 3mal 1 Tbl. zu den Mahlzeiten.
Nebenwirkungen und Kontraindikationen der Therapie mit Metoclopramid sind im Kap. Magen, 2.1.2 verzeichnet.

Domperidon (Motilium, Filmtbl. à 10 mg)
Dosierung: 1-2 Filmtbl. 30-15 min vor den Mahlzeiten einnehmen.
Nebenwirkungen: Prolactin kann unter der Therapie ansteigen, normalisiert sich jedoch nach Therapieende.

Cisaprid
Cisaprid (Propulsin) ist eine neu entwickelte, prokinetische Substanz, die jedoch keine antidopaminergen Eigenschaften besitzt und nicht an muscarin- oder nikotinartige Rezeptoren bindet. Damit entfallen die unter Domperidon und Metoclopramid selten

auftretenden extrapyramidalen und/oder neuroendokrinen Nebenwirkungen. Die intravenöse Injektion von 4-10 mg Cisaprid führt zu einer Druckanhebung im unteren Ösophagussphinkter bei Gesunden und bei Patienten mit Refluxösophagitis [6]. Alle bisher durchgeführten Studien mit 30 oder 40 mg Cisaprid täglich über 3-16 Wochen ergaben eine Verbesserung der Refluxsymptome [7]. Wegen seiner geringen Nebenwirkungen wird Cisaprid künftig sicher einen wichtigen Platz in der Behandlung der Refluxkrankheit einnehmen.

Inhibitoren der Magensäuresekretion

Histamin-H_2-Rezeptorblocker
Wenn die Beschwerden unter der vorgenannten Therapie nicht gebessert werden können oder bei schweren ulzerösen Epitheldefekten (Stadium III und IV), ist eine Therapie mit einem H_2-Rezeptorblocker gerechtfertigt (s. Kap. Magen, 3.4.2). Die Behandlung mit *Cimetidin, Ranitidin* oder *Famotidin* muß beim Vorliegen einer erosiv-ulzerösen Ösophagitis hochdosiert und langfristig vorgenommen werden. [8].

Cimetidin (Tagamet, Tbl. à 400 mg)
Dosierung: 3mal 1 Tbl. nach den Mahlzeiten und 1 Tbl. zur Nacht.

Ranitidin (Sostril, Zantic; Tbl. à 150 mg)
Dosierung: 3mal 1 Tbl.

Famotidin (Pepdul mite, Tbl. à 20 mg)
Dosierung: 2mal 1 Tbl.

Omeprazol (Antra, Tbl. à 20 mg) gehört zu der Gruppe der substituierten Benzimidazole, die selektiv und sehr potent die Säuresekretion des Magens langanhaltend hemmen. Omeprazol (40 mg, 1mal tgl.) führt zu einer besseren und schnelleren Heilung der Refluxösophagitis und der Beschwerdesymptomatik im Vergleich zu einer Therapie mit H_2-Rezeptorantagonisten [9]. (s. auch Abschnitt Magen 3.4.5)

2.2 Candidaösophagitis

2.2.1 Ätiologie und Pathogenese

Diese Entzündung tritt bei konsumierenden Erkrankungen (z. B. Leukämie, Karzinom), insbesondere unter zytostatischer oder antibiotischer Therapie, gehäuft auf. Sie kann aber auch bei Patienten ohne diese prädisponierenden Faktoren vorkommen. Eine Soorösophagitis bei sonst „gesunden" Personen kann das erste Symptom einer AIDS-Erkrankung sein. Es handelt sich um eine nektrotisierende pseudomembranöse Entzündung.

2.2.2 Medikamentöse Therapie

Für die medikamentöse Therapie der Candidaösophagitis kommen vor allem 2 Substanzen in Betracht: *Nystatin* und *Ketoconazol.*
Um das Auftreten einer Candidaösophagitis zu vermeiden, sollte während einer zytostatischen oder hochdosierten antibiotischen Therapie auch prophylaktisch mit Nystatin behandelt werden.
Diese Substanz besitzt die geringsten toxischen Eigenschaften für die Behandlung der Candidaösophagitis. Es handelt sich dabei um ein fungizides Polyenantibiotikum.

Nystatin (Moronal, Drg. zu 500 000 IE; Suspension, 1 ml zu 100 000 IE)
Dosierung: 4- bis 5mal tgl. 2 Drg. lutschen bzw. 4 × 2–6 ml Suspension in den Mund tropfen.
Nebenwirkungen und Kontraindikationen: Sind nicht bekannt.

Wenn mit Nystatin nicht der gewünschte Behandlungserfolg erreicht wird oder wenn die Mykose durch eine Divertikulose des Ösophagus nur schwer therapierbar ist, sollte *Ketoconazol* eingesetzt werden. Diese Substanz wird nach oraler Gabe resorbiert und ist in der Verhütung systemischer Soorinfektionen den nichtresorbierbaren Antimykotika überlegen [10].

Ketoconazol (Nizoral, Tbl. à 200 mg)
Dosierung: 2mal 1 Tbl. pro Tag.

Hinweise und Nebenwirkungen: Es sollten nicht gleichzeitig Medikamente gegeben werden, die den pH des Magens anheben (z. B. Antazida, H_2-Rezeptorantagonisten, Anticholinergika, Omeprazol etc.), da Ketoconazol nur in saurem Milieu resorbiert wird. Leberwerte kontrollieren. Vorübergehende Übelkeit, Juckreiz, Gynäkomastie, Durchfall, Haarausfall, Kopfschmerzen. In seltenen Fällen (1:10000) Hepatitis möglich. Hemmender Einfluß auf Testosteron – bzw. Corticosteroidbildung möglich, im angegebenen Dosisbereich aber ohne klinische Bedeutung.

Literatur

1. Siewert R, Blum AL (1980) Therapie der Refluxkrankheit der Speiseröhre. Dtsch Med Wochenschr 105: 1798–1800
2. Bennett IR (1976) Medical management of gastrooesophageal reflux. In: Atkinson M (ed) Disorders of oesophageal motility. Saunders, London Philadelphia Toronto. Clinics in Gastroenterology 5, pp 175–185
3. Stanciu C, Bennet JR (1974) Alginate antacid in the reduction of gastrooesophageal reflux. Lancet I: 109–111
4. Harvey RF, Hadley N, Gill TR et al. (1987) Effects of sleeping with the bed-head raised and of ranitidine in patients with severe peptic oesophagitis. Lancet II: 1200–1203
5. Laitinen S, Stahlberg M, Kairaluoma I et al. (1985) Sucralfate and alginate/antacid in reflux oesophagitis. Scand J Gastroenterol 20: 229–232
6. Reyntjens A, Verlinden M, Aerts T (1986) Development and clinical use of the new gastrointestinal prokinetic drug cisapride. Drug Dev Res 8: 251–265
7. Verlinden M (1989) Review article: a role for gastrointestinal prokinetic agents in the treatment of reflux oesophagitis? Aliment Pharmacol Ther 3: 113–131
8. Koelz HR, Siewert JR, Blum AL (1986) Therapie der Refluxkrankheit. Dtsch Med Wochenschr 111: 105–109
9. Dammann HG, Blum AL, Lux G (1986) Unterschiedliche Heilungstendenz der Refluxoesophagitis nach Omeprazol und Ranitidin. Dtsch Med Wochenschr 111: 123–128
10. Hann IM, Prentice HG, Corringham R et al. (1982) Ketoconazol versus nystatin plus amphotericin B for fungal prophylaxis in severely immunocompromised patients. Lancet I: 826–829

Therapieschema 1   Ösophagitis

Refluxösophagitis

Allgemeine Maßnahmen
- Diät: Meidung von Fett, Nikotin, Alkohol und sauren Getränken
  Kleine Mahlzeiten, langsame Nahrungsaufnahme
- Gewichtsreduktion bei Übergewicht
- Schlafen mit erhöhtem Oberkörper

Medikamentöse Maßnahmen
- *Sucralfat* (Ulcogant)
  4mal 1 g, jeweils 30 min vor den Mahlzeiten und vor dem Schlafengehen
  Zusätzlich:
- *Metoclopramid* (Paspertin, MCP-ratiopharm, Metoclopramid)
  3mal 1 Tbl. à 10 mg zu den Mahlzeiten
  oder
- *Domperidon* (Motilium)
  1–2 Filmtbl. à 10 mg 30–15 min vor den Mahlzeiten
- *Cisaprid* (Propulsin)
  3–4mal 1 Tbl. à 10 mg

Bei ausbleibender Besserung oder bei Vorliegen von endoskopisch gesicherten schweren Epitheldefekten:

- *Omeprazol* (Antra)
  2 Tbl. à 20 mg morgens
  oder
- *Ranitidin* (Sostril, Zantic)
  3mal 1 Tbl. à 150 mg
  oder
- *Famotidin* (Pepdul mite)
  2mal 1 Tbl. à 20 mg

Endoskopische Befundkontrolle nach 12 Wochen. Bei Befundbesserung Behandlung für weitere 12 Wochen.
Nach Ausheilung Rezidivprophylaxe mit 20 mg *Omeprazol* oder 150 mg *Ranitidin* oder 20 mg *Famotidin* zur Nacht für ein Jahr.
Bei Versagen der medikamentösen Therapie Anstreben einer operativen Revision.

Candidaösophagitis

Allgemeine (prophylaktische) Maßnahmen
- Während einer zytostatischen oder hochdosierten und breiten antibiotischen Therapie prophylaktische Gabe von *Nystatin* (4- bis 5mal tgl. 2 Drg. lutschen)

Medikamentöse Therapie
- *Nystatin* (Moronal)
  4- bis 5mal tgl. 2 Drg. lutschen

Bei Versagen dieser Therapie oder bei gleichzeitigem Vorliegen einer Divertikulose:

- *Ketoconazol* (Nizoral)
  2mal 1 Tbl. pro Tag

3 Plummer-Vinson-Syndrom

3.1 Definition

Dieses Syndrom zeichnet sich durch das Zusammentreffen von Eisenmangelanämie, Dysphagie mit Passagebehinderung auf der Höhe des Larynx (postkrikoidal) und Glossitis aus. Ein wichtiges Symptom ist auch die Atrophie der Nasenschleimhaut (Ozäna). Diese Erkrankung findet sich nur bei Frauen.

3.2 Therapie

Wesentliches Merkmal der Therapie ist die kontinuierliche Eisensubstitution, die grundsätzlich oral erfolgen sollte. Zur Anwendung kommen gut lösliche zweiwertige Eisenverbindungen mit Sulfat oder organischen Säuren, z. B. Glucuronsäure oder Bernsteinsäure. Von dem oral applizierten Eisen in einer Menge von 100–200 mg werden bei Eisenmangel ca. 20% bei normalen Resorptionsverhältnissen aus dem Darm aufgenommen.

Eisen-II-Sulfat (Kendural C, Depottbl. à 105 mg; Tardyferon, Drg. à 80 mg

Dosierung: 1 Depottbl. oder 1 Drg. unzerkaut vor dem Frühstück.

Eisen-II-Glukonat (Lösferron-Brausetbl. à 80 mg)
Dosierung: 1 Brausetbl. täglich; bei Hb-Werten < 8–9% auch abends 1 Brausetbl. vor dem Abendbrot.

Die Dauer der oralen Behandlung bis zur völligen Kompensation der Anämie liegt zwischen 4 und 8 Wochen je nach Schweregrad der Anämie. Zur Aufsättigung des Speichereisens empfiehlt es sich, die Therapie 2–3 Monate fortzusetzen, u. a. auch, weil mit Besserung der Anämie der Anteil des resorbierten Eisens allmählich abnimmt.

Nebenwirkungen: Gastrointestinale Störungen wie Übelkeit, Erbrechen, Druckgefühl und Brennen im Oberbauch, weiterhin Durchfall und Obstipation. Der Stuhl kann sich schwarz verfärben. Antazida oder Colestyramin müssen getrennt vom Eisen gegeben werden, weil sie die Eisenresorption hemmen.

Kontraindikationen: Eisenverwertungsstörung (wie sideroachrestische Anämien, Bleianämien, Thalassämien).

Wenn ein Malabsorptionssyndrom (Morbus Crohn, Sprue u. a.) vorliegt, kann in seltenen Fällen die parenterale Eisenapplikation erforderlich sein. Für die parenterale Therapie werden dreiwertige Eisenverbindungen angewandt.

Eisen-III-Natriumgluconat (Ferrlecit, Amp. à 5 ml, entspricht 40 mg Eisen)

Dosierung: 1- bis 2 mal tgl. 5 ml langsam i. v. injizieren.

Nebenwirkungen: Bei zu schneller Injektion Auftreten einer Hypotonie. Weiter: Nausea, Leibschmerzen, Blutdruckabfall, Fieber, hypnotische Effekte und lokale Venenwandschmerzen. Wegen dieser Nebenwirkungen sollten die Patienten nach der Injektion 15–20 min liegen bleiben.

Kontraindikationen: Eisenverwertungsstörung (s. oben).

4 Verätzungen von Ösophagus und Magen

4.1 Definition

Verätzungen sind je nach Schweregrad reversible oder irreversible Veränderungen des Kolloidzustands von Geweben hervorgerufen durch Gifte. Dabei ist die Toxizität einer Substanz um so größer und die Verätzung um so stärker, je mehr freie H- und OH-Gruppen sich in Lösung befinden.

4.2 Ätiologie und Pathogenese

Verätzungen kommen vorwiegend bei Kleinkindern durch irrtümliche Einnahme ätzender Stoffe vor. 80% der Patienten sind jünger als 10 Jahre. Dagegen erfolgt die Verätzung bei Erwachsenen meist in suizidaler Absicht. Folgende Substanzen sind heute die häufigsten Ursachen von Verätzungen:

- Allzweckreiniger auf Detergenzien- und Polyphosphatbasis,
- Haushaltsbleichen (Natriumhydrochlorid),

- Geschirrspüler (Metallsilikate),
- Abflußreiniger (Natronlauge),
- Entkalker.

Die eindeutige Mehrheit der Verätzungen wird durch Alkali hervor-gerufen [1]. Das Ausmaß der toxischen Gewebeveränderungen im oberen Verdauungstrakt ist u. a. abhängig vom physikalischen Zustand des Ätzmittels. Die physiologischen Engen des Ösophagus in Höhe des Ringknorpels, in Höhe des linken Stammbronchus sowie im terminalen Ösophagus sind am meisten betroffen, da es durch die Wirkung des Ätzmittels häufig zu einem Kardiospasmus mit Stagnation des schädigenden Agens kommen kann. Die verät-zungsbedingten Läsionen des Ösophagus werden je nach Schwere-grad folgendermaßen eingeteilt:

Verätzungen 1. Grades: Disseminierte oder diffuse Schwellung und Rötung der Schleimhaut als Zeichen einer oberflächlich toxisch entzündlichen Reaktion der Mukosa sowie ein Schleimhautödem. Eigentliche Epithelläsionen liegen nicht vor. Diese Veränderungen heilen daher meist folgenlos ab.

Verätzungen 2. Grades: Oberflächliche Blasenbildung, diffuse Rötung und Schwellung der Schleimhaut, Fibrinbeläge, streifenför-mige Ätzschorfe sowie fleckförmige bis zirkuläre Erosionen.

Verätzungen 3. Grades: Ausgedehnte, von Ätzschorfen bedeckte Ulzerationen bzw. Nekrosen, die die gesamte Zirkumferenz der Speiseröhre erfassen, Gefäßthrombosierungen und diffuse Gewebs-einblutungen. In diesem Stadium sind Perforationen häufig.

4.3 Therapie

Bis zur sicheren Festlegung des Ausmaßes der Verätzung sollte in jedem Fall eine intensivmedizinische Überwachung erfolgen. Sobald möglich wird dann endoskopisch der Verätzungsgrad fest-gelegt, sofern der Allgemeinzustand des Patienten dies erlaubt und keine Perforations- oder Blutungsgefahr besteht. Anschließend sollte eine nasogastrale Sonde gelegt werden, um eine kontinuierliche Absaugung und später die enterale Ernährung zu gewährleisten. Muß bei erhöhter Perforations- oder Blutungsgefahr in den ersten 2–3 Tagen jeder Eingriff unterbleiben, sollte der Patient einen Faden schlucken. Dies erleichtert später das Auffinden des Lumens. Er ermöglicht, daß mit geringerem Risiko endoskopiert und bougiert werden kann. Man verwendet einen Faden aus geflochtener Seide, an dessen Ende eine Metallkugel geknotet ist, welche im Magen plaziert wird.

4.3.1 Medikamentöse Therapie

Durch die medikamentöse Behandlung der Verätzungen (Grad 2 und 3) im akuten Stadium werden mehrere Ziele verfolgt:

- Schockbekämpfung,
- Analgesie und Sedierung,
- Verhinderung weiterer Schädigungen der lädierten Schleimhaut,
- Verhinderung bzw. Verminderung von Strikturen,
- Verhinderung einer Superinfektion der lädierten Schleimhaut.

Schockbekämpfung

Volumenersatz je nach Ausmaß des Schocks. In leichteren Fällen reicht die Zufuhr von physiologischer Kochsalzlösung und Ringer-Lösung. Bei protrahierten und schweren Fällen Zusatz von Humanalbumin, Plasmaexpander und, wenn nötig, Vollblut. Als Kontrolle der Zufuhr dienen die Messung des zentralen Venendrucks (10 cm H_2O) und die Urinausscheidung (mindestens 40–60 ml/h). Zur Anhebung des Blutdrucks (und damit der Urinausscheidung) kann *Dopamin* i. v. oder sogar *Arterenol* i. v. erforderlich werden.

Analgesie und Sedierung

Pentazocin (Fortral, Amp. à 30 mg, Supp. à 50 mg)
Dosierung: Supp.: 1 Supp. alle 3–4 h (maximale Tagesdosis 350 mg).

Parenteral: 1 Amp. langsam i. v. oder i. m. injizieren alle 3-4 h.
Nebenwirkungen und Kontraindikationen: Siehe Kap. Pankreas,
1.3.3.

Verhinderung bzw. Verminderung von Strikturen

Experimentelle [2] und klinische Studien [2, 3] haben die strikturver-
hindernde Wirkung von *Cortison* aufzeigen können. Die Dosierung
sollte anfänglich hoch sein, und die Behandlung entsprechend der
Schwere der Verätzung 6-12 Wochen durchgeführt werden. Unter
Cortison ist bei 5-10% aller Verätzungen mit der Entwicklung von
Strikturen zu rechnen; ohne Cortison dagegen bei 25-80% [4].

Prednisolon (Decortin-H-, Hostacortin-H-Kristallsuspension; Amp.
à 10 und 25 mg)
Dosierung: Parenteral: 2-5 mg/kgKG/Tag; nach ca. 1 Woche
Rückgang auf 2 mg/kgKG/Tag i. v..
Nebenwirkungen: Cushing-Syndrom, Diabetes, Psychose, Katarakt,
Osteoporose, gastrointestinale Blutung (s. Kap. Magen 4.3.3),
Leuko- und Thrombopenie, Steroidakne.
Kontraindikationen: Diabetes mellitus, Magenulzera. Je nach Aus-
maß der Verätzungen und der Dringlichkeit der Kortikoidtherapie
sind dies jedoch „relative" Kontraindikationen.

Verhinderung weiterer Schädigungen der lädierten Schleimhaut

Der oft schwerkranke Zustand der Patienten, der eine Behandlung
auf der Intensivstation notwendig macht, sowie die bereits durch
Toxine geschädigte Schleimhaut machen in der Regel eine Streßulkusprophylaxe erforderlich (s. dazu Kap. Magen, 4.2).

Verhinderung einer Superinfektion der lädierten Schleimhaut

Durch die Vermeidung einer lokalen Infektion im Bereich der
lädierten Schleimhaut kann die Nekrosephase verkürzt werden. Die
prophylaktische Applikation von Antibiotika ist auch hilfreich zur

Vermeidung und Therapie der Durchwanderungsmediastinitis. Bei der Auswahl sollte Breitspektrumantibiotika der Vorzug gegeben werden (z. B. Kombination von *Cefuroxim* und *Gentamycin*).

Nicht gesicherte oder nicht bewährte medikamentöse Therapie

Die Ansichten über den Sinn der Neutralisation eines Gifts gehen etwas auseinander. Eine Neutralisation oder Verdünnung des Giftes scheint nur unmittelbar nach Ingestion sinnvoll zu sein. Unmittelbar nach der Ätzsubstanz kann Milch oder Öl getrunken werden, um die Ätzsubstanz zu verdünnen. Wegen der guten Puffereigenschaften der Milch hat diese für Laugen und auch Säuren neutralisierende Eigenschaften.

4.3.2 Bougierung

Der Beginn und die Notwendigkeit einer Bougierung müssen unabhängig von der medikamentösen Therapie sorgfältig im Auge behalten werden.

Literatur

1. Campbell GS, Hanson JM, Williams GD (1977) Treatment of erosive burns of the esophagus. Arch Surg 112: 495–500
2. Haller JA jr., Andrews HG, White JJ, Tamor MA, Cleveland WW (1971) Pathophysiology and management of acute corrosive burns of the esophagus: Results of treatment in 285 children. J Pediat Surg 6: 578–585
3. Rehbein F, Reismann B (1965) Speiseröhren- und Magenverätzungen bei Kindern. Langenbecks Arch Klin Chir 311: 100–113
4. Peiper HJ, Siewert R (1977) Chirurgische Erkrankungen der Speiseröhre. Urban & Schwarzenberg, München (Chirurgie der Gegenwart, Bd II/9, S 32–36)

Therapieschema 2   Verätzungen

Allgemeine Maßnahmen
- Sofortige Einweisung des Patienten in ein Krankenhaus und intensivmedizinische Überwachung
- Endoskopische Festlegung des Verätzungsgrads. Legen einer nasogastralen Sonde oder
- Einlegen eines Führfadens

Medikamentöse Therapie
Schocktherapie
- Elektrolyt- und Volumenersatz unter Kontrolle des zentralen Venendrucks und der Urinausscheidung
- Falls erforderlich, *Dopamin-* oder *Arterenol*-Infusionen

Schmerzbekämpfung
- *Pentazocin* (Fortral)
  Supp.: 50 mg, alle 3–4 h
  Parenteral: 1 Amp. à 30 mg alle 3–4 h langsam i. v. oder i. m. injizieren

Verhinderung von Strikturen
- *Prednisolon* (Decortin-H-, Hostacortin-H-Kristallsuspension) 2–5 mg/kg/Tag; nach ca. einer Woche Rückgang auf 2 mg/kg/Tag i. v.
- Streßulkusprophylaxe (s. Kap. Magen 4.2)
- Breitbandantibiotika (z. B. *Cefuroxim* und *Gentamicin*) zur Vermeidung einer lokalen Infektion
- Bougierung je nach Lokalbefund

Magen

1 Übelkeit und Erbrechen

1.1 Definition und Ätiologie

Übelkeit und Erbrechen sind keine eigenständigen Erkrankungen, sondern in der Regel Symptome eines bekannten oder unbekannten Grundleidens oder toxischer bzw. schädigender exogener Einwirkungen.
Zu den häufigsten endogenen Ursachen von Übelkeit und Erbrechen gehören zerebrale Prozesse wie Hirntumor oder Migräne (sog. zentrales Erbrechen), Gravidität, Urämie, Leberinsuffizienz sowie Keto- und Laktazidose.
Zu den häufigsten exogenen Ursachen gehören: Intoxikationen aller Art (Alkohol, Tabletten, Chemotherapie, bakterielle Toxine) und Reisekrankheit (Kinetosen).

1.2 Therapie

Eine antiemetische Therapie ist nur dann erforderlich, wenn durch die Behandlung der zugrundeliegenden Noxe die Übelkeit und das Erbrechen nicht beherrscht werden können. Man kann davon ausgehen, daß Erbrechen durch verschiedene Mechanismen ausgelöst wird. Dafür spricht, daß Medikamente, die in der Prophylaxe der Reisekrankheit wirksam sind (z. B. Dimenhydrinat), in der Behandlung des Erbrechens, das durch die Chemotherapie ausgelöst wird, versagen [1].

Für die Behandlung stehen 4 verschiedene Medikamentengruppen zur Verfügung: Anticholinergika, Antihistaminika, Neuroleptika und Prokinetika.

1.2.1 Anticholinergika

Diese Substanzen hemmen die Sekretion, den Tonus und die Motilität des Magens. Wegen ihrer Nebenwirkungen spielen sie in Anbetracht besser verträglicher und verfügbarer Alternativen jedoch keine Rolle mehr.

1.2.2 Antihistaminika

Antihistaminika sind Substanzen, die die Wirkung des Histamins zu hemmen vermögen. Sie blockieren die „Histaminrezeptoren" im Gewebe reversibel, so daß Histamin mit dem Rezeptor nicht mehr reagieren kann. Diese Substanzgruppe eignet sich besonders für die Therapie der Reisekrankheit. Der genaue Angriffspunkt im Gehirn und der Wirkungsmechanismus der Antihistaminika bei der Reisekrankheit sind nicht bekannt.

Meclozin (Bonamine, Tbl. à 25 mg; Peremesin, Supp. à 50 mg)
Dosierung: 1–2 Tbl. Bonamine oder 1 Supp. Peremesin vor Antritt der Reise.

Dimenhydrinat (Dramamine, Tbl. à 50 mg)
Dosierung: 3- bis 4mal 1–2 Tbl./Tag. Zur Vorbeugung der Reisekrankheit 30 min vor Reisebeginn 1 Tbl. einnehmen.

Zur Vorbeugung oder Behandlung von Erbrechen anderer Ursachen eignet sich:

Dimenhydrinat (Vomex A, Drg. à 200 mg, Supp. à 50 mg)
Dosierung: 3- bis 4mal tgl. 1–2 Drg. oder 1 Supp. je nach Bedarf.
Nebenwirkungen: Gelegentlich, besonders bei hoher Dosierung, Schläfrigkeit. Das Reaktionsvermögen kann herabgesetzt sein.
Kontraindikationen: Schwangerschaft, Epilepsie und Eklampsie.

1.2.3 Neuroleptika

Insbesondere bei der Hyperemesis gravidarum haben sich Neuroleptika bewährt.

Perphenazin (Decentan, Drg. à 4 mg oder Tropfen)
Dosierung: 1- bis 2mal tgl. 1 Drg. oder 20 Trpf.

Triflupromazin (Psyquil, Drg. à 10, 25 und 50 mg, Supp. à 70 mg)
Dosierung: 3mal 1–2 Drg. à 10 mg, bei stärkerem Erbrechen 1 Supp.
Nebenwirkungen: Auftreten von Dyskinesien unabhängig von der Dosierung (z. B. Tortikollis, Trimus). Sind die Symptome für die Patienten lästig, so kann Biperiden (Akineton) i. v. injiziert werden (5 mg); die Symptome verschwinden dann sehr schnell. Weiterhin: Parkinsonoid, Sekretionsstörungen der Speichel- und Schweißdrüsen. Provokation epileptischer Anfälle, Cornea- oder Linseneinlagerungen. Durch Einnahme von Triflupromazin kann das Reaktionsvermögen so weit verändert werden, daß die Fähigkeit zur aktiven Teilnahme am Straßenverkehr oder zum Bedienen von Maschinen beeinträchtigt wird. Potenzierung durch Alkohol!
Kontraindikationen: Bei akuten Alkohol-, Schlafmittel-, Analgetika- und Psychopharmakaintoxikationen sollte das Präparat nicht eingesetzt werden.

1.2.4 Nausea- und Emesisprophylaxe bei zytostatischer Therapie

Metoclopramid

Metoclopramid kann nicht in eine der genannten Stoffgruppen eingereiht werden. Es ist ein Derivat des Procainamids. Metoclopramid übt seinen antiemetischen Effekt durch Blockierung der Neurorezeptoren in der Area postrema nahe des vierten Ventrikels aus [2]. Metoclopramid hilft bei Erbrechen unter Chemotherapie nur in hoher Dosierung (2 mg/kg KG). Dies gilt insbesondere für das nach stark emetogenen Zytostatika wie Cisplatin-Infusionen auftretende massive Erbrechen. Dabei soll durch höhere Dosierung die Anzahl der Nebenwirkungen nicht häufiger werden [1].

Metoclopramid (u. a. Paspertin, MCP-ratiopharm, Metoclopramid),
Kaps. à 10 mg, Trpf. (12 Trpf. ca. 4 mg), Supp. à 20 mg oder Amp.
zur Injektion à 10 mg oder 50 mg (Paspertin)
Dosierung: p. o.: 3mal tgl. 15-30 Trpf. oder 3mal 50 mg.
Supp.: 2- bis 3mal 1 Supp.
i. v.: 1-3 Amp. à 10 mg tgl. oder vor und 1, 3, 5 und 8 h nach der
Chemotherapie 2 mg/kg KG gelöst in 50 ml physiologischer NaCl-
Lösung in 15 min infundieren.
Eigene Erfahrungen bei Tumorpatienten haben jedoch gezeigt, daß
einige der Patienten bei dieser hohen intravenösen Dosis von Metoclopramid mit erheblicher Unruhe reagieren und dieses Therapieschema nur schlecht tolerieren. Es hat sich auch erwiesen, daß eine
sehr gute Nausea- und Emesisprophylaxe bei zytostatischer Therapie mit 3mal 50 mg Metoclopramid erreicht werden kann [3].
Nebenwirkungen und Kontraindikationen: Siehe Abschn. 3.1.2.

*Kombinationstherapie mit Alizaprid, Dexamethason und
Levomepromazin*

Eine Kombinationstherapie mit der intravenösen Anwendung von
Alizaprid und *Dexamethason* sowie *Levomepromazin* hat sich bei
uns bewährt:

Alizaprid (Vergentan, Amp. à 50 mg)
Dosierung: Zu Beginn der Zytostatikatherapie 100 mg Alizaprid
langsam i. v.; nach der akuten Zytostase 2-4 Amp. Alizaprid in
1000 ml Sterofundin über 12 h i. v.
Nebenwirkungen: Müdigkeit und Mundtrockenheit, in seltenen Fällen können Galaktorrhö oder Amenorrhö auftreten. Extrapyrami-
dalmotorische Störungen (Krämpfe der Muskulatur) sind wie bei
anderen zentral wirksamen Pharmaka nicht auszuschließen. Bei
sofortiger Injektion von 5 mg Biperiden (Akineton) i. v. verschwinden diese Krämpfe augenblicklich.

Dexamethason (Fortecortin, Mono-Ampullen à 40 oder 100 mg)
Dosierung: 1 Amp. à 40 mg vor Beginn der Zytostase.
Nebenwirkungen: Siehe Abschn. 4.3.1.

Levomepromazin (Neurocil, Tbl. à 25 und 100 mg; Trpf. – 1 Trpf. =
1 mg –, Amp. à 25 mg)
Dosierung: 20–30 Trpf. zur Nacht.
Nebenwirkungen: Siehe Abschn. 3.1.2.

Literatur

1. Gralla RJ, Tyson LB, Kris MG, Clark RA (1987) The management of chemotherapy-induced nausea and vomiting. Med Clin North Am 71: 289–301
2. Pinder RM, Brogden RN, Sawyer PR, Speight TM, Avery GS (1976) Metoclopramide: a review of its pharmacological properties and clinical use. Drugs 12: 81–131
3. Senn HJ, Köhler M, Glaus A, Bachmann-Mettler I, Weigand W (1986) Nausea- und Emesis-Prophylaxe bei zytostatischer Therapie. Antiemetische Wirksamkeit von hochdosiertem oralem Metoclopramid ohne und mit Prednison. Dtsch Med Wochenschr 111: 129–135

Therapieschema 3   Übelkeit und Erbrechen

Allgemeine Maßnahmen
- Vorrang besitzt die Behandlung des Grundleidens und (sofern möglich!) die Ausschaltung der schädigenden Noxe

Medikamentöse Therapie
Antihistaminika (günstig bei Reisekrankheit)
- *Meclozin* (Bonamine, Peremesin)
  1–2 Tbl. Bonamine à 25 mg oder
  1 Supp. Peremesin à 50 mg vor Antritt der Reise
- *Dimenhydrinat* (Dramamin)
  3- bis 4mal 1–2 Tbl./Tag. Zur Vorbeugung der Reisekrankheit 30 min vor Reisebeginn 1 Tbl. einnehmen

Neuroleptika (günstig bei der Hyperemesis gravidarum)
- *Perphenazin* (Decentan)
  1- bis 3mal tgl. 1 Drg. à 4 mg oder 20 Trpf.
- *Triflupromazin* (Psyquil)
  3mal 1–2 Drg. à 10 mg; bei stärkerem Erbrechen 1 Supp.

Nausea- und Emesisprophylaxe bei zytostatischer Therapie
Metoclopramid (u. a. Paspertin, MCP-ratiopharm, Metoclopramid)
3mal tgl. 15–30 Trpf. oder 3mal 50 mg
Supp.: 2- bis 3mal 1 Supp.
Parenteral: 1- bis 3mal 10 mg i. v. oder vor sowie 1, 3, 5 und 8 h nach Beendigung der Chemotherapie 2 mg/kg KG in 50 ml physiologischer NaCl-Lösung über 15 min infundieren

Alternative Kombinationstherapie
- *Alizaprid* (Vergentan)
  100 mg zu Beginn der Chemotherapie i. v.; nach der akuten Zytostase 100–200 mg *Alizaprid* in 1000 ml Sterofundin über 12 h i. v.

Zusätzlich
- *Dexamethason* (Fortecortin, Mono-Ampullen)
  40 mg i. v. vor Beginn der Zytostase
  Zusätzlich
- *Levomepromazin* (Neurocil)
  20–30 Trpf. zur Nacht

2 Nichtulzeröse Dyspepsie („Reizmagen")

2.1 Definition und Ätiologie

Schmerzen im Epigastrium, postprandiales Völlegefühl, Übelkeit, Aufstoßen, Inappetenz, Sodbrennen und Meteorismus sind die typischen Symptome funktioneller Verdauungsbeschwerden („non ulcer dyspepsia"). Etwa 10–15% aller Patienten einer Allgemeinpraxis suchen den Arzt wegen dyspeptischer Beschwerden auf. Die Diagnose dieser Erkrankung beruht im wesentlichen auf einer sorgfältig erhobenen Anamnese und dem Ausschluß einer organischen Magenerkrankung. Am ehesten liegt dem klinischen Bild des Reizmagens eine Störung der Magenmotilität zugrunde.

2.2 Therapie

Obwohl die meisten dieser Patienten Antazida oder H_2-Rezeptorantagonisten einnehmen, haben mehrere kontrollierte Studien die Wirkungslosigkeit dieser Medikamente gezeigt [1]. Der Einsatz dieser Substanzen ist daher bei funktionellen Oberbauchbeschwerden nicht gerechtfertigt. Dagegen haben kontrollierte Studien mit prokinetisch aktiven Substanzen *(Metoclopramid, Domperidon)* einen positiven Effekt auf die Symptomatik ergeben [2]. Ebenso konnte mit kolloidalem *Wismutsubcitrat* (Telen) die Symptomatik wie auch die vorhandene Gastritis bei diesen Patienten signifikant gebessert werden (begleitet von einem Verschwinden des Helicobacter pylori; früher Campylobacter pylori) [3].

Metoclopramid (u. a. Paspertin, MCP-Ratiopharm, Metoclopramid), Kaps. à 10 mg, Trpf. (12 Trpf. ca. 4 mg), Supp. à 20 mg, Injektionslösung à 10 mg.
Dosierung: 3mal tgl. 15–30 Trpf. oder 2–3 Supp. oder 1–3 Amp. tgl. i. v.
Nebenwirkungen: Siehe Abschn. 3.1.2.

Domperidon (Motilium, Filmtabletten à 10 mg, Lösung 1 ml = 10 mg)

Alternativ zu *Metoclopramid* kann *Domperidon* verwendet werden. Dieses Medikament hat im Gegensatz zu *Metoclopramid* keine, bzw. äußerst selten extrapyramidale Nebenwirkungen.

Dosierung: 30–15 min vor den Mahlzeiten 3mal 2 ml Lösung oder 3mal 2 Filmtabl.

Nebenwirkungen: Siehe Abschn. 3.1.2.

Kolloidales Wismutsubcitrat (Telen, Filmtbl. à 296–312 mg Wismut-[III]-citrathydroxydkomplex)

Dosierung: 2mal 2 Tbl. 30 min vor dem Frühstück und dem Abendessen.

Nebenwirkungen: Siehe Abschn. 4.4.4.

Die prokinetische Substanz Cisaprid (Propulsin; 3 × tgl. 4–10 mg) wird künftig in der Therapie des Reizmagens insbesondere wegen der fehlenden zentralen Wirkung eine sinnvolle Bereicherung sein.

Literatur

1. Nyren O, Adami HO, Bates S, Bergström R, Gustavsson S, Lööf L, Nyberg A (1986) Absence of therapeutic benefit from antacids or cimetiding in non-ulcer dyspepsia. N Engl J Med 314: 339–343
2. Van de Mierop L, Rutgeerts L, van den Langenbergh B, Staessen A (1979) Oral domperidone in chronic postprandial dyspepsia – a double-blind placebo-controlled evaluation. Digestion 19: 244–250
3. Rokkas T, Pursey C, Uzoechina E et al. (1988) Nonulcer dyspepsia and short term De-Nol therapy: a placebo controlled trial with particular reference to the role of Campylobacter pylori. Gut 29: 1386–1391

3 Gastritis

Die akute und die chronische Gastritis sind zwei verschiedene, nicht ineinander übergehende Formen der Magenschleimhautentzündung.

3.1 Akute Gastritis

3.1.1 Definition und Ätiologie

Die akute Gastritis zählt zu den häufigsten Erkrankungen des Gastrointestinaltrakts: Das Krankheitsbild zeichnet sich durch eine schnelle und hohe Selbstheilung aus [1]. Bei der exogenen Form sind auslösende Faktoren: übermäßiger Alkoholgenuß, schwerverdauliche, fette Nahrung sowie die Einnahme von Medikamenten, die die Magenschleimhaut angreifen, z. B. Salizylate, Phenylbutazon, Indometacin, Sulfonamide, Antibiotika, Zytostatika und Antikoagulanzien. Weiterhin kommen verunreinigte Lebensmittel (Staphylokokkentoxine, Salmonellen, E. coli) in Betracht. Auch bei schweren Allgemeininfektionen wie Typhus abdominalis, Pneumonie und Diphtherie kann es zu schweren Magenschleimhautentzündungen kommen.

3.1.2 Therapie

Anzustrebende Ziele der Therapie der akuten Gastritis sind: Ruhigstellung des Magens, Behandlung des Brechreizes, der Übelkeit und der Übersäuerung.

Ruhigstellung des Magens

Bei unkompliziertem Verlauf ist Nahrungskarenz bei reichlicher Flüssigkeitszufuhr (Tee, kohlensäurefreies Tafelwasser) für 1–2 Tage zu empfehlen. Oft ist durch Bettruhe Besserung zu erzielen.

Behandlung des Brechreizes und der Übelkeit

Falls durch Nahrungskarenz allein der Brechreiz nicht kupiert werden kann:

Metoclopramid (u. a. Paspertin, MCP-Ratiopharm, Metoclopramid) als Kapseln à 10 mg, Tropfen (12 Tropfen = 4 mg), Suppositorien à 20 mg oder Injektionslösung à 10 mg.
Dosierung: p. o.: 3mal tgl. 15–30 Trpf.
Supp.: 2- bis 3mal 1 Supp.
i. v.: 1–3 Amp. tgl.
Nebenwirkungen: In seltenen Fällen Auftreten von Dyskinesien, hauptsächlich im Gesichts- und Schulterbereich. Die Krampferscheinungen klingen nach Absetzen von Metoclopramid innerhalb weniger Stunden wieder ab. Wenn bei Auftreten dieser Erscheinungen sofort Biperiden (Akineton) i. v. injiziert wird (5 mg), so verschwinden die Krampferscheinungen augenblicklich. Weitere seltene Nebenwirkungen: motorische Unruhe, Müdigkeit, Galaktorrhö, Gynäkomastie.

Domperidon (Motilium, Filmtbl. 10 mg, Lsg. 1 ml = 10 mg)
Alternativ zu Metoclopramid kann Domperidon angewandt werden. Dieses Medikament hat im Gegensatz zu Metoclopramid keine extrapyramidalen Nebenwirkungen.
Dosierung: 30–15 min vor den Mahlzeiten 3mal 2 ml Lösung oder 3mal 2 Filmtbl.
Nebenwirkungen: Prolactin kann unter der Therapie ansteigen, normalisiert sich jedoch nach Beendigung der Therapie.

Zusätzlich kann die Applikation von *Triflupromazin* (Psyquil) als i. m.-Injektion oder als Suppositorium erforderlich werden, wodurch in den meisten Fällen die Übelkeit gemindert wird.

Triflupromazin (Psyquil, Supp. à 70 mg, Amp. à 10 oder 20 mg)
Dosierung: Supp.: alle 8–10 h 1 Supp.
Parenteral: morgens und abends 20 mg i. m.
Nebenwirkungen und Kontraindikationen: Siehe Abschn. 1.2.3

Das Erbrechen kann zu so starker hypotoner Dehydratation führen, daß Volumen und Elektrolyte parenteral ausgeglichen werden müssen. Die Natriumsubstitution erfolgt durch Zugabe einer 5,8%igen NaCl-Lösung (1 mval/ml) zu den Infusionslösungen. Die zu verabfolgende Menge muß dem aktuellen Serumnatriumspiegel angepaßt werden. Die Kaliumsubstitution muß der Serumkaliumkonzentration angepaßt werden (max. 20 mval/h).

Behandlung der Übersäuerung (saures Aufstoßen, Sodbrennen)

Da Magenschleimhautentzündungen auch durch Gallensäurenreflux hervorgerufen werden können, sollte ein *Antazidum* mit hoher Neutralisations- und Gallensäurenbindungskapazität verwendet werden (s. Abschn. 3.4.1); z. B. Magnesium-Aluminiumhydroxid-Gel (Maaloxan) 3- bis 4mal 20 ml täglich.

3.2 Chronische Gastritis

3.2.1 Definition und Ätiologie

Entsprechend dem Vorschlag von Strickland u. Mackay [2] sollte die chronische Gastritis in zwei verschiedene Formen eingeteilt werden:

Typ A: Chronische atrophische Gastritis vom Perniziosatyp, der Autoimmunphänomene bei entsprechender genetischer Disposition zugrundeliegen. Bei dieser Form ist nur das Corpus ventriculi befallen, während das Antrum in der Regel keine entzündlichen Veränderungen zeigt.

Typ B: Die chronische Gastritis kann vom Pylorus bis zur Kardia reichen. Diese Entität wird einerseits auf einen gesteigerten duodenogastrischen Reflux (Gallensäuren, Lysolecithin u. a.) zurückgeführt. Andererseits ist die Diskussion um die Pathogenese der antrumbetonten chronischen B-Gastritis durch die Beobachtung neu belebt worden, daß der Keim Helicobacter pylori in über 80% der Fälle in der entzündeten Antrumschleimhaut gefunden wird und dann oft mit einer neutrophilen Infiltration der Schleimhaut einhergeht [3]. Die potentielle Rolle dieses Keims in der Entwicklung chronischer Gastritis wird durch zwei weitere Beobachtungen unterstrichen: a) Im Selbstversuch verursachte die orale Einnahme des Helicobacter pylori eine symptomatische Gastritis [4]. b) Die (vorübergehende) Elimination dieses Keims durch Antibiotika und/oder Wismutsalze führt zu einer eindeutigen Besserung bzw. Verschwinden der Gastritis [5].

Bei beiden Typen der chronischen Gastritis gehen mit der Reduktion des spezifischen Drüsenepithels der Corpusschleimhaut die Salzsäure- und Fermentproduktion zurück (Pepsin). Daraus resultiert die der chronischen Gastritis eigene Hypo- oder Achlorhydrie.

3.2.2 Medikamentöse Therapie der chronischen Gastritis

Trotz des vorliegenden Mangels an Salzsäure und Pepsin ist es bisher nicht eindeutig gelungen, spezifische klinische Symptome mit dem histologischen Befund der B-Gastritis zu koordinieren. Dennoch mag eine Therapie, die bei *symptomatischen* Patienten (Nausea, Sodbrennen, Verdauungsstörungen, Aufstoßen) auf eine Elimination des Campylobacter und gleichzeitige Abheilung der Gastritis zielt, sinnvoll erscheinen [5].

Wismutsubsalicylat-Calciumcarbonat-Aminoessigsäure (Jatrox, Kautabletten à 300 mg Wismutsubsalicylat)
Dosierung: 3mal 2 Tbl. tgl.

Kolloidales Wismutsubcitrat (Telen, Filmtbl. à 296–312 mg Wismut-III-citrathydroxydkomplex)
Dosierung: 2mal 2 Tbl. 30 min vor dem Frühstück und dem Abendessen.
Nebenwirkungen: Siehe Abschn. 4.4.4.

Wenn sich das Vollbild der Perniziosa entwickelt hat, sollte zur Vermeidung einer Anämie alle 3 Wochen Vitamin B_{12} substituiert werden.

Vitamin B$_{12}$ (z. B. Cytobion, B$_{12}$-Vicotrat, Vitamin B$_{12}$-Ratiopharm; Amp. à 1000 µg)
Dosierung: 1000 µg alle 3–4 Wochen i. m.

Literatur

1. Miederer SE, Lindstaedt H, Mayershofer R, Krück F (1979) Die Gastritis: Verlegenheitsdiagnose oder akademisches Interesse? Dtsch Ärztebl 76: 3297–3304
2. Strickland RG, Mackay IR (1973) A reappraisal of the nature and significance of chronic atrophic gastritis. Digest Dis 18: 426–440
3. Börsch G, Wegener M (1988) Campylobacter pylori-assoziierte chronische Gastritis: Neue Entität unter den gastroduodenalen Erkrankungen? Leber Magen Darm 1: 9–16
4. Marshall BJ, Armstrong JA, McGechie DB, Glancy RJ (1985) Attempt to fulfill Koch's postulates for pyloric campylobacter. Med J Aust 142: 436–439
5. McNulty CAM, Gearty JC, Crump B, Davis M, Donovan IA, Melikian V, Lister DM, Wise R (1986) Campylobacter pyloridis and associated gastritis: investigator blind, placebo controlled trial of bismuth salicylate and erythromycin ethylsuccinate. Br Med J 293: 645–649

Therapieschema 4   Gastritis

Akute Gastritis

Allgemeine Maßnahmen

- Nahrungskarenz bei reichlicher Flüssigkeitszufuhr (Tee, kohlensäurefreies Tafelwasser) für 1–2 Tage; Bettruhe

Medikamentöse Therapie

Brechreiz und Übelkeit:
- *Metoclopramid* (u.a. Paspertin, MCP-ratiopharm, Metoclopramid)
  Supp.: 2- bis 3mal 2 Supp. à 20 mg
  p.o.: 3mal tgl. 15–30 Trpf.
  Parenteral: 1–3 Amp. tgl. à 10 mg

Bei Auftreten von Dyskinesien
- *Biperiden* (Akineton)
  1 Amp. à 5 mg i.v.
  oder
- *Domperidon* (Motilium)
  15–30 min vor den Mahlzeiten 3mal 2 ml Lösung oder 3mal 2 Filmtbl. à 10 mg
- *Triflupromazin* (Psyquil)
  Supp.: alle 8–10 h 1 Supp. à 70 mg
  Parenteral: morgens und abends 20 mg i.m.

Hypotone Dehydratation:
- Volumen- und Elektrolytersatz

Übersäuerung:
- Magnesium-Aluminiumhydroxid-Gel (Maaloxan)
  3- bis 4mal 20 ml über den Tag verteilt

Chronische symptomatische Gastritis Typ A

Bei Vorliegen einer perniziösen Anämie
- *Vitamin B_{12}* (Cytobion, B_{12}-Vicotrat, Vitamin B_{12}-ratiopharm)
  1000 µg alle 3–4 Wochen i. m.

Chronische symptomatische Gastritis Typ B

- *Wismutsubsalicylat* (Jatrox) 3mal 2 Tbl.
- *Kolloidales Wismutsubcitrat* (Telen)
  2mal 2 Tbl.

4 Ulkuskrankheit

4.1 Definition

Ulcus ventriculi und duodeni sind Schleimhautdefekte, die kraterförmig über die Lamina muscularis mucosae hinaus in die Wand von Magen oder Duodenum penetrieren. Prädilektionsort des Ulcus ventriculi ist die kleine Kurvatur des Magens, des Ulcus duodeni der Bulbus duodeni. Die Inzidenz der Ulkuskrankheit ist großen geographischen Schwankungen unterworfen. Epidemiologische Studien in Nordeuropa haben gezeigt, daß pro Jahr 4 von 10000 Personen an einem Ulcus ventriculi und 13 von 10000 an einem Ulcus duodeni erkranken, wobei in den letzten 20 Jahren die Häufigkeit der Ulkuskrankheit eindeutig abnimmt [1]. Männer sind etwa doppelt so häufig betroffen wie Frauen.

4.2 Ätiologie und Pathogenese

Eine einfache stichhaltige Theorie, welche die Ursache dieser Erkrankung erklärt, gibt es nicht. Es wird eine Störung des Gleichgewichts zwischen aggressiven und defensiven Faktoren angenommen:
Nach wie vor gilt der Satz von Schwartz (1910): „Ohne Säure kein Ulkus." Der Magensäure kommt bei der Entstehung des Ulkus als *aggressivem Faktor* eine wichtige Bedeutung zu. Patienten mit einer Achlorhydrie, z. B. perniziöser Anämie, bekommen kein Ulkus. Als weiterer aggressiver Faktor werden Gallensäuren und Lysolecithin angeschuldigt.
Säure allein ist jedoch für die Ulkusentstehung nicht ausreichend. Dies erkennt man daran, daß einige wenige Patienten mit einem Zollinger-Ellison-Syndrom (gastrinproduzierender Tumor mit exzessiver Säureproduktion, s. Kap. Endokrine Tumoren S. 297) niemals ein peptisches Geschwür bekommen. Zusätzlich zur Säure muß also noch ein Defekt im Bereich der *defensiven Faktoren* vorliegen. Unter diesem Begriff werden alle Mechanismen (u. a. Schleimhautdurchblutung, chemische Zusammensetzung des Schleims, Bikar-

bonatsekretion) zusammengefaßt, die den Schutz der Schleimhaut des Magens und des Bulbus duodeni vor dem aggressiven Faktor Säure und den potentiell toxischen Bestandteilen des Duodenalsafts, nämlich Gallensäuren und Lysolecithin, unter normalen Umständen gewährleisten. Unter bestimmten Medikamenten wie Aminophenazon, Phenylbutazon, Pyrazolon- und Salizylsäureverbindungen, Indometacin, Reserpin, Sulfonamiden und Zytostatika kann ein Ulkus entstehen, weil die protektive Wirkung oder Bildung noch unbekannter defensiver Schleimhautfaktoren gestört ist. Möglicherweise wirken diese Pharmaka über eine Hemmung der Prostaglandinsynthese. Dafür spricht die nachgewiesene mukosaprotektive Wirkung von Prostaglandin E_2 bei der Antirheumatikatherapie [2].

Über die Pathogenese des Ulcus ventriculi wissen wir heute mehr als beim Ulcus duodeni [3]. So nimmt man an, daß am Beginn der pathogenetischen Kette beim Ulcus ventriculi die Pylorusinkompetenz steht. Diese führt zu Reflux alkalischen Duodenalinhalts in den Magen. Zytotoxische Substanzen wie Lysolecithin und Gallensäuren zerstören die Mukosabarriere des Magens und induzieren eine Gastritis. Diese wandert mit zunehmendem Alter vom Pylorus in Richtung Kardia. Bei Patienten mit kurzer Ulcus-ventriculi-Anamnese finden sich daher meist eine Antrumgastritis und ein im Antrum gelegenes Ulkus; bei solchen mit langer Ulkusanamnese findet sich eine Gastritis des gesamten Magens und ein Ulkus im Corpusbereich des Magens. Das Ulkus bildet sich stets im Übergangsbereich von gastritisch veränderter Magenschleimhaut zu noch normalen Schleimhautarealen. Dieser Mechanismus macht auch verständlich, daß beim präpylorisch oder im Antrum gelegenen Ulcus ventriculi die Säuresekretion meist noch normal ist; hat sich die Gastritis jedoch bereits in den Corpus-Fundus-Bereich fortentwickelt, liegt eine Subazidität vor. Dieser Vorgang zeigt deutlich, daß nicht die Säuremenge, sondern nur die Anwesenheit von Säure eine absolute Voraussetzung zur Ulkusentstehung darstellt.

Von Dragstedt wurde für die Entstehung eines Ulcus ventriculi das Konzept der gastralen Stase entwickelt [4]. Über eine Motilitätsstörung des Antrums soll es zur Stase kommen, die eine vermehrte

Gastrinfreisetzung bedingt. Diese wiederum bewirkt eine erhöhte Säuresekretion. Bis heute fehlt jedoch der Nachweis für diese Theorie, so daß diesem Konzept wohl keine Bedeutung zukommt.

Helicobacter pylori (früher Campylobacter pylori)

Die gehäufte Assoziation des Helicobacter pylori mit Ulcus ventriculi et duodeni hat die Diskussion um die Pathogenese der Ulkuskrankheit neu belebt: Dieser spiralförmige, begeißelte Keim wird in einem hohen Prozentsatz der Fälle in der Pylorusregion unterhalb der Schleimschicht beim Ulcus ventriculi und noch häufiger beim Ulcus duodeni nachgewiesen [5], wo er auch in antralen Metaplasien der Duodenalschleimhaut beobachtet wird [6]. Charakteristisch für diesen Keim ist die Produktion einer Urease sowie einer den Mukus schädigenden Peptidase [7]. Darüber hinaus haben kontrollierte Studien gezeigt, daß besonders solche Patienten zum Ulkusrezidiv neigen, bei denen der Keim durch die Therapie nicht eliminiert wird bzw. vor dem Rezidiv wieder nachgewiesen werden kann [8].

4.3 Allgemeine Therapie

Die Behandlung des Geschwürleidens verfolgt mehrere Ziele: Das wichtigste Ziel für den Patienten ist die Schmerzfreiheit und damit die Wiederherstellung der Arbeitsfähigkeit; weiterhin sollen die Abheilung des Ulkus beschleunigt und nach Möglichkeit die Rezidivrate gesenkt sowie Ulkuskomplikationen verhindert werden.
Schmerzfreiheit läßt sich in vielen Fällen allein durch *regelmäßige Einnahme kleinerer Mahlzeiten* erzielen. Man empfiehlt dem Patienten, 4–5 Mahlzeiten über den Tag verteilt einzunehmen. Eine eigentliche „Ulkusdiät" gibt es nicht. Niedrig konzentrierter Alkohol verzögert die Ulkusabheilung nicht. Gekühlte Getränke werden häufig schlecht vertragen.
Man sollte dem Patienten das *Rauchen verbieten,* da durch Rauchen die Ulkusheilung verzögert und die Wirksamkeit der medikamentösen Therapie stark vermindert wird [9]. Ulzerogene oder

magenunverträgliche Medikamente (z. B. *Antirheumatika, Analgetika oder Glukocortikoide*) *sollten* nach Möglichkeit vorübergehend *abgesetzt werden.*

Durch eine stationäre Behandlung heilen insbesondere die Ulcera ventriculi schneller ab. Die um ein paar Tage schnellere Abheilung rechtfertigt aber kaum den Aufwand und die hohen Kosten eines stationären Aufenthalts. Nur aus *sozialer Indikation* oder *bei Ulkuskomplikationen* erscheint eine *Krankenhausbehandlung* gerechtfertigt.

4.4 Medikamentöse Ulkustherapie

Die medikamentöse Therapie des Gastroduodenalulkus richtet sich hauptsächlich nach symptomatischen Gesichtspunkten. Sofern künftige Studien die Rolle des Campylobacter pylori als pathogenetischen Faktor weiter untermauern können, wäre der Versuch einer Elimination dieses Keims der Ansatz zu einer kausalen Therapie. Bei der Bewertung von Medikamenten für die Ulkustherapie sollte man sich die hohe Spontanheilungsquote der Ulkuskrankheit sowie deren Rezidivneigung vor Augen halten. Die mittlere Spontanheilungsquote liegt bei einem Beobachtungszeitraum von etwa 4–6 Wochen in Deutschland, Norwegen, der Schweiz und in den USA bei 50%. Daneben ist es gut belegt, daß 60–100% der Ulcera ventriculi et duodeni in einem Zeitraum von 1–2 Jahren rezidivieren. Die zur Zeit üblichen und wirksamen Ulkusmedikamente lassen sich je nach ihrem Angriffspunkt bzw. ihrer Wirkung in folgende Gruppen unterteilen:

- Antazida,
- Histamin-H_2-Rezeptorantagonisten,
- Anticholinergika,
- Substanzen zur Stärkung der Mukosabarriere wie Sucralfat, Wismutpräparate und Prostaglandine.

4.4.1 Antazida

Das Interesse an den die Magensäure neutralisierenden Substanzen ist durch deren lange Tradition und die Publikation neuer Ergebnisse klinischer Studien trotz der Entwicklung potenter Blocker der Säuresekretion nach wie vor groß [10]. Denn wahrscheinlich beschleunigen sie die Ulkusabheilung nicht nur über die Pufferung von Säure, sondern sie binden und inaktivieren auch Gallensäuren (s. unten) und wirken möglicherweise protektiv durch die Stimulation von Synthese und Freisetzung endogener Prostaglandine in der Magenschleimhaut [11]. Die käuflichen Präparate enthalten folgende Puffer: Aluminiumhydroxid, Calciumcarbonat, Magnesiumhydroxid, Magnesiumtrisilikat allein oder in Kombination. Die Vor- und Nachteile der einzelnen Substanzen sollen hier kurz besprochen werden.

Aluminiumhydroxid (enthalten in Aludrox, Locid, Maaloxan, Magaldrat, Palliacol, Trigastril)
Besonderheiten und Nebenwirkungen: Im Darm bilden sich unlösliche Salze, z. B. Aluminiumphosphat. Diese können andere Substanzen binden und deren Resorption verzögern, z. B. Tetrazykline, H_2-Rezeptorblocker, Digoxin, Prednison und Phosphat. Bei gleichzeitiger Verordnung eines aluminiumhydroxidhaltigen Antazidums müssen die genannten Medikamente in deutlichem zeitlichem Abstand zum Antazidum eingenommen werden. Aluminiumhaltige Antazida besitzen ferner die Eigenschaft, Gallensäuren zu binden. Darauf beruht wahrscheinlich ihr obstipierender Effekt. Bei normaler Nierenfunktion kann sich bei hochdosierter Gabe eines aluminiumhaltigen Antazidums das Symptom der akuten Phosphatverarmung entwickeln. Bei Niereninsuffizienz andererseits ist die Bindung des Phosphats erwünscht, um den erhöhten Phosphatspiegel im Serum zu senken. Bei langdauernder Einnahme des aluminiumhaltigen Medikaments können bei niereninsuffizienten Patienten sehr hohe Aluminiumspiegel im Serum und im Gewebe gemessen werden. Es ist noch nicht sicher, ob das Syndrom der Dialyseenzephalopathie, das mit Ablagerung von Aluminium in der grauen Substanz des Gehirns einhergeht, allein

durch langfristige Einnahme von Aluminiumhydroxid ausgelöst werden kann [12].

Calciumcarbonat (u. a. enthalten in Locid, Neutrilac, Solugastril, Trigastril)

Besonderheiten und Nebenwirkungen: Calciumcarbonat ist zwar sehr potent hinsichtlich der Säureneutralisation, führt jedoch bei sehr hoher Dosierung zu einer reaktiven Magensäuresekretion („acid rebound"), die noch mehrere Stunden nach Kalziumaufnahme nachweisbar ist [13]. Sie kann bei Ulkuspatienten ein Drittel der maximalen Säuresekretionsrate ausmachen. Dieser Effekt wird bedingt durch eine direkte Stimulation der Belegzelle durch Kalzium und durch eine Freisetzung von Gastrin. Bei postprandialer Einnahme der gängigen Handelspräparate in üblicher Dosierung scheint diese reaktive Säuresekretion keine Rolle zu spielen.

Magnesiumhydroxid (u. a. enthalten in Locid, Maaloxan, Magaldrat, Palliacol und Trigastril)

Besonderheiten und Nebenwirkungen: Magnesiumhydroxid ist das wirksamste Antazidum. Auch diese Substanz führt zu einem Acid-rebound-Phänomen und Gastrinfreisetzung [13]. Allerdings ist dieser magnesiumbedingte „acid rebound" geringer als nach Calciumcarbonat. Weiterhin sind der laxierende Effekt dieser Substanz sowie bei Niereninsuffizienz die Gefahr einer lebensbedrohlichen Magnesiumintoxikation zu nennen.

Magnesiumtrisilikat (u. a. enthalten in Masigel, Gelusil)

Besonderheiten und Nebenwirkungen: Die Neutralisationskapazität von Magnesiumtrisilikat beträgt nur etwa 30% der von Magnesiumhydroxid. Da Siliciumdioxid zum Teil resorbiert wird, besteht bei längerfristiger Einnahme die Gefahr der Bildung von Silikatnierensteinen. Weiterhin wirkt diese Substanz wie das Magnesiumhydroxid laxierend, und es muß bei niereninsuffizienten Patienten eine mögliche Hypermagnesiämie beachtet werden.

Dosierung der Antazida und Zeitpunkt der Anwendung

Bei einer bestehenden Hyperchlorhydrie sind ca. 80 mval und bei Hypochlorhydrie ca. 25 mval eines Antazidums erforderlich, um die Protonenkonzentration im Magen um die Hälfte zu reduzieren [14]. Deshalb sollte die Mindestmenge pro Einzeldosis eines Antazidums 50 mval betragen (Tabelle 1). Aufgrund der Untersuchungen von Peterson u. Fordtran [15] wird empfohlen, das Antazidum 1 und 3 h nach jeder Mahlzeit einzunehmen (Abb. 1). Neuere Beobachtungen mit der intragastralen pH-Elektrode weisen darauf hin, daß die Pufferwirkung bei einmaliger Applikation 90 min postprandial nur unwesentlich geringer ist [10]. Somit sollte es ausreichend sein, eine Dosis des Antazidums 60–90 min nach den Mahlzeiten und vor dem Schlafengehen einzunehmen. Keinesfalls sollte das Antazidum auf nüchternen Magen eingenommen werden, da es unter diesen Umständen innerhalb von 30 min entleert wird und nur teilweise mit Salzsäure reagiert hat. Obwohl in der Regel Antazida in Gel- oder Pulverform verordnet werden, sind diese wahrscheinlich Lutsch- und Kautabletten nicht überlegen.

Tabelle 1. Antazida-Therapie unter Verwendung von Magnesium-Aluminium-Kombinationspräparaten

Handelsname	Tagesdosis zur Neutralisation von mindestens 50 mval Säure pro Applikation[a]	Tagestherapiekosten[b] (DM)
Maaloxan (Beutel)	4mal 20 ml	5,55
Gelusil liquid (Beutel)	4mal 24 ml	5,24
Riopan Gel (Beutel)	4mal 20 ml	6,68

[a] Die zur Neutralisation (Anhebung des pH-Wertes auf 3,5) von 50 mval HCl erforderliche Dosis wurde auf- (bzw. abgerundet), entsprechend dem Volumengehalt eines Beutels, so daß die angegebene Dosis nicht exakt einer Neutralisationskapazität von 50 mval HCl entspricht.

[b] Die Tagestherapiekosten stützen sich auf die in der *Roten Liste 1989* angegebenen Preise, wobei als Packungsgröße eine Menge von 50 Beuteln angenommen wurde.

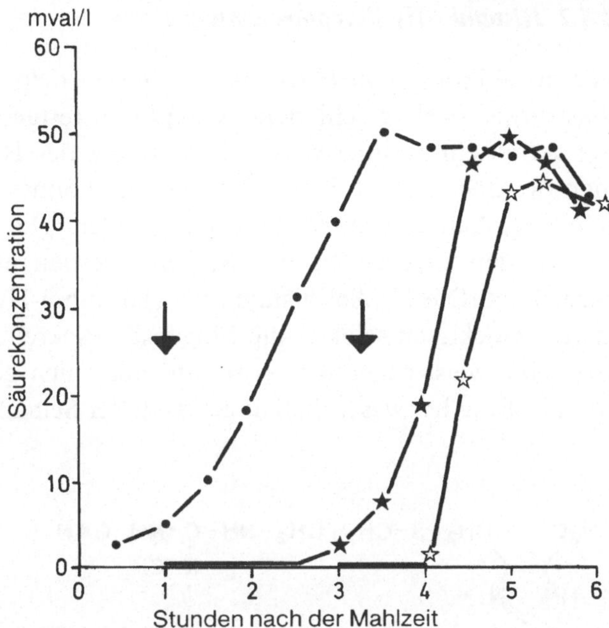

Abb. 1. Säurekonzentration im Magen bei Patienten mit Ulcera duodeni postprandial ohne Medikamente (●——●) und nach Gabe von 80 mval eines Antazidums, das 1 (★——★) sowie 1 und 3 h (☆——☆) nach der Mahlzeit eingenommen wurde. Der *Pfeil* markiert den jeweiligen Zeitpunkt der Antazidagabe. (Modifiziert nach Peterson u. Fordtran [14])

Auswahl des Präparats

Das optimale Antazidum sollte nur geringe Nebenwirkungen, kein Acid-rebound-Phänomen und eine hohe Pufferkapazität haben sowie wohlschmeckend und günstig im Preis sein. Unter Berücksichtigung dieser Aspekte bevorzugen wir Kombinationspräparate aus Magnesium- und Aluminiumhydroxid oder Aluminium-Magnesium-Silikathydrat (Tabelle 1).

43

4.4.2 Histamin-H_2-Rezeptorenantagonisten

Für die Wirkung von Histamin wurden im menschlichen Organismus bisher zwei verschiedene Rezeptoren festgestellt. H_1-Rezeptoren vermitteln beispielsweise die Wirkung des Histamins im Rahmen des allergischen Formenkreises und können durch die klassischen H_1-Antihistaminika blockiert werden. Die Histaminrezeptoren an den Belegzellen des Magens werden als H_2-Rezeptoren bezeichnet. Die H_2-Antihistaminika (Histamin-H_2-Rezeptorantagonisten) blockieren selektiv die Magensäuresekretion.

Cimetidin weist gegenüber Histamin nur einen gering veränderten Imidazolring bei wesentlich abgewandelter Seitenkette auf (Abb. 2).

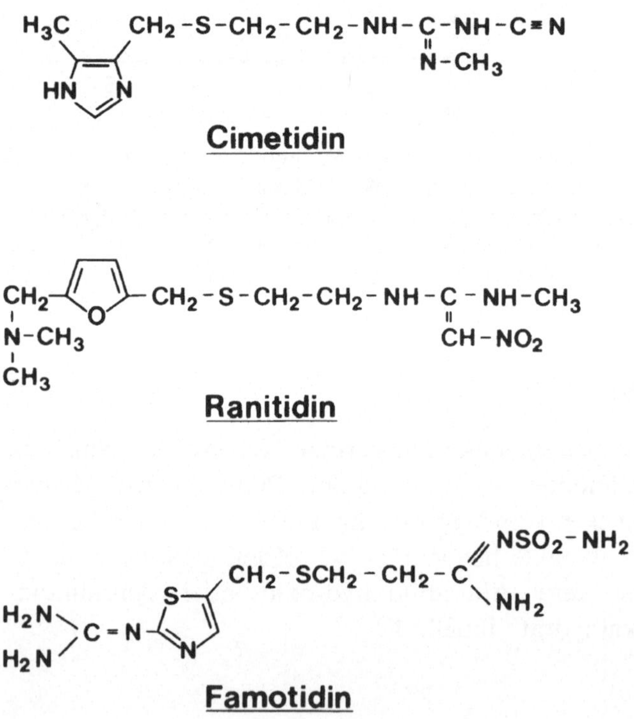

$$H_3C \quad CH_2-S-CH_2-CH_2-NH-\underset{\underset{N-CH_3}{\parallel}}{C}-NH-C\equiv N$$

Cimetidin

$$CH_2 \quad \text{(Furanring)} \quad CH_2-S-CH_2-CH_2-NH-\underset{\underset{CH-NO_2}{\parallel}}{C}-NH-CH_3$$
$$N-CH_3$$
$$CH_3$$

Ranitidin

$$H_2N{\Large\diagdown}_{C=N}{\diagup}^{H_2N} \quad \text{(Thiazolring)} \quad CH_2-SCH_2-CH_2-C{\diagup^{NSO_2^-NH_2}_{\diagdown NH_2}}$$

Famotidin

Abb. 2. Strukturformeln der Histamin-H_2-Rezeptorantagonisten Cimetidin (Imidazolring), Ranitidin (Furanring) und Famotidin (Thiazolring)

Dagegen unterscheiden sich *Ranitidin* und *Famotidin* sowohl in der Ringstruktur als auch im Endteil der Seitenkette von Cimetidin (Abb. 2).

Pharmakodynamik

Alle auf dem Markt befindlichen H_2-Rezeptorantagonisten unterscheiden sich nicht in ihrer Wirkung, wohl aber in ihrer inhibitorischen Potenz. *Cimetidin, Ranitidin* und *Famotidin* hemmen die basale und nächtliche Säuresekretion ebenso wie die Säure- und Pepsinsekretion nach Stimulation durch Histamin, Pentagastrin und Insulin. Ranitidin ist auf Gewichtsbasis bezogen 6- bis 9mal wirksamer als Cimetidin [16, 17]. Unter therapeutisch wirksamen Dosen von Ranitidin (150 mg) und Cimetidin (400 mg) betrug die Reduktion der intragastralen Säure unter Nahrungsstimulation 5 h nach Medikamenteneinnahme 86% für Ranitidin und 44% für Cimetidin, dagegen nach 10 h 44% für Ranitidin und 0% für Cimetidin [18]. Durch Famotidin wird die basale Säuresekretion stärker unterdrückt als durch Cimetidin oder Ranitidin [19]. Famotidin hemmt die stimulierte Säuresekretion 30mal stärker als die gleichen Mengen von Ranitidin oder Cimetidin. Die Säuresekretionshemmung bleibt auch bei Langzeittherapie über 2 Jahre unverändert. Nach Abbruch der Therapie mit H_2-Rezeptorantagonisten erreicht sie sofort wieder ihr Ausgangsniveau, ohne die befürchtete überschießende Säurebildung („acid rebound").

Pharmakokinetik

Die Resorption von *Cimetidin, Ranitidin* und *Famotidin* erfolgt rasch, so daß maximale Plasmaspiegel für alle 3 Substanzen nach 1–2 h erreicht werden (Tabelle 2). Die biologische Verfügbarkeit beträgt für Cimetidin 60–70%, Ranitidin 50–60% und Famotidin 50% oder weniger. Die biologische Halbwertszeit von Cimetidin ist mit der von Ranitidin vergleichbar (2 h), während die von Famotidin 3,8 h beträgt (Tabelle 2). Alle genannten Substanzen werden überwiegend renal ausgeschieden.

Tabelle 2. Eckdaten zur Pharmakokinetik von Cimetidin, Ranitidin und Famotidin

Parameter	*Cimetidin*	*Ranitidin*	*Famotidin*
Standarddosis [mg]	800	300	40
Bioverfügbarkeit [%]	60–70	50–60	40–50
Zeitpunkt der maximalen Plasmakonzentration [h]	1–2	1–2	1–2
Halbwertszeit [h]	2,0	2,1	3,0
Konzentration für 50%ige Säurehemmung [µg/l]	750	150	13
Renale Elimination (% der Dosis bei i. v.-Gabe)	70	60–70	70

Therapieeffekte beim Ulkus

Ulcus ventriculi

In den in Deutschland und der Schweiz durchgeführten Studien war die Wirkung auf die Ulkusabheilung nicht sehr eindrucksvoll, vermutlich wegen der bereits erwähnten hohen Spontanheilungsquote in diesen Ländern [20, 21, 22]. Unter *Ranitidin* (2mal 150 mg) lagen die Heilungsraten nach 4 Wochen zwischen 59 und 76% im Vergleich zu 23 und 44% unter Placebo. Vergleichende Studien zwischen *Ranitidin* und *Cimetidin* ergaben keinen signifikanten Unterschied in der Heilung für die eine oder andere Substanz. *Famotidin* in einer Dosis von 1mal 40 mg zur Nacht zeigte nach 8 Wochen eine Heilungsrate von 81% (Placebo 61%), während es nach 4 Wochen noch nicht signifikant besser war als Placebo [22]. Es ist auffällig, daß 4 und 8 Wochen nach Therapie mit H_2-Blockern die Heilungsraten beim Ulcus ventriculi generell niedriger sind als beim Duodenalulkus. Für alle H_2-Rezeptorantagonisten ist die Wirkung der Einmalgabe am Abend belegt, was für die Compliance der Patienten ganz entscheidend ist [23].

Ulcus duodeni

Überzeugender sind die Heilungserfolge von Cimetidin, Ranitidin und Famotidin beim Duodenalulkus. In Doppelblindstudien wurden *Cimetidin* und *Ranitidin* mit Placebo sowie in äquipotenten Dosen miteinander verglichen [21, 24]. *Famotidin* wurde in multizentrischen Studien sowohl unter Anwendung verschiedener Behandlungsschemata (2mal 20 mg versus 2mal 40 mg und 1mal 40 mg zur Nacht) [25] als auch mit *Cimetidin* [26] und *Ranitidin* [27] verglichen. Das Fazit dieser Untersuchungen ist, daß eine Dosis von 40 mg Famotidin zur Nacht optimal ist und daß mit dieser Therapie Ulzera genauso effektiv behandelt werden wie mit 800 mg Cimetidin oder 300 mg Ranitidin zur Nacht.

Rezidivprophylaxe des Ulkus

Nach Abheilung eines Geschwürs treten bei 60–100% nichtweiterbehandelter Patienten in einem Zeitraum von 1–2 Jahren Ulkusrezidive auf [28]. Diese Rezidivrate kann zwar durch nächtliche prophylaktische Einnahme von *Cimetidin* (400 mg), *Ranitidin* (150 mg) oder *Famotidin* (20 mg) signifikant gemindert werden; nach Absetzen der Therapie besteht jedoch die ursprüngliche Rezidivneigung, so daß es von daher nicht gerechtfertigt erscheint, bei jedem Patienten nach Abheilung des Geschwürs eine Langzeitbehandlung mit einem H_2-Blocker einzuleiten, zumal diese nur von wenigen Patienten befolgt würde. Eine kontinuierliche Langzeittherapie ist daher nur bei solchen Patienten gerechtfertigt, bei denen Ulkuskomplikationen wie Stenose, Perforation oder Blutung aufgrund eines erhöhten Operationsrisikos unbedingt vermieden werden müssen, die aufgrund einer anderen chronischen Erkrankung (Rheuma, Niereninsuffizienz, Organtransplantation) potentiell ulzerogene Medikamente einnehmen müssen oder die ein Gastrinom haben (Tabelle 3). Hier kann eine unbegrenzte Langzeitprophylaxe mit H_2-Blockern indiziert sein.

Cimetidin (Tagamet, Filmtbl. à 200 mg, 400 mg oder 800 mg)
Dosierung: Therapie des floriden Ulkus: 800 mg vor dem Schlafengehen.

Tabelle 3. Indikationen zur Rezidivprophylaxe nach erfolgter Ulkusheilung beim Ulcus duodeni oder ulcus ventriculi

>2 Ulkusschübe pro Jahr
Hoher Leidensdruck
Patienten mit erhöhtem Operationsrisiko (z. B. kardiopulmonale oder renale Insuffizienz)
Patienten unter chronischer Behandlung mit nichtsteroidalen Antirheumatika und Immunsuppressiva
Patienten unter Behandlung mit Antikoagulanzien

Langzeitbehandlung zur Vermeidung eines Ulkusrezidivs bei Problempatienten (s. Tabelle 3): 400 mg vor dem Schlafengehen.

Nebenwirkungen: Dank der sorgfältigen und weltweiten Testung dieser Substanz bestehen präzise Angaben über die durch Cimetidin verursachten Nebenwirkungen, die jedoch insgesamt sehr selten vorkommen [29]. In sehr seltenen Fällen wurde eine Arzneimittelhepatitis vom Überempfindlichkeitstyp beschrieben. Bei sehr jungen oder sehr alten Patienten sowie bei eingeschränkter Nierenfunktion oder Leberfunktionsstörungen kann es zu psychotischen Zuständen kommen, die nach Absetzen von Cimetidin oder Verminderung der Dosis wieder verschwinden. Eine Vielzahl von endokrinen Dysfunktionen wurde im Zusammenhang mit der Einnahme von Cimetidin beschrieben: Gynäkomastie, erhöhte Serumprolaktinspiegel, Galaktorrhö, Libidoverlust, Impotenz und Reduktion der Spermien. Sämtliche aufgetretenen endokrinen Symptome waren nach Abbruch der Therapie rückläufig. Da sie fast ausschließlich unter Langzeittherapie in therapeutischen oder gesteigerten Dosen auftreten, ist bei einer Ulkustherapie über 4–8 Wochen mit solchen Erscheinungen nicht zu rechnen. In ganz vereinzelten Fällen können Erhöhungen des Serumkreatinins beobachtet werden, ohne daß diese mit einer Verschlechterung der Nierenfunktion verbunden wären. Die Therapie braucht deswegen nicht unterbrochen zu werden. Es liegen außerdem vereinzelte Beobachtungen vor, in denen unter Cimetidin-Therapie eine Granulozytopenie bzw. eine Thrombozytopenie beobachtet wurde.

Diese Blutbildveränderungen traten jedoch nur bei Patienten auf, die im Rahmen einer schweren Allgemeinerkrankung vor oder gleichzeitig mit Cimetidin andere potentiell hämatotoxische Pharmaka erhalten haben.

Cimetidin hemmt die hepatischen enzymatischen Reaktionen im Arzneimittelabbau, die eine Oxidation, Reduktion oder Hydrolyse bewirken, während Konjugationsreaktionen (z. B. Glukuronidierung) nicht beeinflußt werden. So wird der Metabolismus zahlreicher Medikamente durch Cimetidin beeinflußt, u. a. werden die Halbwertszeiten von oralen Antikoagulanzien aus der Phenylindandion- und Cumarinreihe, von Diazepam, Hexobarbital, Antipyrin, Lidocain und Aminopyrin verlängert. Entsprechend hemmt Cimetidin den Abbau von Theophyllin sowie von Betablockern wie Propranolol und Labetolol. Jedoch nur in vereinzelten Fällen haben diese Arzneimittelinteraktionen klinische Bedeutung. Es sind vorwiegend Medikamente mit geringer therapeutischer Breite und eng definierter therapeutischer Konzentration betroffen (z. B. Antiarrhythmika vom Lidocaintyp, Phenytoin, Theophyllin). Im Gegensatz zu Warfarin, das in der Bundesrepublik kaum verwendet wird, ist Phenprocoumon (Marcumar) nicht von einer Interaktion mit Cimetidin betroffen. Bedingt durch die Anhebung des pH-Werts wird durch Cimetidin (und damit auch durch Ranitidin oder Famotidin) die Resorption des Antimykotikums Ketoconazol (Nizoral) gehemmt.

Ranitidin (Zantic, Sostril; Filmtbl. à 150 mg oder 300 mg)
Dosierung: Therapie des floriden Ulkus: 300 mg vor dem Schlafengehen.
Langzeitbehandlung zur Vermeidung eines Ulkusrezidivs bei Problempatienten (s. Tabelle 3): 150 mg vor dem Schlafengehen.
Nebenwirkungen: Ein antiandrogener Effekt von Ranitidin ist weder beobachtet noch in vitro beschrieben worden. Es gibt jedoch Einzelberichte über Impotenz und Veränderungen im Bereich der Brust, deren Zusammenhang mit Ranitidin allerdings nicht klar belegt ist. Das gleiche gilt für Einzelbeschreibungen über das Auftreten einer anikterischen Hepatitis, Blutbildveränderungen, Haut-

affektionen und Erhöhung des intraokularen Drucks sowie Amenorrhö [21]. Wie Cimetidin geht auch Ranitidin eine Bindung mit dem arzneimittelabbauenden Enzymsystem der Leber (Cytochrom P450) ein, doch ist diese Bindung etwa 10fach schwächer [30]. Aus den bisherigen Untersuchungen kann jedoch geschlossen werden, daß Ranitidin in den empfohlenen Dosierungen den Metabolismus anderer Medikamente in der Leber nicht signifikant hemmt.

Famotidin (Pepdul mite, Pepdul; Filmtbl. à 20 oder 40 mg)
Dosierung: Therapie des floriden Ulkus: 40 mg vor dem Schlafengehen.
Langzeitbehandlung zur Vermeidung eines Ulkusrezidivs bei Problempatienten (s. Tabelle 3): 20 mg vor dem Schlafengehen.
Nebenwirkungen: Es sind die gleichen unspezifischen Nebenwirkungen beschrieben worden, wie sie bereits bei Cimetidin und Ranitidin erwähnt wurden. Ein ursächlicher Zusammenhang mit Famotidin ist nicht bewiesen. Auch antiandrogene Effekte wurden bisher nicht beschrieben. Da dieses Medikament jedoch erst im Mai 1986 zugelassen wurde, sollten noch einige Jahre abgewartet werden, um sich ein endgültiges Urteil zu erlauben. Famotidin hat in vitro keinen Einfluß auf das arzneimittelabbauende Enzymsystem der Leber.

4.4.3 Inhibitoren der $H^{\pm}/K^{\pm}$-ATPase

Omeprazol (Antra, Tbl. à 20 mg) gehört zu der Gruppe der substituierten Benzimidazole, die selektiv die Säuresekretion des Magens hemmen. Anders als die H_2-Rezeptorantagonisten oder die Anticholinergika wirken die substituierten Benzimidazole nicht an der Zellmembran, sondern sie greifen in den aktiven Transport von Wasserstoffionen aus der Parietalzelle in das Magenlumen durch Blockade der Protonenpumpe (H^+/K^+-ATPase) ein [42]. Eine besondere Eigenschaft ist die lange Wirkdauer dieser seit kurzem im Handel befindlichen Substanz, die noch 24 h nach Applikation eine Hemmung der Säuresekretion erkennen läßt. In den durchgeführten Studien ergaben sich unter Omeprazol (30–60 mg 1mal täglich) Heilungsraten des Ulcus duodeni von 93% nach 14 Tagen und von 96% nach 4 Wochen [43]. Auch in vergleichenden Studien mit H_2-Rezeptorantagonisten konnte unter Omeprazol für das Magen- und Duodenalulkus eindeutig eine schnellere Abheilung beobachtet werden [44, 45]. Es ist weiterhin bemerkenswert, daß Omeprazol alle Magen- und Duodenalgeschwüre zur Abheilung bringt, die sich gegenüber H_2-Rezeptorantagonisten als therapieresistent erwiesen [46].

Nebenwirkungen: Bedingt durch die starke, über 24 h anhaltende Hemmung der Säuresekretion, werden bei der Ratte und auch beim Menschen erhöhte Gastrinspiegel beobachtet. Toxikologische Untersuchungen an der Ratte haben ergeben, daß nach 18monatiger *Omeprazol*-Gabe gehäuft Tumoren mit enterochromaffinen Zellen (ECL) vom Typ des Karzinoids beobachtet werden, was wahrscheinlich durch die Hypergastrinämie bedingt ist [47]. Wie weit diese Befunde für den Menschen Relevanz besitzen können, ist heute noch nicht ganz geklärt. Jedenfalls sind ECL-Zell-Karzinoide bei Patienten mit perniziöser Anämie oder beim Zollinger-Ellison-Syndrom extrem selten. Weiterhin fällt die Hypergastrinämie unter einer Omeprazol-Therapie (20 mg) geringer aus als bei Patienten mit einer perniziösen Anämie [48]. Schließlich wurden bei Patienten, die über 2 Jahre mit Omeprazol behandelt wurden, eine nichtsignifikante Steigerung der ECL-Zellen, aber keine Karzinoide beschrieben [49]. Insgesamt wird Omeprazol einen ganz wichtigen Platz in der Behandlung des therapierefraktären Ulkus, der schweren Refluxösophagitis und des Zollinger-Ellison-Syndroms (s. in den entsprechenden Kapiteln) einnehmen.

4.4.4 Anticholinergika

Pirenzepin ist ein Benzodiazepinabkömmling und den trizyklischen Psychopharmaka sehr ähnlich. Es ist die erste anticholinerge Substanz mit einer relativ spezifischen Wirkung auf den Magen [31], so daß die unerfreulichen Nebenwirkungen der herkömmlichen Anticholinergika nur schwach ausgeprägt auftreten. Es ist ein schwächerer Sekretionshemmer als z. B. Cimetidin. Während Cimetidin in erster Linie die Säurekonzentration reduziert, vermindert Piren-

zepin vor allem das Sekretionsvolumen. Die Wirkung von Pirenzepin auf die Abheilung des Ulcus ventriculi ist nicht überzeugend
belegt. Dagegen beschleunigt diese Substanz bei einer Dosierung
von 2mal 50 mg die Abheilung des Ulcus duodeni signifikant [32].
Für die Therapie des chronischen Ulkus scheint es von besonderer
Wichtigkeit zu sein, daß durch die kombinierte Anwendung von
Pirenzepin und Cimetidin die Dauer und das Ausmaß der Säuresekretionshemmung verstärkt werden.

Pirenzepin (u. a. Gastrozepin, Gastricur; Tbl. à 25 mg und 50 mg)
Dosierung: 2- bis 3mal 50 mg vor den Mahlzeiten.
Nebenwirkungen: Unter der wirksamen Tagesdosis von 100–150 mg
müssen etwa 10% aller Patienten mit Nebenwirkungen rechnen. Es
sind dies im wesentlichen anticholinerge Effekte wie Mundtrockenheit, Akkommodationsstörungen, Erektionsschwäche; gelegentlich
Juckreiz und Diarrhö. Da Pirenzepin die Blut-Liquor-Schranke nur
in geringem Maß durchquert, verursacht es wenig zentralnervöse
Nebenwirkungen.

4.4.5 Substanzen zur Stärkung der Mukosabarriere

Sucralfat (Ulcogant)

Sucralfat ist ein basisches Aluminiumsalz von sulfatiertem Disaccharid, das als lokal wirkendes Ulkustherpeutikum in Japan entwickelt wurde. Sucralfat ist wasserunlöslich und bildet auf der
Mukosa des Magens und Duodenums eine haftende Schutzschicht.
Es bindet sich unter In-vivo-Bedingungen nach Säureexposition
selektiv an die ulzeröse Fläche und schafft dabei eine zähe, haftende Barriere, die nicht von Magensäure oder Pepsin durchbro-
chen werden kann. Sowohl in der Behandlung des Duodenal- als
auch des Magengeschwürs scheint Sucralfat mit Cimetidin und
Ranitidin vergleichbar zu sein [33, 34].

Sucralfat (Ulcogant, Tbl. à 1 g; Btl. 5 ml à 1 g, Granulatbtl. à 1 g)
Dosierung: 4mal 1 g, jeweils 1 h vor den Mahlzeiten und vor dem
Schlafengehen. Für die Therapie des Ulcus duodeni wurde mitge-

teilt, daß eine Dosierung von 2mal 2 g der üblichen Dosierung von 4mal 1 g ebenbürtig ist [35].

Nebenwirkungen: Die häufigste Nebenwirkung ist Obstipation; wie bei anderen aluminiumhaltigen Präparaten wird die Resorption von *Tetrazyklinen* und Phenytoin verzögert, wenn diese gleichzeitig verabfolgt werden. Kürzlich wurde nach Sucralfat-Einnahme über erhöhte Aluminiumspiegel im Serum berichtet [36]. Wenn dieser Befund durch weitere Untersuchungen bestätigt werden sollte, muß die langfristige Einnahme von *Sucralfat* neu überdacht werden.

Wismutpräparate

In Deutschland sind zahlreiche galenische Wismutzubereitungen im Handel: u. a. *kolloidales Wismutsubcitrat* (CBS; Telen) sowie *Wismutsubsalizylat* (Jatrox). Wismutpräparate haben keine säure-bindenden Eigenschaften. Sie sollen aber in saurem Milieu auf der Ulkusoberfläche ein Koagulum aus Wismutprotein bilden. Daneben besitzt Salizylat im Gegensatz zur Acetylsalicylsäure ausgesprochen schleimhautprotektive Eigenschaften [37]. Durch die aktuelle Diskussion, daß der Campylobacter pylori möglicherweise über eine Schädigung der Mukosabarriere einen begünstigenden Effekt auf die Entstehung des Ulcus ventriculi und duodeni ausübt [5, 6], haben diese Substanzen wegen ihrer antibakteriellen Wirkung gegen den Cambylobacter großes Interesse erlangt. Diese Zusammenhänge würden auch erklären, warum die Abheilungsraten sowohl des Ulcus duodeni als auch des Ulcus ventriculi unter Therapie mit kolloidalem Wismut höher liegen als unter Cimetidin und Ranitidin [38]. Es ist weiterhin erwähnenswert, daß die Rezidivquote ein Jahr nach Abheilung eines Magen- oder Duodenalgeschwürs nach Wismutbehandlung signifikant geringer war als nach Therapie mit einem H_2-Blocker. Allerdings verschwinden diese Unterschiede wieder nach längerer Beobachtungszeit, wahrscheinlich, weil Campylobacter pylori bei ca. 50–60% der Patienten wieder nachweisbar wird [39].

Kolloidales Wismutsubcitrat (Telen, Filmtbl. à 296–312 mg Wismut-(III)-Citrathydroxydkomplex)
Dosierung: 2mal 2 Tbl. 30 min vor dem Frühstück und dem Abendessen.

Wismutsubsalicylat-Calciumcarbonat-Aminoessigsäure (Jatrox, Kautbl. à 300 mg Wismutsubsalicylat)
Dosierung: 3mal 2 Tbl. täglich.
Nebenwirkungen von Wismutpräparaten: Es kann eine vorübergehende, harmlose Dunkelfärbung des Zungenbelags (nur bei den Kautbl.) und des Stuhls auftreten. Die gleichzeitige Einnahme von Wismutpräparaten mit *Tetrazyklinen* vermindert die Bioverfügbarkeit der Tetrazykline. Aufgrund der Salicylatkomponente in Jatrox kann die Wirkung von oralen Antidiabetika und oralen Antikoagulanzien verstärkt werden. In Frankreich und Australien gab es (und gibt es) unter Verwendung von Wismutpräparaten in hoher Dosierung von mehr als 5 g/Tag Wismutintoxikationen in Form der Wismutenzephalopathie. Nach der Einnahme von Wismutsubsalicylat entstehen Wismutblutspiegel in meßbaren Bereichen, sie liegen jedoch weit unterhalb einer als minimal toxisch angenommen Grenze von 50 µg/dl. Unter der oben angegebenen niedrigen Dosierung wurden Enzephalopathien bisher nicht beocachtet.

Prostaglandine

Seit der Beschreibung ihrer zytoprotektiven Eigenschaften im Tierexperiment nehmen die Prostaglandine einen wichtigen Platz in der Ulkusforschung ein. Oral verabreichte Prostaglandine sind in der Lage, den schädigenden Einfluß von kochendem Wasser, Acetylsalicylsäure oder konzentrierter HCl auf die Schleimhaut des Rattenmagens abzublocken [40]. Aus diesen experimentellen Befunden resultierte der, wie wir jetzt wissen, vermutlich irrige Denkansatz, daß dieser im Tierexperiment beschriebene „Schutz vor Schädigung" durch Prostaglandine auch sinnvoll sein müßte zur Therapie eines bereits bestehenden Ulkus beim Menschen: Weitere Untersuchungen ergaben, daß die synthetisierten Prostaglandine im Tierexperiment nicht nur zytoprotektive, sondern auch antisekretorische Eigenschaften besitzen.

In Deutschland ist bisher lediglich das E-1-Prostaglandin *Misoprostol* (Cytotec) zugelassen. Nur wenn dieses Präparat in Dosen eingesetzt wurde, die auch die Säuresekretion signifikant hemmen (200–400 µg), konnte gegenüber Plazebo eine schnellere Ulkusabheilung beobachtet werden [41]. Zum Beispiel sind 25 oder 50 µg Misoprostol zytoprotektiv, bleiben aber ohne signifikanten Einfluß auf die Ulkusheilung. Aus diesen Ergebnissen muß man schließen, daß die Zytoprotektion bei der Abheilung von Ulzera wohl keine wesentliche Rolle spielt. Hinzu kommt, daß bei antisekretorischen Dosen von Misoprostol oder auch anderen Prostaglandinen Nebenwirkungen beschrieben werden, die sie anderen effektiven Ulkustherapeutika unterlegen erscheinen lassen.

Misoprostol (Cytotec mite, Cytotec, Tbl. à 200 und 400 µg)
Dosierung: 2mal 400 µg beim Ulcus duodeni oder 4mal 200 µg beim Ulcus ventriculi
Nebenwirkungen: 10% der behandelten Patienten berichten über Nebenwirkungen wie Durchfälle, Erbrechen, Schlafstörungen. Frauen im gebärfähigen Alter sollten Misoprostol nur dann einnehmen, wenn ein ausreichender kontrazeptiver Schutz besteht.

4.4.6 Nicht gesicherte oder bewährte medikamentöse Maßnahmen

Proglumid (Milid): Dieses Pharmakon ist ein Glutaminsäureamidderivat, das eine schwache gastrinrezeptorantagonistische Aktivität besitzt und die pentagastrinstimulierte Säuresekretion dosisabhängig hemmt. Die Resultate verschiedener Studien hinsichtlich der Ulkusheilung sind widersprüchlich, so daß Proglumid zur Therapie der Ulkuskrankheit nicht zu empfehlen ist.

Carbenoxolon-Natrium (Ulcus-Tablinen): Die pharmakologische Wirkung von Carbenoxolon beruht vermutlich auf der antipeptischen Aktivität sowie auf einer Verbesserung der zytoprotektiven Eigenschaften der Magenschleimhaut. Der große Nachteil dieser Substanz liegt in ihrem aldosteronartigen Effekt aufgrund der mineralkortikoidähnlichen Molekularstruktur. 20–30% der Patienten entwickelten unter Carbenoxolon Ödeme, Hypertonie und Hypokaliämie. Deshalb hat dieses Präparat in der heutigen Ulkustherapie keinen Platz mehr.

Sulpirid (Dogmatil): Dieses Psychopharmakon wurde in der Ulkustherapie getestet, da es die Schleimhautdurchblutung von Magen und Duodenum verbessert und die Magenentleerung beschleunigt. Es hat keinerlei Einfluß auf die basale oder stimulierte Säuresekretion. Wegen nicht überzeugender Belege der Ulkusabheilung und der Verfügbarkeit potenterer Präparate hat sich Sulpirid in der Therapie des Ulkus nicht durchgesetzt.

4.4.7 Praktisches therapeutisches Vorgehen

Grundsätzlich sollte vor Beginn einer medikamentösen Therapie das Ulkus durch eine gastroskopische Untersuchung gesichert und lokalisiert werden. Bei Vorliegen eines Ulcus ventriculi ist eine Abheilung endoskopisch zu dokumentieren, um ein Ulkuskarzinom nicht zu übersehen. In 4- bis 6 wöchigen Abständen müssen deshalb beim Ulcus ventriculi, nicht aber beim Ulcus duodeni gastroskopische Kontrollen mit Biopsien erfolgen, bis das Ulkus vollständig abgeheilt ist. Über die Reihenfolge der einzuschlagenden medikamentösen Therapien gibt es keine allgemeingültige Regel, da es bei der bereits erwähnten hohen Spontanheilungsquote des Ulkus und der Wirksamkeit verschiedener Therapieprinzipien schwierig ist, die Überlegenheit eines Medikaments gegenüber einem anderen festzustellen.

Für die Behandlung des akuten Ulcus ventriculi oder duodeni sollte man ein Medikament wählen, das

- den Patienten schnell von Schmerzen befreit,
- einfach einzunehmen ist,
- wenig Nebenwirkungen aufweist und
- wirtschaftlich vertretbar ist.

Es ist allgemein anerkannt, daß die H_2-Rezeptorantagonisten die Therapie der Wahl sind, da sie alle vier genannten Kriterien erfüllen. Insbesondere die einmal tägliche Einnahme macht sie den anderen Pharmaka überlegen. Auch die Therapiekosten unterscheiden sich nicht erwähnenswert von einer konsequenten Therapie mit einem Antazidum. Fakultativ kann die H_2-Blockertherapie mit einem Antazidum kombiniert werden. Man sollte jedoch bedenken, daß eine bessere Wirksamkeit diese Kombinationstherapie nicht belegt ist, aber die Kosten sich verdoppeln. In der Regel wird mit dieser Behandlung (*regelmäßige häufige Nahrungsaufnahme, Vermeiden des Nikotinkonsums* und *nächtliche Einnahme eines H_2-Blockers*) innerhalb von 2–3 Tagen Beschwerdefreiheit und eine Ulkusabheilung nach spätestens 4–8 Wochen erzielt. Wenn die Schmerzsymptomatik nach 2–4 Tagen nicht verschwindet, sollte die Dosis des H_2-Blokkers verdoppelt werden. Wenn nach 4–8 Wochen keine Abheilung des Ulkus beobachtet werden kann, so ist eine Therapie z. B. mit einem *Wismutpräparat* (Telen oder Jatrox) oder Omeprazol anzuraten. Nach Abheilung des Ulkus werden die Patienten im allgemeinen zwar noch 2–4 Wochen nachbehandelt. Der Sinn dieses Vorgehens ist jedoch nicht belegt: Durch die verlängerte Behandlung wird die Rezidivbereitschaft keineswegs vermindert, sie verursacht nur unnötige Kosten.

Anders sieht dagegen das Therapieregime aus bei Patienten mit Ulcera ventriculi nach Magenresektion, da hier der Gallereflux als auslösendes pathogenetisches Prinzip eine wesentliche Rolle spielt. Hier bietet sich der Einsatz von aluminiumhaltigen Antazida an (z. B. Maalox 70, Riopan oder Gelusil liquid): *Aluminiumhaltige Antazida* können einerseits die Restsäure neutralisieren, andererseits sind sie auch sehr gute Gallensäurebinder und besitzen somit einen doppelten therapeutischen Effekt. Ebenso wäre hier der Einsatz von *Sucralfat* (Ulcogant) indiziert.

Das Vorgehen bei chronisch Ulkuskranken bzw. die Rezidivprophylaxe des Ulkus wurden schon früher besprochen (s. S. 47).

Indikationen zur Operation

Durch die Verfügbarkeit so potenter Arzneimittel wie der H_2-Rezeptorantagonisten oder Omeprazol ist die Inzidenz der selektiven Ulkusoperation drastisch gesenkt worden. Es gilt die Regel, daß Patienten, die unter einer normalerweise wirksamen Therapie innerhalb von 2 Jahren mehr als 2 symptomatische Rezidive entwickeln, operiert werden sollten. Dies gilt sowohl für das Ulcus duodeni als auch für das Ulcus ventriculi. Ebenso kann die Indikation zur Operation bei Patienten mit starkem Leidensdruck oder schlechter Compliance gestellt werden.

Mit jedem Ulkusrezidiv erhöht sich die Gefahr ulkusbedingter Komplikationen wie Blutung, Perforation und Stenose. Die Behandlung der Magenblutung wird in Abschn. 5.3 S. 65/66 beschrieben. Während die Perforation eine absolute und sofortige Operationsindikation darstellt, kann bei leichter Beschwerdesymptomatik bedingt durch eine Stenose im Pylorus oder Bulbus duodeni zumindestens ein Therapieversuch mit *Metoclopramid* unternommen werden.

Metoclopramid (u. a. Paspertin, Trpf., 12 Trpf. ca. 4 mg)
Dosierung: 15–30 Trpf. jeweils zu den Mahlzeiten.

Literatur

1. Sonnenberg A (1985) Geographic and temporal variations in the occurrence of peptic ulcer disease. Scand J Gastroenterol 20 [Suppl.] 110: 11–24
2. Johansson C, Kollberg B, Nordemar R, Samuelson K, Bergström S (1980) Protective effect of prostaglandin E_2 in the gastrointestinal tract during indomethacin treatment of rheumatic diseases. Gastroenterology 78: 479–483
3. Du Plessis DJ (1965) Pathogenesis of gastric ulceration. Lancet I: 974–978
4. Dragstedt LL, Woddward ER (1970) Gastric stasis – a cause of gastric ulcers. Scand J Gastroenterol [Suppl.] 6: 243–252
5. Price AB, Levi J, Dolby JM, Dunscombe PL, Smith A, Clark J, Stephenson ML (1985) Campylobacter pyloridis in peptic ulcer disease: microbiology, pathology, and scanning electron microscopy. Gut 26: 1183–1188
6. Bode G, Malfertheiner P, Ditschuneit H (1987) Invasion of campylobacter – like organisms in the duodenal mucosa in patients with active duodenal ulcer. Klin Wochenschr 65: 144–146

7. Slomiany BL, Bilski J, Sarosiek J et al. (1987) Campylobacter pyloridis degrades mucin and undermines gastric mucosal integrity. Biochem Biophys Res Commun 144: 307–314

8. Coghlan JG, Humphries H, Dooley C et al. (1987) Campylobacter pylori and recurrence of duodenal ulcers – a 12 month follow up study. Lancet II: 1109–1111

9. Barakat MH, Menon KN, Badawi AR (1984) Cigarette smoking and duodenal ulcer healing. An endoscopic study of 197 patients. Digestion 29: 85–90

10. Blum AL (1985) Stellung der Antacida in der modernen Ulkus-Therapie. Dtsch Med Wochenschr 110: 3–7

11. Tarnawski A, Hollander D, Cummings D, Krause UJ, Gergely R, Zipser D (1984) Are antacids acid neutralizers only? Histologic, ultrastructural and functional changes in normal gastric mucosa induced by antacids. Gastroenterology 86: 1276 (Abstract)

12. Becker G, Overhoff H, Forth W (1979) Ist Aluminium ungiftig? Dtsch Ärztebl 24: 1639–1642

13. Holtermüller KH, Büchler R, Sinterhauf K (1975) Die Wirkung von oralem Calcium und Magnesium auf die Magensäuresekretion und Gastrinfreisetzung bei Patienten mit Ulcus duodeni. Verh Dtsch Ges Inn Med 81: 1237–1238

14. Fordtran JS, Morawsky SG, Richardson CT (1973) In vivo and in vitro evaluation of liquid antacids. N Engl J Med 288: 923–928

15. Peterson WL, Fordtran JS (1978) Reduction of gastric acidity. In: Sleisenger MH, Fordtran JS (eds) Gastrointestinal disease. Saunders, Philadelphia London Toronto, pp 891–913

16. Domschke W, Lux G, Domschke S (1980) Furan H_2-Antagonist ranitidine inhibits pentagastrin-stimulated gastric secretion stronger than cimetidine. Gastoenterology 79: 1267–1271

17. Sewing KF, Billian A, Malchow H (1980) Comparative study with ranitidine and cimetidine on gastric secretion in normal volunteers. Gut 21: 750–752

18. Brater DG, Peters MN, Eskelman FN, Richardson CT (1982) Clinical comparison of cimetidine and ranitidine. Clin Pharmacol Ther 32: 484–488

19. Miwa M, Tani N, Miwa T (1984) Inhibiton of gastric secretion by a new H_2-antagonist, YM-11170 in healthy subjects. Int J Clin Pharmacol 4: 214–217

20. Peter P, Kiene K, Gouvers JJ et al. (1978) Cimetidin in der Behandlung des Ulcus duodeni. Dtsch Med Wochenschr 103: 1163–1166

21. Brogden RN, Carmine AA, Heel RC, Speight TM, Avery GS (1982) Ranitidine, a review of its pharmacology and therapeutic use in peptic ulcer disease and other allied diseases. Drugs 24: 267–303

22. Dammann HG, Barbara L, Bianchi-Porro G et al. (1985) Beschleunigte

Heilung des Ulcus ventriculi unter einer abendlichen Einzeldosis von Famotidin. Schweiz Med Wochenschr 115: 484-488

23. Farley AD, Lévesque P, Paré ABR et al. (1985) A comparative trial of ranitidine 300 mg at night with ranitidine 150 mg twice daily in the treatment of duodenal and gastric ulcer. Am J Gastroenterol 9: 665-668

24. Bardhan KD (1981) Medical treatment of duodenal ulcer: a review. Trop Gastroenterol 2: 4-33

25. Gitlin N, McCullough AJ, Smith JL, Mantell G, Berman R et al. (1987) A mulitcenter, doubleblind, randomized, placebo-controlled comparison of nocturnal and twice-a-day famotidine in the treatment of active duodenal ulcer disease. Gastroenterology 92: 48-53

26. Hartmann H, Fölsch UR (1988) Famotidine versus cimetidine in the treatment of acute duodenal ulcer. Digestion 39: 156-161

27. Rohner HG, Gugler R (1986) Treatment of active duodenal ulcers with famotidine. A double-blind comparison with ranitidine. Am J Med 81 [Suppl. 4B]: 13-16

28. Gray GR, Smith IS, McKenzie I, Gillespie G (1977) Long term cimetidine in the management of severe duodenal ulcer dyspepsia. Gastroenterology 74: 397-401

29. McGuigan (1981) A consideration of the adverse effects of cimetidine. Gastroenterology 80: 181-192

30. Powell JR, Donn KH (1983) The pharmacokinetic basis of H_2-antagonist drug interactions: concepts and implications. J Clin Gastroenterol 5: 95-113

31. Hammer R, Berrie CP, Birdsall NJM, Burgen ASV, Hulme EC (1980) Pirenzipine distinguishes between different subclasses of muscarinic receptors. Nature 283: 90-92

32. Barbara L, Belsasso E, Bianchi-Porro G et al. (1979) Pirenzipine in duodenal ulcer. A multicentre double-blind controlled clinical trial: second of two parts. Scand J Gastroenterol 14 [Suppl. 57]: 33-39

33. Van Deventer GM, Schneidman D, Walsh JH (1985) Sucralfate and cimetidine as single agents and in combination for treatment of active duodenal ulcers. A double-blind, placebo-controlled trial. Am J Med 79 [Suppl. 2C]: 39-44

34. Blum AL, Bode JC, Manegold BC, Domschke W, Feurle G, Hammer B, Hackenberg K (1986) Therapie des Ulcus ventriculi mit Sucralfat und Ranitidin. Dtsch Med Wochenschr 111: 1910-1915

35. Marks IN, Wright JP, Gilinksy NH, Girwood AH, Tobias R, Boyd E, Kalvaria I (1986) A comparison of sucralfate dosage schedule in duodenal ulcer healing. J Clin Gastroenterol 8: 419-423

36. Pai S, Melethil S, Cuddy P, Hall T (1987) Elevation of serum aluminium in humans on a two-day sucralfate regimen. J Clin Pharmacol 27: 213-215

37. Peskar BM, Hoppe U, Lange K, Peskar BA (1988) Effects of non-steroi-

dal anti-inflammatory drugs on rat gastric mucosal leukotriene C_4 and prostanoid release: relation to ethanol-induced injury. Br J Pharmacol 93: 937–943

38. Tytgat GNJ (1987) Colloidal bismuth subcitrate in peptic ulcer - a review. Digestion 37 [Suppl. 2]: 31–41

39. Lane MR, Lee SP (1988) Recurrence of duodenal ulcer after medical treatment. Lancet I: 1147–1149

40. Robert A (1979) Cytoprotection by prostaglandins. Gastroenterology 77: 761–767

41. Hawkey CJ, Walt RP (1986) Prostaglandins for peptic ulcer: a promise unfulfilled. Lancet II: 1084–1086

42. Clissold SP, Campoli-Richards DM (1986) Omeprazol: a preliminary review of its pharmacodynamic and pharmacokinetic properties and therapeutic potential in peptic ulcer disease and Zollinger-Ellison syndrome. Drugs 32: 15–47

43. Naesdal J, Lind T, Bergsäker-Aspöy J, Bernklev T, Farup PG, Gillberg R, Halvorsen L (1985) The rate of healing of duodenal ulcers during omeprazole treatment. Scand J Gastroenterol 20: 691–695

44. Walan A, Bader JP, Classen M, Lamers C, Piper DW, Rutgersson K, Eriksson S (1989) Effect of omeprazole and ranitidine on ulcer healing and relapse rates in patients with benign gastric ulcer. N Engl J Med 320: 69–75

45. Classen M, Dammann HG, Domschke W, Hengels KJ, Hüthemann W, Londong W, Rehner M (1985) Kurzzeittherapie des Ulcus duodeni mit Omeprazol und Ranitidin. Dtsch Med Wochenschr 110: 210–215

46. Tytgat GNJ, Lamers CBHW, Hameeteman W, Jansen JMBJ, Wilson JA (1987) Omeprazole in peptic ulcers resistant to histamine H_2-receptor antagonists. Aliment Pharmacol Ther 1: 31–36

47. Haven N (1986) Enterochromaffin like cell carcinoids of gastric mucosa in rats after life long inhibiton of gastric secretion. Digestion 35 [Suppl. 1]: 42–55

48. Lanzon-Miller S, Pounder RE, Hamilton MR et al. (1987) Twentyfour-hour intragastric acidity and plasma gastrin concentration before and during treatment with either ranitidine or omeprazole. Aliment Pharmacol Ther 1: 239–251

49. Lamberts R, Creutzfeldt W, Stöckmann F, Jacubaschke U, Maas S, Brunner G (1988) Long-term omeprazole treatment in man: effects on gastric endocrine cell populations. Digestion 39: 126–135

Therapieschema 5   Ulkuskrankheit

Allgemeine Maßnahmen

- Vor Beginn der Therapie: Sicherung der Diagnose durch Gastroskopie, bei Ulcus ventriculi Biopsie!
- Lebensweise: Regelmäßige (3–5) kleine Mahlzeiten. Wunschkost
  Erlaubt sind alle Nahrungsmittel, die der Patient verträgt
- Absolutes Rauchverbot
- „Milieuwechsel", Krankschreibung
- Absetzen aller das Ulkus unterstützenden bzw. ulzerogenen Medikamente, sofern klinisch vertretbar

Medikamentöse Therapie

- *H_2-Blocker* (z. B. Cimetidin 800 mg oder Ranitidin 300 mg oder Famotidin 40 mg zur Nacht)

Alternativ:

- 1–2 h nach jeder Mahlzeit ca. 50 mval eines Aluminium-Magnesium-Kombinationspräparats, z. B.
- Maaloxan 4mal 2 Btl.
  oder.
- Riopan Gel 4mal 2 Btl.
  oder
- Gelusil liquid 4mal 2 Btl.

Alternativ:

- *Sucralfat*, 4mal 1–2 g, beim Ulcus duodeni 2mal 2 g
- Bei therapierefraktären Ulcera:
  Omeprazol (Antra) 1 Kps à 20 mg tgl.
  oder:
  Kolloidales Wismutsubcitrat (Telen) 2 × 2 Tbl. tgl.
  oder:
  Wismutsubsalicylat (Jatrox) 3 × 2 Tbl. tgl.

Therapiekontrollen

- Nur beim Ulcus ventriculi Absicherung des Behandlungserfolgs durch eine Kontrollgastroskopie nach 4–6 Wochen. 4–6 Wochen nach Einleitung der Therapie bzw. nach endoskopischer Dokumentation der Abheilung (Ulcus ventriculi) kann die eingeschlagene Therapie mit den genannten Substanzen gestoppt werden.

Chirurgische Therapie

- Bei mehr als 2 Ulkusrezidiven innerhalb von 2 Jahren trotz Langzeittherapie Operation. Weiterhin sind operative Maßnahmen erforderlich bei akuten Ulkuskomplikationen wie endoskopisch nicht stillbarer Blutung, Perforation und Bulbus- bzw. Pylorusstenose.

5 Streßulcus, Streßläsion

5.1 Definition und Ätiopathogenese

Unter der Bezeichnung Streßulcus bzw. Streßläsion faßt man das Auftreten von hämorrhagischen Schleimhautveränderungen, Erosionen und Ulzera zusammen, die in der Regel multipel, jedoch auch lokalisiert im Magen und Duodenum bei schwerkranken Patienten auftreten können. Streßläsionen entwickeln sich bei folgenden Erkrankungen innerhalb weniger Stunden bis Tage in fast 100% der Fälle: ausgedehnte Verbrennungen, Schädel-Hirn-Trauma, Sepsis, Polytrauma und fulminantes Leberversagen. Dabei entwickeln sich streßinduzierte Läsionen nicht so sehr durch ein Überwiegen aggressiver Faktoren, als vielmehr durch den Zusammenbruch defensiver Mechanismen, hauptsächlich durch eine Störung der Mikrozirkulation. Nur bei 20% der Patienten entwickeln sich jedoch manifeste Blutungen.

5.2 Medikamentöse Prophylaxe und Therapie

In Kenntnis der o.g. Konditionen, die gehäuft zur Genese des Streßulkus beitragen, sollte der Schwerpunkt der Therapie auf der Prophylaxe liegen. So früh wie möglich sollte bei den in der Regel schwerkranken Patienten mit einer oralen Ernährung begonnen werden. Das Ziel der prophylaktischen Maßnahmen besteht darin,

- die Säuresekretion zu stoppen,
- die sezernierte Säure zu neutralisieren oder
- die Schleimhaut vor der Säure und anderen aggressiven Faktoren, wie z. B. Gallensäuren, zu schützen.

Zahlreiche Studien haben sich mit der Frage auseinandergesetzt, ob aluminiumhydroxidhaltige Antazida oder H_2-Rezeptorantagonisten in der Prophylaxe des Streßulkus wirksam sind. Entscheidend wird wohl bleiben, daß durch die angewandten Maßnahmen der pH im Magen auf mindestens 3,5 angehoben wird. In mehreren Studien war die Antazida-Applikation den H_2-Blockern mindestens gleichwertig, wenn nicht überlegen [1].

Mit *Sucralfat* lassen sich wohl entsprechende oder sogar bessere Erfolge in der Streßulkusprophylaxe erzielen wie mit Antazida oder H_2-Blockern [2, 3]. Aufgrund seines differenten Wirkprinzips im Vergleich zu den Antazida und H_2-Rezeptorantagonisten läßt es den gastrischen pH im sauren Bereich und bietet damit Vorteile gegenüber den anderen Substanzen. Es ist von zahlreichen Arbeitsgruppen belegt, daß bei einem Magensaft-pH $> 3,5$ eine bakterielle Überwucherung der Magenschleimhaut vorwiegend mit gramnegativen Keimen beobachtet werden kann [4]. Mit der intragastralen Keimbesiedlung steigt offensichtlich auch die Häufigkeit eines intratrachealen Keimnachweises, besonders jedoch die Häufigkeit von Pneumonien [5, 6]. Aus dem Magensaft beatmeter Patienten lassen sich nach 2–4 Tagen die gleichen gram-negativen Keime nachweisen wie 24–48 h später auch in der Trachea. Daher sollte man dem Sucralfat bei gleicher Effektivität in der Streßulkusprophylaxe insbesondere bei beatmeten Patienten den Vorzug geben vor Antazida und H_2-Blockern [7].

Kommt eine enterale Prophylaxe nicht in Betracht, so steht mit *Pirenzipin* eine weitere Substanz zur Verfügung, deren Wirkung in der Streßulkusprophylaxe im Vergleich zu z. B. *Ranitidin* belegt ist [6], deren Nebenwirkungsprofil (Pneumonierate) den H_2-Blockern wahrscheinlich aber überlegen ist.

Sucralfat (Ulcogant, Btl. 5 ml à 1 g)
Dosierung: Alle 4–6 h 1 g p. o.
Nebenwirkungen: Siehe Abschn. 4.4.5.

Pirenzipin (u. a. Gastrozepin, Gastricur: Amp. à 10 mg)
Dosierung: 2 mg/h über einen Perfusor.
Nebenwirkungen: Siehe Abschn. 4.4.4.

5.3 Therapie der Streßulkusblutung

Eine wichtige Voraussetzung für die Wahl des therapeutischen Vorgehens (konservativ oder operativ) ist bei der Streßulkusblutung die Kenntnis der exakten Ursache und Lokalisation der Blutung (ob z. B. ein einzelnes blutendes Ulkus oder Mehrfachläsionen vorliegen). Deshalb muß bei dringendem Verdacht auf eine blutende erosive Gastritis eine *Notfallendoskopie* durchgeführt werden. Dabei wird man zunächst versuchen, mit *Lasertechnik, Elektrohydrothermosonde* oder *Unterspritzung* mit *Epinephrin und Polidocanol* die Blutung zum Stillstand zu bringen. Die akute blutende Streßläsion sistiert bei 50–80% der Patienten spontan.

Im übrigen wird das therapeutische Vorgehen, wie es unter den prophylaktischen Maßnahmen angegeben wurde, fortgesetzt.

Begleitende Maßnahmen

Zusätzlich kann die Transfusion von Blut erforderlich sein. Wenn 2500–3000 ml Blut/24 h benötigt werden, sollte unter Einbeziehung der Grunderkrankung eine Operation (Gastrektomie) diskutiert werden, die allerdings eine sehr schlechte Prognose hat.

Eine hyperkalorische Ernährung sowie die Bekämpfung der häufig bestehenden Sepsis stellen weitere wichtige Therapieschritte dar.

5.4 Nicht gesicherte oder bewährte medikamentöse Maßnahmen

Somatostatin: Dieses Hormon hemmt die basale und stimulierte Säuresekretion, die Pepsinsekretion und die Gastrinfreisetzung. Ebenso kommt es zu einer signifikanten Reduktion der arteriellen Durchblutung im Splanchnikusgebiet. Allerdings ist der immer wieder postulierte günstige Effekt einer Somatostatinbehandlung bei der akuten gastrointestinalen Blutung nicht gesichert [8]. Der Einsatz dieser teuren Therapiemaßnahmen außerhalb kontrollierter Studien kann somit nicht empfohlen werden.

Sekretin: Dieses Hormon hemmt ebenfalls die basale und stimulierte Säuresekretion, senkt die postprandialen Serumgastrinspiegel und stimuliert vor allem die pankreatische Bikarbonatsekretion. Trotz einiger positiver Berichte über die Wirkung von synthetischem Depotsekretin, bleibt dessen Einsatz umstritten und hat sich insbesondere auch wegen seiner potentiellen Nebenwirkungen bei Langzeitanwendung in der Therapie der manifesten Streßulkusblutung nicht durchsetzen können [9].

Literatur

1. Priebe HJ, Skillman JJ, Bushnell LS, Long PC, Silen W (1980) Antacid versus cimetidine in preventing acute gastrointestinal bleeding. N Engl J Med 302: 426–430
2. Borrero E, Bank S, Margolis N, Schulman N, Chardavonne R (1985) Comparison of antacid and sucralfate in the prevention of gastrointestinal bleeding in patients who are critically ill. Am J Med 79 (2C) 62–64
3. Laggner AN, Lenz K, Graninger W et al. (1988) Streßblutungsprophylaxe auf einer internen Intensivstation: Sucralfat versus Ranitidin. Anaesthesist 37: 704–710
4. Benke A, Bibus B, Fördös A, Riezinger F (1985) Ranitidin und Cimetidin. Ihr Einfluß auf pH und Keimbesiedlung des Magens sowie auf die Mikrobiologie der oberen Luftwege. Anaesthesist 34 [Suppl.]: 85 (Abstract)
5. Driks MR, Craven DE, Bartolome RC (1987) Nosocomial pneumonia in intubated patients given sucralfate as compared with antacids or histamine type 2 blockers. N Engl J Med 317: 1376–1382
6. Tryba M, Zevonnon F, Wruck G (1988) Streßblutungen und postoperative Pneumonien bei Intensivpatienten unter Ranitidin oder Pirenzipin. Dtsch Med Wochenschr 113: 930–936
7. Tryba M (1986) Streßblutungsprophylaxe – brauchen wir ein neues Konzept? Dtsch Med Wochenschr 111: 1627–1629
8. Arnold R (1986) Gibt es einen sinnvollen Einsatz von Somatostatin in der Gastroenterologie? Internist 72: 697–703
9. Fölsch UR (1985) Sekretolin bei der akuten gastrointestinalen Blutung (Streßulcus). Intern Praxis 25: 157–158

Therapieschema 6   Streßulkus bzw. Streßläsionen

Allgemeine (prophylaktische) Maßnahmen

- Hyperkalorische (parenterale) Ernährung
- Abhängig von der Grunderkrankung so früh wie möglich mit einer oralen Ernährung beginnen
- Legen einer Magensonde über die Nase und Absaugen des Magensafts
- Bei Auftreten einer Blutung: Notfallgastroskopie mit Versuch der Blutstillung (Lasertechnik, Elektrokoagulation, Unterspritzung)

Medikamentöse Therapie

- *Sucralfat* (Ulcogant)
  Alle 4–6 h 1 Btl. à 5 ml (entspricht 1 g) p. o. bzw. über eine Magensonde

Alternativ (falls oraler Zugang nicht möglich):

- *Pirenzipin* (Gastrozepin)
  2 mg/h über einen Perfusor

6 Der operierte Magen

6.1 Dumpingsyndrom (Früh- und Spätdumping)

6.1.1 Definition

Unter Dumpingsyndrom werden postprandial auftretende gastrointestinale und vasomotorische Sensationen nach Magenoperationen, die zu einem Verlust der Pylorusfunktion geführt haben, zusammengefaßt. Es wird bei 15–25% aller Magenoperierten beobachtet. Die Symptome des Frühdumpings erscheinen innerhalb von 5–10 min nach einer Mahlzeit, während die Beschwerden des Spätdumpings 90–120 min postprandial beobachtet werden.

6.1.2 Ätiologie und Pathogenese

Frühdumping

Durch den Verlust des Pylorus kommt es nach dem Essen zu einer plötzlichen Füllung des Dünndarms. Besonders bei Nahrung, die aufgeschlüsselte bzw. leicht aufschlüsselbare Bestandteile enthält (kohlenhydratreich, Suppen, Flüssigkeitsaufnahme mit der festen Nahrung), führt ein Anstieg der Osmolarität zu einer osmotisch bedingten Transsudation aus der Dünndarmschleimhaut mit Abnahme des zirkulierenden Blutvolumens. Die Volumenfülle bedingt eine Dehnung der Darmwand, wodurch vasoaktive Peptide freigesetzt werden, die zu einer Verstärkung der Hypotension beitragen. Andere durch die Volumenüberlastung ebenfalls stimulierte humorale und nervale Faktoren bewirken eine Motilitätszunahme des Darms. Das Frühdumping äußert sich in vasomotorischen Symptomen wie Hitzegefühlen, Kollaps, Herzklopfen sowie die abdominellen Beschwerden wie Nausea, Völlegefühl, Bauchschmerzen und Durchfall.

Spätdumping

Die schnelle Magenentleerung bedingt ebenfalls eine rasche Zukkerresorption. Die gegenregulatorisch überschießende Insulinsekretion kann in Verbindung mit gleichzeitig freigesetzten insulino-

tropen Peptidhormonen zu einer Hypoglykämie mit den Symptomen der Neuroglukopenie führen (Schwitzen, Schwindel, Schwäche, allgemeines Unbehagen).
Bei den betroffenen magenresezierten Patienten liegen meist beide Formen des Dumpingsyndroms in unterschiedlicher Ausprägung vor.

6.1.3 Therapie des Dumpingsyndroms

Aufgrund der oben beschriebenen pathogenetischen Mechanismen sollten bei der Therapieplanung zwei Ziele verfolgt werden:

- Verzögerung der Magenentleerung,
- Verzögerung bzw. Hemmung der Resorption von Kohlenhydraten.

Diätetische Maßnahmen

In den meisten Fällen kann allein durch diätetische Maßnahmen eine Besserung der Symptome erreicht werden: Es hat sich erwiesen, daß Disaccharide oder Monosaccharide in flüssiger Form die Symptome sowohl des Früh- als auch des Spätdumpings auslösen können. Da Nahrung in flüssiger Form auch vom resezierten Magen schneller entleert wird als feste Nahrung, ist eine der Grundregeln der Therapie des Dumpingsyndroms, Getränke in jeder Form *während* der Mahlzeiten zu meiden. Getränke sollten frühestens 30–60 min postprandial eingenommen werden. Pro Tag sollten, wenn irgendwie möglich, 6–8 kleine Mahlzeiten eingenommen werden. Insgesamt können für die Nahrungsaufnahme folgende Regeln aufgestellt werden [1]:

- Keine Getränke zu den Mahlzeiten einnehmen.
- Nahrungsstoffe meiden, die konzentriert freie Zucker (Disaccharide, Monosaccharide) enthalten: Kristallzucker, Marmelade, Kuchen, Pudding und Süßigkeiten.
- Die Mahlzeiten sollten langsam gegessen werden.
- 6–8 Mahlzeiten pro Tag.

- Die Nahrung sollte kohlenhydratarm und proteinreich sein.
- Kohlenhydrate sollten in Form von Stärke oder Glykogen aufgenommen werden.

Medikamentöse Therapie

β-Rezeptorenblocker

In einigen Fällen von Frühdumping hat sich die Applikation des Betarezeptorenblockers *Propranolol* bewährt [2]. Der Therapievorschlag mit Propranolol beruht auf eigenen Erfahrungen bzw. publizierten Einzelbeobachtungen. Kontrollierte Studien zum Dumpingsyndrom liegen für dieses Pharmakon nicht vor.

Propranolol (Dociton, Tbl. à 40 mg)
Dosierung: ½-1 Tbl. à 40 mg direkt vor der Mahlzeit.
Nebenwirkungen: Eine bestehende Herzinsuffizienz kann verstärkt werden. Es können Nausea, Erbrechen und Diarrhöen auftreten; weiterhin wurden Hautreaktionen beschrieben.
Kontraindikationen: Dekompensierte Herzinsuffizienz, AV-Block 2. und 3. Grades; obstruktive Bronchialerkrankungen.

Quellstoffe

Die Einführung von Quellstoffen (*Guar, Pektin* u. a.) als Nahrungszusatz hat in der Therapie des Früh- und Spätdumpingsyndroms starke Beachtung gefunden [3]. Es handelt sich dabei um Polysaccharide, die durch die pankreatischen oder intestinalen Verdauungsenzyme nicht abgebaut werden können. Diese nicht verdaubaren und nicht resorbierbaren Kohlenhydrate verzögern sowohl die Magenentleerung als auch die Kohlenhydrat- und Aminosäurenresorption aus dem Dünndarm. Guar scheint dabei die wirksamste Substanz zu sein [3].

Guarmehl: (Glucotard, Btl. à 5 g)
Dosierung: Unmittelbar vor jeder Mahlzeit 1 Btl. in 3-4 Einzelportionen mit insgesamt ¼ l Flüssigkeit einnehmen.
Nebenwirkungen: Gastrointestinale Störungen (Blähungen, Völlegefühl, Durchfall) wie nach Einnahme einer faserreichen Kost.

Zukunftsaspekte

Enzyminhibitoren: In den vergangenen Jahren wurde ein aus Bakterienkulturen gewonnenes Pseudotetrasaccharid (Acarbose) getestet, das durch kompetitive Enzymhemmung der Disaccharidasen im Dünndarm die Aufspaltung der Kohlenhydrate im Dünndarm verzögert bzw. vermindert und damit auch die Zuckerresorption verzögert [4]. Im Gegensatz zu den Quellstoffen bleibt Acarbose ohne Einfluß auf die Magenentleerung [5]. Dieser α-Glucosidaseinhibitor wurde in einer kontrollierten Studie beim Dumpingsyndrom mit gutem Erfolg getestet [5]. Einige Patienten leiden jedoch unter lästigen Nebenwirkungen wie Meteorismus und Flatulenz [6]. Dieses Pharmakon wird demnächst auf dem deutschen Arzneimittelmarkt zur Verfügung stehen (Glucobay).

Somatostatinanaloga: Die Symptomatik sowohl des Früh- als auch des Spätdumpingsyndroms konnte unter Einsatz des Somatostatinanalogons Octreotide (Sandostatin) in einer offenen Studie an jeweils 6 Patienten eindeutig gebessert werden [7]. Dieses langwirksame Somatostatinpräparat kann für die Behandlung dieser Erkrankung eine echte Bereicherung werden.

Nicht bewährte medikamentöse Maßnahmen

Es wurden verschiedene Medikamentengruppen in der Therapie des Dumpingsyndroms ausprobiert, allerdings mit sehr wechselndem oder geringem Erfolg. So wurden beim Frühdumping Serotoninantagonisten wie *Cyproheptadin* (Periactinol) eingesetzt und in einigen Fällen die vasomotorischen Symptome beseitigt. Ebenso wurden Anticholinergika versucht unter der Vorstellung, dadurch würde die Magenentleerung verzögert (z. B. *Pipericholat*, Dactil, und *Methantheliniumbromid*, Vagantin). Diese Versuche waren nicht sehr erfolgreich.

6.2 Syndrom der zuführenden Schlinge („afferent loop syndrome")

6.2.1 Definition

Der Begriff „afferent loop syndrome" wurde 1950 von Roux eingeführt. Dieses Krankheitsbild ist gekennzeichnet durch die Abflußbehinderung aus der zuführenden Schlinge nach einer Billroth-II-
Operation oder einer Gastroenteroanastomose. Bedingt durch die
fortlaufende Galle- und Pankreassekretion führt dies zu einem
Druckanstieg in der zuführenden Schlinge, zu einem akuten
Unwohlsein und schließlich zum schwallartigen Erbrechen. Die
Stase der Duodenalsekrete kann eine bakterielle Überbesiedlung
bedingen. Dies führt über die bakterielle Dekonjugation der Gallensäuren zu einer chologenen Diarrhö. Dieses pathophysiologi-
sche Konzept wurde allerdings durch die unbefriedigenden Resultate der operativen Revisionen in Frage gestellt [8].

6.2.2 Therapie

Das Syndrom der zuführenden Schlinge ist in der Regel ein chirur-
gisches Problem. Bei bakterieller Fehlbesiedlung der Schlinge (Glykocholat-Atemtest, Glukose-H_2-Atemtest) können Tetrazykline eingesetzt werden.

Doxycyclin (Vibramycin, Kps. à 100 mg)
Dosierung: Am 1. Tag 2 Kps., an allen weiteren Tagen 1 Kps.
Behandlungsdauer etwa 10–14 Tage.
Nebenwirkungen: Gastrointestinale Störungen; Haut- und Schleim-
hautveränderungen (u. a. Ulzerationen der Ösophagusschleim-
haut!).
Kontraindikationen: In der Schwangerschaft sollten Tetracykline
nicht eingenommen werden.

73

6.3 Diarrhö nach Vagotomie (Postvagotomiesyndrom)

6.3.1 Definition

Nach selektiver und viel häufiger nach trunkulärer Vagotomie können wäßrige Diarrhöen auftreten. Die Ätiologie dieser postoperativen Komplikation ist nicht klar. Ein wichtiger pathogenetischer Faktor könnte eine Gallensäuremalabsorption sein [9]. Die Gallensäuren erreichen den Dickdarm und bedingen eine wäßrige (chologene) Diarrhö. Der Einfluß dieses Faktors wurde in Einzelfällen durch erfolgreiche Behandlung dieser Diarrhöen mit der gallensäurebindenden Substanz *Colestyramin* bestärkt [10]. Colestyramin ist das Chlorid eines stark basischen Anionenaustauschers.

6.3.2 Therapie der Diarrhö nach Vagotomie

Wenn ein hinreichender Verdacht auf eine Postvagotomiediarrhö besteht und andere Ursachen ausgeschlossen sind (insbesondere ein Blind-loop-Syndrom), sollte zunächst ein Versuch mit *Colestyramin* unternommen werden. Bei fehlendem Erfolg kann die Durchfallerkrankung oft mit dem Antidiarrhoikum *Loperamid* (Imodium) gebessert werden. Loperamid hemmt die Peristaltik durch direkte Wirkung auf die Darmwand.

Colestyramin (Quantalan, Pulver in Btl. à 4 g)
Dosierung: 2–4 Btl./Tag.
Nebenwirkungen und Hinweise: Bei zu hoher Dosierung kann durch fehlende Gallensäuren eine Steatorrhö ausgelöst werden. Zu Beginn der Behandlung können leichte gastrointestinale Beschwerden auftreten wie Erbrechen, Bauchschmerzen, Völlegefühl. Diese Beschwerden verschwinden gewöhnlich im Verlauf der Therapie. Der unangenehme Geschmack kann durch Mischen mit Orangen- oder anderen Säften gemildert werden. Colestyramin bindet Medikamente wie Chlorothiazide, Tetrazykline, Phenobarbital, Digitalisglykoside, Schilddrüsenhormone und Cumarinderivate. Daher: Andere Medikamente in zeitlichem Abstand (1 h) zum Colestyramin einnehmen!

Kontraindikationen: Bei bekanntem Hyperparathyreoidismus und Nierensteinen sollte Quantalan nicht angewandt werden.

Loperamid (Imodium, Kps. à 2 mg)
Dosierung: Anfangsdosis 2 Kps., danach 1 Kps. nach jedem ungeformten Stuhl. Maximal 4-5 Kps./Tag.
Nebenwirkungen: Mundtrockenheit. Verstopfung ist das erste Anzeichen von Überdosierung. Durch die peristaltikhemmende Wirkung des Präparats kann das Auftreten einer ileusähnlichen Symptomatik nicht völlig ausgeschlossen werden.
Kontraindikationen: Ileus, Subileus.

Literatur

1. Becker HD, Caspary WF (1980) Postgastrectomy and postvagotomy syndromes. Springer, Berlin Heidelberg New York, S 59
2. Weetmann DF (1977) A review of the actions and clinical uses of beta-adrenoceptor blocking drugs. Drugs Today 8 (7): 262-305
3. Jenkins DJA, Gassull MA, Leeds AR, Metz G, Dilawari JG, Slavin B, Blendis LM (1977) Effect of dietary fiber on complications of gastric surgery: prevention of postprandial hypoglycemia by pectin. Gastroenterology 73: 215-217
4. Fölsch UR, Ebert R, Creutzfeldt W (1981) Response of insulin, GIP and glucose to sucrose during long term application of acarbose. Scand J Gastroenterol 16: 629-632
5. McLoughlin JC, Buchanan KD, Alam MJ (1979) A glycosidehydrolase inhibitor in treatment of dumping syndrome. Lancet II: 603-605
6. Fölsch UR (1982) Therapeutic potential of alpha-glucosidaseinhibitors. Hepatogastroenterology 29: 74-48
7. Hopmann WPM, Wolberink RGJ, Lamers CBHW, van Tongeren JHM (1988) Treatment of the dumping syndrome with the somatostatin analogue SMS 201-995. Ann Surg 207: 155-159
8. Alexander-Williams J, Hoare AM (1980) Postgastrektomiesyndrome. In: Siewert JR, Blum AL (Hrsg.) Postoperative Syndrome. Springer, Berlin Heidelberg New York, S 113-152
9. Allan JG, Gerskowitch VP, Russel RI (1974) The role of bile acids in the pathogenesis of postvagotomy diarrhoea. Br J Surg 61: 516-518
10. Allan JC, Russel RI (1977) Colestyramine in treatment of postvagotomy diarrhoea - double blind controlled trial. Br Med J I: 674-676

Therapieschema 7   Syndrome nach Magenoperationen

Dumpingsyndrom (Früh- und Spätdumping)

Allgemeine Maßnahmen

- 6–8 kleine Mahlzeiten pro Tag (kohlenhydratarm, protein- und faserreich)
- Kohlenhydrate in Form von Stärke oder Glykogen einnehmen
- Meiden von Disacchariden oder Monosacchariden in Kristallzucker, Marmelade, Kuchen, Keksen, Pudding und Süßigkeiten
- Keine Getränke während der Mahlzeit!

Medikamentöse Therapie

- *Propranolol* (Dociton)
  $\frac{1}{2}$–1 Tbl. à 40 mg direkt vor den Mahlzeiten
  oder
- *Guarmehl* (Glucotardt)
  1 Btl. vor jeder Mahlzeit mit insgesamt $\frac{1}{4}$ l Flüssigkeit
  oder
- *Octreotide* (Sandostatin)
  2×100 µg s. c.

Syndrom der zuführenden Schlinge („afferent loop syndrome")

Bei bakterieller Fehlbesiedlung der Schlinge (Glykocholat-Atemtest, Glukose-H_2-Atemtest)

- *Doxycyclin* (Vibramycin),
  Am 1. Tag 2 Kps.,
  an allen weiteren Tagen 1 Kps. über 10–14 Tage

Diarrhö nach Vagotomie (Postvagotomiesyndrom)

- *Colestyramin* (Quantalan),
  2–4 Btl. pro Tag

Bei fehlendem Erfolg:

- *Loperamid* (Imodium)
  Anfangs 2 Kps. à 2 mg, danach 1 Kps. nach jedem ungeformten Stuhl. Maximal 4–5 Kps. pro Tag.

Dünn- und Dickdarm

1 Akute Diarrhö

1.1 Definition und Bedeutung

Da das Stuhlverhalten sehr variiert, ist eine Definition der Diarrhö schwierig. Man kann von Diarrhö sprechen, wenn täglich mehr als 3 ungeformte Stühle abgesetzt werden und die tägliche Stuhlmenge mehr als 250 g wiegt.

Akute Durchfallerkrankungen sind in vielen Teilen der Welt eine der häufigsten Krankheits- und Todesursachen, vor allem bei Kindern. Man schätzt, daß es weltweit 1977–1978 ca. 3–5 Mrd. Durchfallerkrankungen gab, die für 5–10 Mio. Menschen tödlich verliefen [1].

1.2 Pathogenese

Von den 7–8 l Wasser, die täglich ins Duodenum fließen, gelangen nur 1–1,5 l ins Kolon. Die Wasserrückresorption im Jejunum erfolgt passiv zusammen mit gelösten Stoffen entsprechend dem osmotischen Druckgefälle. Die Natrium- und damit auch die Wasserrückresorption sind auch an die Glukose- und Aminosäureresorption gekoppelt. Das hat wichtige therapeutische Konsequenzen.

Im Kolon wird das Natrium zusammen mit Wasser aktiv durch ein energieabhängiges Transportsystem gegen den osmotischen Gradienten rückresorbiert, bis schließlich täglich nur noch etwa 150 ml Wasser über den Stuhl ausgeschieden werden.

Verschiedene Pathomechanismen können zur Diarrhö führen [2]: Nicht resorbierte Substanzen im Jejunum (Laktose bei Laktasemangel; Zucker, Protein bei Malassimilation; schwer resorbierbare Ionen, wie z. B. Magnesiumsulfat in Laxanzien) erhöhen den intraluminären osmotischen Druck und interferieren dadurch mit der Wasserresorption *(osmotische Diarrhö).*

Bakterielle Enterotoxine, bestimmte Prostaglandine, „vasoactive intestinal polypeptide" (VIP) und in den Dickdarm gelangte Gallensäuren und Fettsäuren (z. B. Rizinol) stimulieren über das cAMP die Sekretion von Elektrolyten und Wasser *(sekretorische Diarrhö).*

Bei Sprue, aber auch bei entzündlichen Erkrankungen ist die Mukosaarchitektur, insbesondere in den seitlichen Interzellularräumen gestört. Dadurch steht dem Ionen- und Wasseraustausch ein erhöhter Widerstand entgegen *(Permeabilitätsstörung).*

Bei den meisten Diarrhöen ist die propulsive Aktivität des Darms erhöht, die segmentale Aktivität und die intestinale Transitzeit sind dagegen verringert. Dadurch stehen weniger Zeit und Fläche für die Resorption zur Verfügung. Meist handelt es sich hier wohl um sekundäre Phänomene *(Motilitätsstörung).*

Entzündliche Veränderungen im distalen Kolon führen durch Sekrete, Tenesmen und Blut zu Diarrhöen. Auch Stenosen im distalen Kolonabschnitt (z. B. Tumoren) können sich durch paradoxe Diarrhöen äußern *(Kolondiarrhö).*

1.3 Ätiologie

1.3.1 Virale Diarrhö

Sporadisch auftretende Durchfälle bei Säuglingen und Kleinkindern sind häufig durch das enteroinvasive Rotavirus verursacht [3]. Die Therapie ist rein symptomatisch und besteht in der oralen, bei schwerer Dehydratation in der parenteralen Rehydratation. Verschiedene Rotavirus-Impfstoffe sind zur Zeit in Erprobung [4].

Tabelle 4. Die wichtigsten bakteriellen Darmpathogene

Nichtinvasiv	invasiv
Vibrio cholerae	Salmonella[a]
Enterotoxische Escherichia coli	Shigella[a]
Clostridium perfringens	Enteroinvasive Escherichia coli
Staphylococcus aureus	Campylobacter jejuni
	Yersinia enterocolitica

[a] Produzieren auch Toxine.

1.3.2 Bakterielle Diarrhö

Die Mehrzahl der akuten Diarrhöen bei Kindern über 2 Jahren und bei Erwachsenen ist durch Bakterien bedingt. Man kann vom pathophysiologischen Gesichtspunkt aus die Erreger in 2 Gruppen aufteilen: Es gibt enteropathogene Bakterien, die nichtinvasiv sind und Diarrhöen durch Enterotoxine erzeugen, und es gibt enteroinvasive Bakterien, die in die Darmmukosa eindringen und diese schädigen (Tabelle 4). Ein Teil der enteroinvasiven Bakterien produziert auch Enterotoxine.

Bakterieller Genese sind auch die meisten *nahrungsmittelinduzierten Diarrhöen*. Häufigste Erreger sind Staphylokokken, Salmonellen, Clostridium perfringens. Staphylococcus aureus und Clostridium perfringens produzieren die Enterotoxine bereits in der Nahrung, noch bevor sie konsumiert wird. Die Durchfälle sind daher von einer Keimvermehrung im Darm unabhängig, und eine antimikrobielle Therapie ist entsprechend sinnlos.

Bakterielle Infektionen sind auch die Ursache für mindestens 80% der *Reisediarrhöen* (s. Abschn. 1.4.4).

1.3.3 Diarrhö durch Medikamente

Die wichtigsten durchfallerzeugenden Medikamente sind in Tabelle 5 aufgeführt. Durch Absetzen des Medikaments sind sie leicht zu kurieren. Besonders schwerwiegend, weil unter Umständen letal, ist die antibiotikaassoziierte Enterokolitis (s. S. 87).

Tabelle 5. Diarrhö durch Medikamente

Medikament	Pathomechanismus
„Leber-Galle-Mittel" Appetitzügler	Enthalten Laxanzien
Fermentpräparate Choleretika/Cholekinetika Chenodesoxycholsäure	Enthalten Gallensäuren, dadurch chologene Diarrhö
Antazida	Enthalten laxierendes Magnesiumhydroxid
Etacrynsäure	Hemmung der Na-Resorption
Glykoside	Hemmung der Na-Resorption Minderung der enteralen Durchblutung
L-Thyroxin Guanethidin L-Dopa Reserpin	Beschleunigte Darmpassage
Zytostatika	Verminderung der Zellerneuerung Hemmung der Bürstensaumaktivitäten
Antibiotika	Pilzbesiedlung Änderung der Darmflora Pseudomembranöse Kolitis Allergie
Colchizin	Hemmung der Na-K-ATPase
Antirheumatika Gold	Vermehrte intestinale Permeabilität
Chinidin	Atropinwirkung

1.3.4 Funktionelle Diarrhöen

Bei Verdacht auf nervöse Diarrhö müssen organische Ursachen oder Alkoholabusus, der ebenfalls zu Diarrhöen führen kann, ausgeschlossen werden (s. Abschn. 4.1.3).

1.4 Therapie

1.4.1 Allgemeine Therapiegesichtspunkte

Für die Therapie wichtig ist die klinische Unterteilung in *wäßrige Diarrhö* mit mehr oder weniger starkem Flüssigkeitsverlust und in *Dysenterie* mit blutig-eitrigen Stühlen, krampfartigen Abdominalbeschwerden und gelegentlich Fieber. Wäßrige Diarrhöen sind meist durch Enterotoxine bedingt und können durch Rehydration und Motalitätshemmer behandelt werden. Dysenterien entstehen meist durch Infektion mit enteroinvasiven Bakterien. Auch hier muß der Flüssigkeitsverlust ausgeglichen werden, Motilitätshemmer können jedoch eine Septikämie begünstigen und sollten bei Dysenterie vermieden werden [5].

Der weitaus größte Teil aller akuten Diarrhöen heilt nach 3–5 Tagen spontan aus. Einfache diätetische Maßnahmen (süßer Tee, Limonaden, Zwieback, Haferschleim, Salzgebäck) genügen, um die Flüssigkeitsverluste auszugleichen. Eine antimikrobielle Therapie ist höchstens bei 10% der Patienten notwendig.

1.4.2 Allgemeine symptomatische Therapie

Gesicherte Maßnahmen

Zucker-Elektrolyt-Trinklösung

Im Vordergrund der symptomatischen Therapie einer schweren Diarrhö – insbesondere bei Kleinkindern – steht der Ausgleich von Wasser- und Elektrolytverlusten. Die orale Zucker-Elektrolyt-Therapie ist eine billige und einfache Behandlungsmethode und hat wesentlich dazu beigetragen, die Durchfallmortalität in unterentwickelten Ländern zu senken [6]. Sie setzt sich folgendermaßen zusammen:

Natriumchlorid	3,5 g	(½ Teelöffel)
Natriumbikarbonat	2,5 g	(½ Teelöffel)
Kaliumchlorid	1,5 g	(¼ Teelöffel)
Glukose	20 g	(2 Eßlöffel)
oder Saccharose	40 g	(4 Eßlöffel)
Wasser ad 1000 ml		

Diese Zucker-Elektrolyt-Lösung ist in Pulverform oder als Tabletten im Handel (z. B. Elotrans, 1 Beutel in 200 ml Wasser gelöst). In Entwicklungsländern hat sich zur Behandlung der infantilen Diarrhö Reiswasser oder eine Reiswasser-Elektrolyt-Lösung besser bewährt [7].

Die zugeführte Menge richtet sich nach dem Grad der Dehydration und nach dem Flüssigkeitsverlust. Nur ungefähr 20% der Patienten mit choleraähnlichen Durchfällen brauchen zusätzlich intravenös Flüssigkeit und Elektrolyte, weil die orale Substitution nicht ausreicht oder wegen des schlechten Geschmackes nicht toleriert wird. Nebenwirkungen und Kontraindikationen sind nicht bekannt.

Opiate und Opiatabkömmlinge

Opiate haben eine periphere Wirkung an Dünndarm und Kolon. Sie vermindern die Peristaltik, verlängern dadurch die intestinale Transitzeit und begünstigen so die Wasser- und Elektrolytresorption. Bauchkrämpfe werden durch Opiate gebessert, der Stuhlgang verringert.

Nebenwirkungen: Die verminderte Peristaltik kann bei bakteriellen Diarrhöen die Toxinresorption und das Bakterienwachstum fördern und scheint zur Entwicklung einer antibiotikaassoziierten Kolitis beizutragen. Schließlich erhöhen sie das Risiko einer toxischen Dilatation bei entzündlichen Darmerkrankungen. Sie erzeugen keine Sucht.

Loperamid (Imodium) wirkt an Opiatrezeptoren im Gehirn und am Darm. Es wird kaum resorbiert und passiert nicht die Blut-Liquor-Schranke. Darum hat es keine zentrale Wirkung. Es hat eine nachgewiesene Wirkung bei akuten und chronischen Diarrhöen [8].

Bei chronischen Diarrhöen ist es wegen seiner längeren Wirkungsdauer und fehlenden zentralen Wirkung allen anderen Opiaten überlegen.

Dosierung: 2 Kps. à 2 mg als Anfangsdosis, danach 1 Kps. nach jedem ungeformten Stuhl bis maximal 6 Kps. täglich.

Nebenwirkungen: Gelegentliche Mundtrockenheit.

Kontraindikationen: Schwere Dysenterie, fulminante Colitis ulcerosa, antibiotikaassoziierte Kolitis, Ileus und Subileus.

Tinctura opii simplex
Dosierung: 1- bis 2mal tgl. 10 Trpf. Unterliegt dem Betäubungsmittelgesetz.
Nebenwirkungen: Herabgesetztes Reaktionsvermögen. Die Wirkung von zentral dämpfenden Substanzen (Alkohol, Sedativa etc.) wird verstärkt.
Kontraindikationen: Siehe oben.

Ungesicherte und nicht bewährte Maßnahmen

Absorbenzien: Substanzen wie Kaolin, Pektin, Kohlepräparate, Siliziumdioxide und Tannin sind Bestandteile zahlreicher Antidiarrhoika. Sie sollen Enterotoxine, Bakterien und Viren binden. Zusätzlich enthalten viele solcher Präparate auch noch hydrophile Substanzen. Viele Patienten geben eine Linderung ihrer Beschwerden an, der Stuhl wird etwas konsistenter, aber in keiner Studie konnte eine Verringerung der Stuhlfrequenz oder eine Verkürzung der Krankheitsdauer nachgewiesen werden.

Beeinflussung der Darmflora: Es gibt zahlreiche Medikamente, die die Darmflora „sanieren und normalisieren" sollen. Sie enthalten Hefezellen, Laktobazillen und Kolistämme. Eine Wirksamkeit dieser Präparate ist nicht erwiesen.

1.4.3 Antimikrobielle Therapie

Eine antimikrobielle Therapie ist nur bei wenigen Durchfallerkrankungen (Tabelle 6) indiziert. Im allgemeinen kann das Ergebnis von Stuhlkulturen abgewartet werden, um gezielt therapieren zu können. Gyrasehemmer wie *Ofloxacin* (Tarivid) oder *Ciprofloxacin* (Ciprobay) haben eine Breitspektrumwirkung gegen fast alle pathogenen Darmkeime außer Clostridium difficile [9], doch sollten diese Substanzen möglichst nicht breit eingesetzt werden, um die Entwicklung resistenter Keime nicht zu begünstigen (Dosierung, Nebenwirkungen, Kontraindikationen: s. S. 85).

Tabelle 6. Indikation zur antimikrobiellen Therapie von Durchfallerkrankungen

Shigelleninfektion
Systemische Salmonellose
Typhus
Schwere oder protrahierte Campylobacterinfektion
Cholera
Yersinia enterocolitica und pseudotuberculosis
Enterale Amöbiasis
Giardiasis (Lamblien)
Morbus Whipple
Bakterielle Dünndarmbesiedlung
Antibiotikaassoziierte, pseudomembranöse Kolitis

Shigellose

Die Erkrankung mit Shigellen, die in unseren Breiten vorkommen (S. somnei und S. flexneri), verläuft meist mild und selbstlimitierend. Die Stuhlausscheidung der Shigellen hört im allgemeinen 3–4 Wochen nach der Infektion auf. Antibiotika sollten nur bei schwerer Dysenterie und nach Austestung der Keime gegeben werden. Viele Shigellen sind inzwischen antibiotikaresistent.

Ampicillin ist die bevorzugte Therapie. 30–70% der Shigellen sind aber resistent gegen Ampicillin.
Dosierung: 4mal 500 mg oral über 5 Tage, bei schwerstkranken Patienten 4mal 1 g i. v.
Nebenwirkungen: Makulopapulöse Hautreaktionen etwa 7–12 Tage nach Therapiebeginn. Die Hautveränderungen bilden sich meist trotz Weiterbehandlung wieder zurück; Magen-Darm-Störung; Stomatitis; Glossitis.
Kontraindikationen: Penizillinallergie; infektiöse Mononukleose.

Co-Trimoxazol (Bactrim, Eusaprim) ist das Medikament der Wahl bei ampicillinresistenten Keimen.
Dosierung: Täglich 2mal 2 Tbl. Bactrim forte oder Eusaprim forte über 5 Tage.

Nebenwirkungen: Reversible hämopoetische Störungen durch Folatmangel (Häufigkeit ungefähr 4%), Embryotoxizität, gastrointestinale Beschwerden (4-18%); allergische Hautreaktionen (2-7%); nephrotoxische Wirkung, besonders bei Nierenvorschädigung verstärkte Wirkung von Sulfonylharnstoffen und erhöhte Toxizität von Methotrexat.

Kontraindikationen: Schwangerschaft, Niereninsuffizienz, Sulfonamidallergie.

Salmonellose

Bei Thypus steht die Bedeutung der antibiotischen Therapie außer Frage. Bei unkomplizierten Salmonellenenteritiden dagegen sind Antibiotika nicht indiziert, weil sie die Keimausscheidung verlängern [10], während Laktulose sie zu verkürzen scheint [11]. Eine antibiotische Therapie ist nur notwendig bei positiver Blutkultur, septischem Fieber, Hinweis auf extraintestinale Lokalisation und bei besonders gefährdeten Patienten (eingeschränkte Immunabwehr – z. B. AIDS, Herzklappen- oder Gefäßersatz).
Bei Dauerausscheidern scheint eine medikamentöse Therapie mit Gyrasehemmern (Ofloxacin, Ciprofloxacin) wirksam zu sein.

Laktulose (z. B. Bifiteral 3mal 15 ml)
Nebenwirkungen: Blähungen, Durchfälle, schlechter Geschmack.

Ampicillin
Dosierung: 50-100 mg/kg KG tgl. in 4 Dosen parenteral oder oral, Therapiedauer 10-14 Tage.
Nebenwirkungen und Kontraindikation: Siehe oben.

Ofloxacin (Tarivid, Tbl. à 200 mg)
Dosierung: 2mal 1 Filmtbl. über 7-14 Tage.
Nebenwirkungen: Selten zentralnervöse Störungen, Schwindel, Unruhe, Psychosen, Überempfindlichkeitsreaktionen wie Exanthem oder Vaskulitis, Photosensibilisierung, Blutbildveränderungen, Muskelschmerzen, Arthralgien, Nierenfunktionsstörungen, Geschmacks- und Geruchsstörungen.

Kontraindikationen: Zerebrales Anfallsleiden, Kinder und Jugendliche in der Wachstumsphase. Vorsicht bei Patienten in höherem Lebensalter, bei gestörter Nierenfunktion und bei Patienten mit erniedrigter Krampfschwelle.

Ciprofloxacin (Ciprobay, Tbl. à 250 mg)
Dosierung: 2mal 1 Tbl. über 7–14 Tage.
Nebenwirkungen und Kontraindikationen: Siehe oben.

Co-Trimoxazol (Bactrim, Eusaprim)
Dosierung, Nebenwirkungen, Kontraindikationen: Siehe S. 84.

Campylobacterinfektion

Die meisten Patienten genesen ohne antimikrobielle Therapie, meist noch bevor die bakteriologische Diagnose gestellt ist. Nur bei schweren, protrahierten Vorläufen oder bei Septikämie ist eine antimikrobielle Therapie indiziert [5]. Bei Durchfällen gibt man *Erythromycin* (2mal 500 mg/Tag p. o.), bei Septikämie *Gentamycin* (Refobacin, 2mal 80 mg i. v. bei normaler Nierenfunktion) parenteral. *Gyrasehemmer* (s. oben) scheinen ebenfalls wirksam zu sein, kontrollierte Studien fehlen jedoch.

Cholera

Obwohl *Flüssigkeits- und Elektrolytersatz* die wesentliche therapeutische Maßnahme sind, werden auch Antibiotika, vor allem *Tetrazyklin,* gegeben, weil dadurch das Stuhlvolumen rascher reduziert und die Dauer der Infektiosität verkürzt wird.

Enterale Yersiniose

Infektionen mit Yersinia enterocolitica und Yersinia pseudotuberculosa erzeugen beim Menschen verschiedene Krankheitsbilder, von der einfachen akuten Diarrhö bis zur akuten oder subakuten Ileitis oder Ileokolitis mit und ohne Fieber. Weitere klinische

Erscheinungsformen sind Appendizitis mit mesenterialer Lymphadenitis, Erythema nodosum, Polyarthritis und in seltenen Fällen Septikämie mit metastatischen Abzessen in verschiedenen Organen.

Unter Behandlung mit *Tetrazyklin* (4mal 500 mg/Tag über 14 Tage) oder *Doxycyclin* (1mal 100 mg/Tag über 14 Tage) heilt die Erkrankung aus [13].

Co-Trimoxazol (z. B. Bactrim forte, 2mal 1 Tbl. täglich über 10–14 Tage) ist eine wirksame Alternative [14]. Yersinien sind resistent gegen Penizilline und Cephalosporine.

Pseudomembranöse, antibiotikaassoziierte Kolitis

Bei Therapie mit Antibiotika kann sich eine pseudomembranöse Kolitis entwickeln. Man sieht sie am häufigsten nach Clindamycin (bei ungefähr 10% aller Behandlungsfälle) und Ampicillin, aber auch andere Penizilline, Cephalosporine, Co-Trimoxazol und Gyrasehemmer können eine pseudomembranöse Kolitis nach sich ziehen. Extrem selten ist sie nach Chloramphenicol, Tetrazyklinen, Erythromycin oder parenteral verabreichten Aminoglykosiden [15]. Ursache der Erkrankung ist das Toxin des Anaerobiers Clostridium difficile, der gegen die meisten Antibiotika in therapeutischer Dosierung resistent ist.

In frühen Stadien der Erkrankung genügt es meist schon, das Antibiotikum abzusetzen. Die bewährteste Therapie ist oral gegebenes *Vancomycin*. Rückfälle treten nach dieser Therapie auf, wenn Vancomycin zu kurz gegeben wurde. Eine therapeutische und wesentlich billigere Alternative ist *Metronidazol* (Clont), seine Wirkspiegel im Kolon sind jedoch niedriger, weil Clont größtenteils intestinal resorbiert wird. Bisherige Erfahrungen mit der Clont-Therapie sind noch begrenzt [16]. Gelegentlich wurden auch Erfolge mit *Colestyramin* beschrieben, welches das Toxin bindet. Therapieversager unter dieser Behandlung sind aber häufig.

Vancomycin (Trockensubstanz, Fläschchen à 500 mg)
Dosierung: 4mal 125–500 mg tgl. über 7–10 Tage oral.

Um Rezidive zu vermeiden, sollte die Therapie in ansteigender Dosierung bis zu 1 Monat fortgesetzt werden.

Nachteile: Schlechter Geschmack, hohe Kosten. Ungefähr bei 20% der zunächst erfolgreich behandelten Patienten Rückfall. Oral verabreichtes Vancomycin wird nicht resorbiert, systemisch-toxische Nebenwirkungen sind daher extrem selten.

Metronidazol (Clont, Tbl. à 250 mg)
Dosierung: 4mal 500 mg oral/Tag.
Nebenwirkungen und Kontraindikationen: Siehe 3.2.3.

Colestyramin (Quantalan, Beutel à 4 g)
Dosierung: 2mal 2 Btl. oral.
Nebenwirkungen: Siehe Kap. Leber, 4.4.

1.4.4 Reisediarrhö, Prophylaxe und Therapie

Bakterielle Infektionen sind die Ursache für mindestens 80% der Reisediarrhöen, die Besucher aus Industrieländern in den Entwicklungsländern erleiden [18]. Häufigste Erreger sind enterotoxische E. coli (30–70% aller Reisediarrhöen), seltener Shigellen, Campylobacter jejuni, Salmonellen oder Aeromonas hydrophilas. Die pathogenetische Bedeutung von Rotaviren ist noch unklar. Parasiten (G. lamblia, E. histolytica, Kryptosporidien; s. Kap. 5.1–3) spielen nur eine untergeordnete Rolle und werden nur bei weniger als 10% der Patienten gefunden.

Prophylaxe

Die Infektion erfolgt durch kontaminierte Nahrung oder Getränke. Entsprechende Vorsichtsmaßnahmen (keine Rohkost, nur geschältes Obst, kein Leitungswasser, keine Nahrung von Straßenhändlern) können die Häufigkeit der Reisediarrhö vermindern, sind aber oft nicht strikt zu befolgen. Die vorbeugende Einnahme von Kohle, Laktobazillen oder Motilitätshemmern ist ineffektiv. Durch Doxycyclin, Co-Trimoxazol oder Wismut-Subsalicylat kann die Häufigkeit der Reisediarrhöen vermindert werden [17]. Von einem internationalen Expertengremium wurde eine solche generalisierte Chemoprophylaxe aber abgelehnt wegen potentieller Nebenwirkungen und vor allem wegen der Gefahr der Resistenzentwicklung [18].

Therapie

Meist reichen Limonaden, gesüßter Tee und Salzgebäck, um die Dehydration und die Elektrolytverluste auszugleichen. Für schwerere Fälle sollte der Reisende ein fertiges Substrat *Zucker-Elektrolyt-Lösung* (z. B. Elotrans) bei sich führen (s. 1.4.2). Die Symptome einer nicht febrilen Diarrhö können durch *Loperamid* (Imodium) verkürzt und damit wertvolle Urlaubszeit gewonnen werden (s. 1.4.2). Bei fieberhaften Durchfällen oder Dysenterie können durch *Co-Trimoxazol* (Bactrim forte 2mal 1 Tbl.) über 5 Tage Symptomatik und Stuhlfrequenz gebessert und der Krankheitsverlauf verkürzt werden [17, 18].

Literatur

1. Walsh JA, Warren KS (1979) Selective primary health care: An interim strategy for disease control in developing countries. N Engl J Med 301: 967–974
2. Turnberg LA (1979) The pathophysiology of diarrhea. Clin Gastroenterol 8: 551–568
3. Blachlow NR, Cukor G (1981) Viral Gastroenteritis. N Engl J Med 304: 397–405
4. Edelman R (1985) Prevention and treatment of infectious diarrhea. Speculations on the next 10 years. Am J Med 78 [Suppl. 6 B]: 99–106
5. Gorbach SL (1987) Bacterial diarrhea and its treatment. Lancet II: 1378–1382
6. Pierce NF, Sack RB, Mitra R et al. (1969) Replacement of water and electrolyte losses in cholera by an oral glucose-electrolyte solution. Ann Intern Med 70: 1173–1181
7. Melita MN, Subramamam S (1986) Comparison of rice water, rice electrolyte solution and glucose electrolyte solution in the management of infantile diarrhea. Lancet I: 843–845
8. Du Pont HL (1985) Nonfluid therapy and selected chemoprophylaxis of acute diarrhea. Am J Med 78 [Suppl. 6 B]: 81–90

9. Du Pont HL, Corrado ML, Sabbaj J (1987) Use of norfloxacin in the treatment of acute diarrheal disease. Am J Med 82 [Suppl. 63]: 79–83

10. Askerkoff B, Bennett JV (1969) Effect of antibiotic therapy in acute salmonellosis on the fecal excretion of salmonellae. N Engl J Med 281: 636–640

11. Knothe H, Knapp G, Meyer M et al. (1980) Zur Therapie bei Salmonellen-Enteritiden unter Berücksichtigung von Laktulose. Infection 8 [Suppl. 3]: 294–298

12. Klein E, Trautmann M, Hoffmann HG (1986) Ciprofloxacin bei Salmonelleninfektion und Typhus abdominalis. Dtsch Med Wochenschr 111: 1599–1602

13. Vantrappen G, Agg. HO, Ponette E et al. (1977) Yersinia enteritis and enterocolitis: Gastroenterological aspects. Gastroenterology 72: 220–227

14. Lambert HP (1979) Antimicrobial agents in diarrheal disease. Clin Gastroenterol 8: 827–833

15. Georg WL, Rolfe RD, Finegold SM (1980) Treatment and prevention of antimicrobial agent- induced colitis and diarrhea. Gastroenterology 79: 366–372

16. Tacke W, Hausmann L (1988) Pseudomembranöse Kolitis nach Antibiotikagabe. Med Klin 83: 199–205

17. Du Pont HL, Ericsson DC, Johnson PC et al. (1987) Prevention of traveller's diarrhea by the tablet formulation of bismuth subsalicylate. JAMA 257: 1347–1350

18. Steffen R (1986) Anerkannte Prinzipien zur Prophylaxe und Therapie der Reisediarrhö. Schweiz Med Wochenschr 20: 670–673

Therapieschema 8   Akute Diarrhö

Antidiarrhoika

- *Zucker-Elektrolyt-Lösung*
  ½ Teelöffel NaCl, ½ Teelöffel $NaHCO_3$, ¼ Teelöffel KCl,
  2 Eßlöffel Glukose oder 4 Eßlöffel Saccharose, Wasser ad
  1000 ml
  oder: Elotrans, 1 Btl. in 200 ml Wasser
- *Loperamid* (Imodium)
  Anfangs 2, dann 1 Kps. nach jedem dünnen Stuhl; maximal
  6 Kps. tgl.
- *Tinctura opii simplex*
  1- bis 2mal tgl. 10 Trpf.

Antimikrobielle Therapie

Shigellose
Co-Trimoxazol
2mal 2 Tbl. Bactrim forte tgl. über 5 Tage
oder
Ampicillin
4mal 500 mg tgl. über 5 Tage

Salmonellose
Lactulose (Bifiteral)
3mal 2 Eßlöffel

Nur bei Komplikationen:
Ampicillin
4mal 1 g tgl. über 14 Tage
Co-Trimoxazol
2mal 2 Tbl. Bactrim forte tgl. über 14 Tage
Ofloxacin (Tarivid)
2mal 1 Tbl. über 10 Tage

Campylobacterinfektion
Erythromycin
2mal 500 mg/Tag

Bei Septikämie:
Gentamycin parenteral

Yersiniose
Doxacyclin
2mal 100 mg/Tag
Co-Trimoxazol
2mal 2 Tbl. Bactrim forte/Tag

Pseudomembranöse Kolitis
Vancomycin
4mal 125–500 mg/Tag

2 Chronische Diarrhö

2.1 Ätiologie

Eine gezielte medikamentöse Therapie der chronischen Diarrhö
setzt voraus, daß man die Grundkrankheit kennt, was oft erhebliche diagnostische Schwierigkeiten bereitet. Die chronische Diarrhö

Tabelle 7. Mögliche Ursachen einer chronischen Diarrhö

Chronisch-entzündliche Darmerkrankungen
Colitis ulcerosa, M. Crohn

Malassimilation
Maldigestion: Achlorhydrie, exokrine Pankreasinsuffizienz, intraluminärer
Gallensäuremangel bei Cholestase, Gallensäureverlust bei Fisteln oder
Ileumresektion
Malabsorption: Glutensensitive Sprue, Laktasemangel und andere Bürsten-
saumerkrankungen, intestinale Lymphangiektasie, Hypogammaglobulin-
ämie

Chologene Diarrhö
Bakterielle Überbesiedlung bei Ileumresektion, Motilitätsstörung (Diabetes,
Sklerodermie), Fisteln, ausgeschaltete Dünndarmschlingen

Tumoren
Dünndarmkarzinom, -lymphom, Karzinoid, Verner-Morrison-Syndrom,
Gastrinom

Chronische bakterielle oder parasitäre Infektionen
M. Whipple, tropische Sprue, Lambliasis, Amöbiasis, AIDS

Metabolische und endokrine Erkrankungen
Hyperthyreose, Diabetes mellitus

Iatrogen
Medikamente, Strahlenschäden, postoperativ (Magen- oder Dünndarmresektion, Syndrom der blinden Schlinge, Ileostomie, gastroenteritische oder
enteroenterische Fisteln, Vagotomie, Resektion der Ileozäkalklappe)

Psychovegetativ
Colon irritabile, Konfliktsituationen

---

ist ein Symptom vieler Dünn- und Dickdarmerkrankungen und Stoffwechselstörungen. Sie kann nach verschiedenen Operationen auftreten oder bei psychovegetativen Störungen im Vordergrund stehen (Tabelle 7). Wenn die Ursache nicht gefunden oder nicht kausal therapiert werden kann, ist eine symptomatische Therapie angebracht (Einzelheiten s. Abschn. 1.4.2).

2.2 Malassimilation

2.2.1 Pathogenese klinischer Symptome

Eine Malassimilation liegt vor, wenn Nahrungsstoffe (Fett, Kohlenhydrate, Proteine) im Darm nicht in eine resorbierbare Form umgewandelt (Maldigestion) oder wenn die Endprodukte der intraluminären Digestion nicht resorbiert werden können (Malabsorption). Die nicht resorbierten Kohlenhydrate und Proteine erhöhen den intraluminären osmotischen Druck, verhindern dadurch die Wasserrückresorption und bewirken Durchfälle. Nicht resorbiertes Fett kann im Dickdarm bakteriell in Hydroxyfettsäuren umgewandelt werden, die ähnlich wie Rizinol im Dickdarm die Sekretion von Wasser und Elektrolyten induzieren.

Fettlösliche Vitamine werden nicht resorbiert. Der Mangel an Vitamin D und die Bildung von kalziumhaltigen Fettseifen führen zu Hypokalzämie und Osteomalazie. Der Mangel an fettlöslichen Vitaminen kann Gerinnungsstörungen bewirken.

2.2.2 Allgemeine Therapie von Mangelzuständen bei Malassimilation

Bei der Malassimilation müssen außer der Grundkrankheit auch Mangelzustände behandelt werden.

Fett: Bei massiver Steatorrhö können die Beschwerden mittels Ersatz normaler Fette durch *mittelkettige Triglyceride* (MCT-Kost: Ceres Margarine, Ceres Öl) gebessert und der Kalorienbedarf gedeckt werden. Etwa 30% der oral gegebenen Menge mittelkettiger Triglyceride werden ohne Lipase und ohne Mizellenbildung resorbiert [1].

94

Proteine: Störungen der Dünndarmwand wie Lymphangiektasie, Morbus Whipple oder Sprue können zu einem so ausgeprägten Verlust von Proteinen führen, daß eine Hypalbuminämie und Ödeme durch parenteralen Ersatz von *Albumin* (Humanalbumin) behandelt werden müssen.

Kohlenhydrate: Eine Malabsorption von Kohlenhydraten äußert sich weniger in Form von Mangelzuständen als durch osmotische Diarrhöen. Laktase ist das vulnerabelste Enzym mit der geringsten Aktivität im Gastrointestinaltrakt. Bei entzündlichen und nichtentzündlichen Dünndarmerkrankungen besteht oft ein sekundärer Laktasemangel, so daß Milchzucker aus der Nahrung eliminiert werden sollte.

Vitamine: Bei massiver Steatorrhö müssen *fettlösliche Vitamine* (A, D, E und K) substituiert werden (z. B. ADEK-Falk, 1 ml i. m. alle 2–4 Wochen, tief intragluteal).
Bei schwerer Malabsorption kann auch eine *Substitution von Vitaminen des B-Komplexes* und von *Folsäure* (z. B. Folsan, initial 10–20 mg tgl. oral, Erhaltungsdosis 5–10 mg tgl.) oder auch von *Vitamin B_{12}* (z. B. Aquo-Cytobion, 1 Amp. à 500 µg alle 6–8 Wochen i. m. oder i. v.) notwendig sein.
Eine Osteomalazie kann so ausgeprägt sein, daß *Vitamin D* gegeben werden muß, um den Kalziumspiegel zu heben. Unter sorgfältiger Kontrolle der Serumkonzentration von Kalzium und Vitamin D gibt man 30 000 E täglich (z. B. Vigantol 10 000, 3mal 1 Tbl.)

Kalzium: Hypokalzämie ist ein häufiger Befund bei Malassimilation, weil Kalzium schlecht resorbiert und vermehrt intraluminal durch freie Fettsäuren gebunden wird. Ein hoher intraluminaler Kalziumgehalt ist aber notwendig, um einer Hyperoxalurie und Oxalatstein-Nephrolithiasis zu begegnen. Man kann z. B. 3mal 500 mg *Calciumgluconat* geben (z. B. Calcium–Sandoz forte 3mal 1 Brausetablette).

Eisen: Bei schweren Malabsorptionen muß auch Eisen substituiert werden (z. B. Ferrosanol, 3mal tgl. 1 Drg. oral).

2.2.3 Sprue

Häufige Ursache einer Malabsorption ist die Sprue, die durch histologisch nachgewiesene Zottenatrophie in der Dünndarmbiopsie diagnostiziert wird. Häufigste Form der Zottenatrophie mit Malabsorption ist bei uns die glutensensitive Enteropathie. Seltene Ursachen sind die tropische Sprue, Lambliasis, Hypogammaglobulinämie oder Dermatitis herpetiformis.

Die Therapie der Sprue besteht in der *Elimination von Gluten aus der Nahrung*. Produkte aus Weizen, Hafer, Gerste oder Roggen müssen konsequent gemieden und durch Mais, Reis und Sojamehl ersetzt werden. Anfänglich sollte man wegen eines häufigen sekundären Laktasemangels auf Milchprodukte – außer Joghurt, Käse und Butter – weitgehend verzichten.

Wenn die streng eingehaltene Diät nicht erfolgreich ist, können zusätzlich verabreichte *Glukokortikoide* eine Besserung bewirken. Man gibt Prednison (z. B. Decortin) 50 mg/Tag für 1 Woche und reduziert dann wöchentlich um 5 mg bis auf 10 mg/Tag oder die niedrigstmögliche Erhaltungsdosis.

Das Spruesyndrom bei Dermatitis herpetiformis wird wie die einheimische Sprue behandelt.

Tropische Sprue

Bei chronischen Diarrhöen nach einer Reise in die Tropen muß man an eine tropische Sprue denken, wenn pathogene Keime oder Parasiten ausgeschlossen sind und Malabsorption (pathologischer Xylosetest) besteht. In Stuhlkulturen findet man oft Monokulturen eines Keims, meist Klebsiella pneumoniae, seltener E. coli oder Enterobacter cloacae [2].

Die tropische Sprue wird mit *Tetrazyklin* behandelt [2] oder einem Antibiotikum, gegen das die gezüchteten Keime empfindlich sind. Folsäuremangel besteht oft, darum wird oral Folsäure in einer Dosis von täglich 5–15 mg gegeben. Wenn sich Hinweise für einen Vitamin-B_{12}-Mangel finden, dann muß auch *Vitamin B_{12}* ersetzt werden (s. Abschn. 2.2.2).

Diese Therapie wird meist über mehrere Monate durchgeführt. Schon nach wenigen Tagen oder Wochen kommt es zu einer wesentlichen Besserung des Allgemeinbefindens; die Funktion und die Morphologie des Dünndarms können durch eine mehrmonatige Therapie wieder vollkommen normalisiert werden.

2.2.4 Morbus Whipple

Der Morbus Whipple ist vermutlich eine bakterielle Erkrankung, da sich in den befallenen Organen, insbesondere in den Enterozyten und Makrophagen der Dünndarmmukosa elektronenmikroskopisch Bakterien nachweisen lassen. Außer dem Darm sind auch häufig Lymphknoten, Peritoneum, Herz, Gelenke, Gefäße und vor allem das ZNS befallen. Durch Antibiotika wird der sonst progrediente, letale Verlauf dramatisch gebessert, gleichzeitig verschwinden die bisher noch nicht gezüchteten oder weiter klassifizierten, grampositiven, nichtsporenbildenden Bakterien.
Die Therapie der Wahl ist die antibiotische Langzeitbehandlung. Eine gute Wirksamkeit ist von *Tetrazyklin, Penizillin, Ampicillin, Streptomycin, Chloramphenicol und Co-Trimoxazol* beschrieben worden [3]. Am häufigsten werden *Tetrazykline*, z. B. *Doxycyclin* (Vibramycin, 2 Tbl. tgl.) verwandt. Um Rezidive zu vermeiden, sollte in der Regel über 12 Monate therapiert werden, mindestens aber solange, bis elektronenmikroskopisch keine Keime mehr nachweisbar sind. Bei neurologischen Symptomen werden zur Therapieeinleitung das besser liquorgängige *Chloramphenicol* (z. B. Paraxin) oder *Minocyclin* (z. B. Klinomycin) und als Dauertherapie *Co-Trimoxazol* empfohlen [4].

2.3 Chologene Diarrhö

2.3.1 Bakterielle Fehlbesiedlung des Dünndarms

Definition und Pathogenese

Normalerweise ist der Dünndarm weitgehend frei von Bakterien. Wenn Bakterien überwuchern, entstehen chronische Diarrhöen, denn Gallensäuren werden vorzeitig dekonjugiert und können nicht mehr rückresorbiert werden. Sie gelangen in das Kolon und führen dort zu wäßrigen Diarrhöen. Aus Kohlenhydraten und Gallensäuren bilden die Bakterien kurzkettige Fettsäuren, die ähnlich wie Rizinol durch Sekretionsreiz im Kolon wäßrige Diarrhöen bewirken. Da Bakterien Vitamin B_{12} abbauen, kann ein entsprechender Mangel vorliegen.

Die pathologische Besiedlung des Dünndarms mit Bakterien kann verschiedene Ursachen haben [5]:

a) Bei IgA-Mangel oder fehlender Durchmischung des Nahrungsbreis mit Magensäure wird der Dünndarminhalt nicht ausreichend dekontaminiert.

b) Bei intestinaler Stase, z. B. bei mechanischer Obstruktion, Hypomotilität des Dünndarms (Diabetes, Sklerodermie) oder beim Syndrom der blinden Schlinge können sich Bakterien im Dünndarm ansiedeln.

c) Bei Insuffizienz oder Resektion der Ileozäkalklappe sowie bei enterokolischen Fisteln kann Dickdarminhalt in den Dünndarm zurückfließen.

Therapie

Die Therapie der Wahl ist die *operative* Beseitigung der zugrundeliegenden anatomischen Veränderungen. Eine intermittierende Behandlung mit Breitspektrumantibiotika (*Doxycyclin, Gyrasehemmer*) kann die Steatorrhö bessern, den Durchfall aber letztendlich nicht beseitigen. *Neomycin* ist kontraindiziert, da es zur Malabsorption führen kann. Antibiotika werden intermittierend als Stoßtherapie gegeben (z. B. 1 Woche/Monat). Bei Motilitätsstörungen (Diabetes, Sklerodermie) kann *Metoclopramid* versucht werden. Bei diabetischer Diarrhö wurden mit dem α_2-adrenergen Agonisten *Clonidin* (z. B. Catapresan) gute Erfolge gesehen [6]. Bei vielen Patienten führt aber die nötige Dosis von etwa 0,3 mg/Tag zu orthostatischer Hypotension. Andere α_2-Agonisten mit weniger zentralnervöser Wirkung sind zur Zeit in klinischer Erprobung.

2.3.2 Dünndarmresektion

Ob nach Dünndarmresektion Durchfälle entstehen, hängt davon ab, wieviele und welche Darmabschnitte verlorengegangen sind. Während im allgemeinen bis zu 50% des Jejunums und proximalen Ileums ohne Folgen reseziert werden können, entstehen Durchfälle schon nach Verlust von 50–80 cm des terminalen Ileums, insbesondere bei gleichzeitiger Resektion der Ileozäkalklappe [7]. Der Verlust des Jejunums wird gut toleriert, weil die dort resorbierten Substanzen auch vom Ileum aufgenommen werden können, während das terminale Ileum über besondere Transportmechanismen für Gallensäuren und Vitamin B_{12} verfügt. Folgen einer Ileumresektion sind chologene Diarrhöen (weil Gallensäuren nicht rückresorbiert werden und ins Kolon gelangen), Steatorrhö (wenn der Verlust von Gallensäuren die Gallensäuresynthesekapazität der Leber übersteigt), Gallensteine (weil durch Mangel an Gallensäuren sich der lithogene Index der Galle erhöht), bakterielle Dünndarmbesiedlung und Vitamin B_{12}-Mangel.

Therapie

Opiate (Imodium, Tinctura opii) verlängern die Kontaktzeit des Chymus mit der Mukosa und führen so zur besseren Absorption (s. S. 82).

Colestyramin (Quantalan, Beutel à 4 g)
Insbesondere bei Ileumresektion müssen die Gallensäuren gebunden werden, um nicht im Kolon die Wassersekretion zu stimulieren. Während Colestyramin einerseits zwar die Durchfälle stoppt, kann

es andererseits eine Steatorrhö verschlimmern, weil weniger Gallensäuren zur Mizellenbildung zur Verfügung stehen und damit die Fettresorption verschlechtert wird.

Dosierung: ½–2 Btl. zu den Mahlzeiten, besonders morgens.
Nebenwirkungen und Kontraindikationen: Siehe Kap. Leber, 4.1.4.

Tetrazyklin ist indiziert, wenn eine bakterielle Dünndarmbesiedlung vermutet werden kann (s. Abschn. 2.3.1).

Fettlösliche Vitamine, bei Ileumresektion auch *Vitamin B$_{12}$,* müssen parenteral substituiert werden. Bei Mangelerscheinungen müssen *Eisen, Kalzium, Magnesium, B-Vitamine* oder *Folsäure* gegeben werden (s. Abschn. 2.2.2).

Ulkusprophylaxe: Vermehrte Magensaftsekretion kommt bei etwa 50% der Patienten mit extensiver Dünndarmresektion vor [8]. Magengeschwüre und entsprechende Komplikationen bilden aber im allgemeinen keine großen Probleme. Prophylaktische Gabe von gallensäurebindenden Antazida (z. B. Maaloxan, Riopan) oder von H$_2$-Rezeptorenblockern (*Cimetidin* 400 mg abends, *Ranitidin* 150 mg abends) werden diskutiert. Bei geringsten Zeichen eines peptischen Magengeschwürs muß sofort die übliche konservative Therapie des Geschwürleidens eingeleitet werden.

Diarrhöen: Wenn ein Ileostoma angelegt werden muß, sind Diarrhöen bei einem Kurzdarmsyndrom belästigend und schlecht zu therapieren. Neben der regelmäßigen Gabe von *Loperamid* (Imodium bis zu 6mal 1 Kapsel/Tag) wird auch das langwirkende *Somatostatinanalogon* (SMS 201–995, Sandostatin) empfohlen [9].

2.4 Strahlenschäden

Die *akute Strahlenenteritis* wird wie die akute Diarrhö behandelt (s. Abschn. 1.4). Bei schweren akuten Strahlenschäden, besonders bei Kindern, kann eine Elementardiät ohne Gluten, Kuhmilchproteine oder Laktose zu rascher Besserung führen [10]. Zusätzlich bewährt hat sich bei Diarrhöen im Rahmen einer radiogenen Frühreaktion die Gabe von 3mal 5 g *Acetylsalicylsäure.*

Durch Schädigung des vaskulären Apparats kommt es zu *Strahlenspätschäden* (rektale Blutungen, Stenosen), die auf eine medikamentöse Therapie kaum ansprechen. Bei rektalen Blutungen werden *Glukokortikoideinläufe* [11] (Betnesol Rektalinstillation, Colifoam Rektalschaum) und eine Therapie mit *Aminosalicylatklysmen* (Salofalk-Klysmen) empfohlen (s. Abschn. 3.3.2). Der Wert dieser Therapie ist aber umstritten.

Literatur

1. Gray GM (1978) Mechanism of digestion and absorption of food. In: Sleisinger MH and Fordtran JS (eds) Gastrointestinal Disease. Saunders, Philadelphia London Toronto, p 244
2. Klipstein FA (1981) Tropical sprue in travellers and expatriates living abroad. Gastroenterology 80: 590–600
3. Reuß M, Dormeyer HH, Reuß J et al. (1980) M. Whipple. Inn Med 7: 85–90
4. Bamborschke S, Günther M, Dienst C (1987) Morbus Whipple mit cerebraler Beteiligung. Med Klinik 82: 839–841
5. Kern L (1980) Bakterielles Kontaminationssyndrom. In: Siewert JR, Blum AL (Hrsg) Postoperative Syndrome. Springer, Berlin Heidelberg New York, S 207–212
6. Fedorak RN, Field M, Chang EB (1985) Treatment of diabetic diarrhea with clonidine. Ann Intern Med 102: 197–199
7. Krejs GJ (1979) Intestinal resection. Clin Gastroenterol 8: 373–386
8. Windsor CWO, Fejfar J, Woodward DAK (1969) Gastric secretion after massive small bowl resection. Gut 10: 779–786
9. Müller MK, Breuer NF, Balzerk K, Goebell H (1988) Behandlung einer chronischen nicht sekretorischen Diarrhö bei Ileotomie mit dem langwirkenden Somatostatinanalog SMS 201–995. Z Gastroenterol 26: 166–168
10. Donaldson SS, Jundt S, Ricour C et al. (1975) Radiation enteritis in children. Cancer 35: 1167–1178
11. De Cosse JJ, Rhodes RS, Wentz WB, Reagan JW, Dworken HJ, Holden WD (1969) The natural history and management of radiation-induced injury of the gastrointestinal tract. Ann Surg 170: 369–384

Therapieschema 9   Chronische Diarrhö

Malassimilation

- Behandlung der Grundkrankheit

- Bei massiver Steatorrhö:
  Mittelkettige Triglyceride (MCT-Kost, Ceres Margarine, Ceres Öl)

- Behandlung der Mangelzustände

  Fettlösliche Vitamine (Adek-Falk)
  1 Amp. i. m. alle 2–4 Wochen

  Vitamin B_{12} (Aquo-Cytobion)
  500 µg alle 2–3 Monate s. c., i. m. oder i. v.

  Kalzium (Calcium-Sandoz forte)
  3mal tgl. 1 Brausetablette

  Eisen (ferro-sanol)
  1- bis 3mal tgl. 1 Drg.

  Magnesium (Magnesiocard-Granulat)
  3mal tgl. 1 Beutel

  Folsäure (Folsan)
  2- bis 4mal tgl. 1 Tbl.

Sprue

- Glutenfreie Kost
- Behandlung der Mangelzustände (s. o.)

M. Whipple

- *Doxycyclin* (Vibramycin)
  2mal tgl. 100 mg über 12 Monate oder bis elektronenmikroskopisch keine Bakterien mehr nachweisbar sind

Bakterielle Fehlbesiedlung des Dünndarms

- Behandlung der Grundkrankheit, gegebenenfalls operative Korrektur

- *Doxycyclin* (Vibramycin)
  2mal 100 mg am 1. Tag, dann tgl.
  1mal 100 mg über 10 Tage

Dünndarmresektion

- *Loperamid* (Imodium)
  2 Kps. nach jedem dünnen Stuhl bis zu 6 Kps. tgl.

- *Colestyramin* (Quantalan)
  1–2 Beutel zu den Mahlzeiten

- Fettlösliche Vitamine (Adek-Falk)
  1 Amp. i. m. alle 2–3 Wochen

Bei Ileumresektion:
- Vitamin B_{12} (Aquo-Cytobion)
  500 µg alle 2–3 Monate i. m. oder i. v.

Bei Mangelzuständen:
- Substitution von Eisen, Kalzium, Magnesium, Folsäure (s. o.)

3 Chronisch-entzündliche Darmerkrankungen

3.1 Colitis ulcerosa

3.1.1 Definition und Klinik

Die Colitis ulcerosa ist eine chronisch-entzündliche Erkrankung, die nur den Dickdarm befällt und die Muscularis mucosae nicht durchwandert. Die Häufigkeit und das Ausmaß der entzündlichen Veränderungen nimmt von oral nach distal zu. Das Rektum ist immer betroffen. Meist sind nur die distalen Kolonanteile befallen (nur Proktitis bei 25%, nur linksseitige Colitis bei 70%), der ganze Darm ist nur selten (20%) betroffen.

Extraintestinale Manifestationen der Colitis sind an der Haut (Erythema nodosum, Pyoderma gangraenosum), den Augen (Iridozyklitis, Uveitis), der Leber (Steatose, unspezifische Hepatitis, sklerosierende Cholangitis), den Gelenken (Arthritis), den Gefäßen (Vaskulitis) und am Herzen (Perikarditis) beschrieben worden.

Die klinische Symptomatik schwankt zwischen der leichten Form einer hämorrhagischen Proktitis und dem lebensbedrohlichen Bild eines toxischen Megakolons. Die Colitis ulcerosa ist eine chronische Erkrankung mit rezidivierendem oder chronisch-kontinuierlichem Verlauf.

Die Ätiologie und Pathogenese sind nicht bekannt. Eine Kausaltherapie gibt es darum nicht.

3.1.2 Gesicherte medikamentöse Therapie

Sulfasalazin und *Glukokortikoide* können die Entzündung und damit die klinischen Symptome bessern. Die Therapie der akuten Colitis ulcerosa richtet sich nach der Schwere der Erkrankung und dem Ausmaß des Darmbefalls. Wenn eine Remission erreicht wurde, ist eine weitere, langandauernde Therapie notwendig, um Rezidive zu verhindern.

Sulfasalazin (Salozosulfapyridin, Salazopyridin)
Sulfasalazin ist die Basis der Kolitistherapie. Es wurde 1942
zunächst als Antirheumatikum entwickelt, dann aber 1946 erstmals
erfolgreich bei der Colitis ulcerosa eingesetzt [1]. Es hat sich seither
als Mittel der Wahl beim akuten Schub einer mittelschweren bis
leichten Colitis ulcerosa [2, 3] und zur Rezidivprophylaxe [4] erwiesen.

Das im Dünndarm weitgehend unlösliche und nicht resorbierbare
Sulfasalazin wird im Kolon bakteriell aufgespalten in 5-Aminosali-
cylat und Sulfapyridin (Abb. 3). Wirksamer Bestandteil des Sulfasa-
lazinmoleküls ist das 5-Aminosalicylat (5-ASA), während das Sulfapyridin unwirksam ist und lediglich als Vehikel in die unteren
Darmabschnitte dient [5]. Das Sulfasalazin bzw. das wirksame
5-Aminosalicylat wirkt nicht systemisch, sondern topisch, antiin-
flammatorisch auf die Mukosa. Als Wirkmechanismus wird eine
Beeinflussung der Synthese von Leukotrienen im Entzündungsherd
diskutiert.

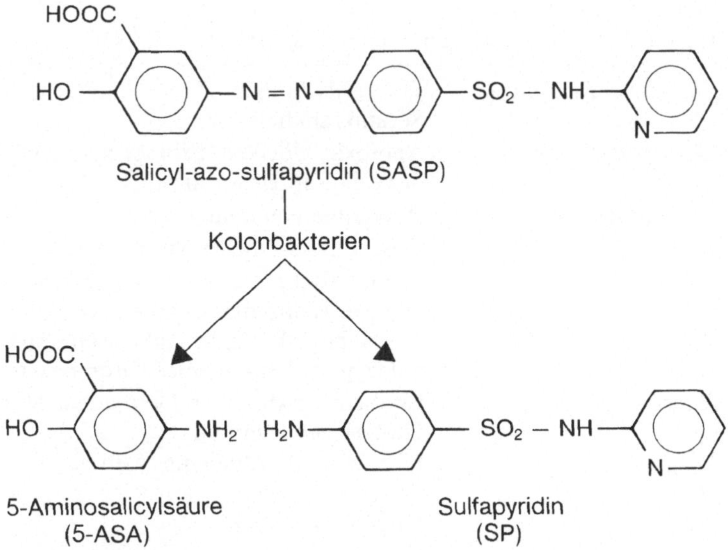

Abb. 3. Bakterielle Aufspaltung des Salazosulfapyridins

Bei fulminanter Colitis ulcerosa oder sehr schweren Schüben ist Sulfasalazin allein nicht ausreichend und Prednisolon angezeigt. Sulfasalazin ist den Kortikoiden in der Rezidivprophylaxe vorzuziehen.

Sulfasalazin (Azulfidine, Tbl. und Drg. à 500 mg; Colo-Pleon, Tbl. à 500 mg)

Dosierung: Zwar hatte in kontrollierten Studien Sulfasalazin in einer Dosis von 4 g die beste Wirkung, dabei aber auch die höchste Rate an Nebenwirkungen [4]. Im allgemeinen werden zur Therapie der floriden Colitis ulcerosa täglich 3mal 1 g gegeben. Um Nebenwirkungen zu vermindern, wird eine einschleichende Therapie empfohlen. Die Therapie sollte bis zum Abklingen der akuten entzündlichen Veränderungen durchgeführt werden. Zur Rezidivprophylaxe erwiesen sich 2mal 1 g Sulfasalazin als wirksam und am besten verträglich.

Nebenwirkungen (Tabelle 8) sind vornehmlich auf das im Dickdarm weitgehend resorbierte Sulfapyridin zurückzuführen. Sie treten bei 20–25% der Patienten auf und sind meist dosisabhängig.

Tabelle 8. Nebenwirkungen von *Sulfasalazin.* (Nach [6])

Allergische Reaktionen	Fieber, Arthralgien, DNS-Antikörper, Vaskulitis, Serumkrankheit
Gastrointestinaltrakt	Anorexie, Übelkeit, Erbrechen. Diarrhö. Verminderte Folsäureresorption
Spermatogenese	Reversible Hemmung
ZNS	Geschmacks- und Hörstörungen
Blut	Hämolytische Anämie, Makrozytose, Folsäuremangel, Heinz-Innenkörper, Akanthozytose, Methämoglobinämie. Aplastische Anämie, Agranulozytose. Leukopenie. Thrombozytopenie
Haut	Erytheme. Exfoliative Dermatitis. Alopezie. Photosensibilisierung
Lunge	Fibrosierende Alveolitis, Asthma
Herz	Perikarditis, Myokarditis
Leber	Toxische Hepatitis
Niere	Nephrotisches Syndrom

Kontraindikationen: Bei bekannter Sulfonamid- oder Salicylatallergie soll man kein Sulfasalazin geben. Schwangerschaft ist keine Kontraindikation zur Behandlung mit Sulfasalazin und/oder Kortikoiden. Weder der Verlauf der Schwangerschaft noch die fetale Entwicklung werden durch die Therapie ungünstig beeinflußt [7].

5-Aminosalicylsäure (5-ASA, Mesalazin)

Da 5-Aminosalicylat die wirksame Komponente von Sulfasalazin ist und dessen Nebenwirkungen weitgehend auf das Sulfapyridin zurückzuführen sind, lag es nahe, 5-Aminosalicylat als Monosubstanz zu applizieren. Eine lokale Therapie mit 5-Aminosalicylat (4 g als Einläufe) ist bei Befall des Rektums und Sigmas wirksam und der lokalen Therapie mit Hydrocortison sogar überlegen [8].
Weniger eindeutig ist die Wirkung oraler 5-Aminosalicylat-Applikation. 5-ASA wird fast komplett im Dünndarm resorbiert und über die Niere ausgeschieden und gelangt nur ins Kolon, wenn es erst in tiefen Dünndarmabschnitten freigesetzt wird. Dies wird durch verschiedene galenische Zubereitungen erreicht: 5-Aminosalicylat in Mikrogranula mit Aethylzellulose-membran (Pantasa, Asacol) oder umschlossen von einer Acrylharzhülle (Eudragit). In der Bundesrepublik im Handel ist Mesalazin, ein Aminosalicylat, das mit Glycin und Natriumkarbonat in Tablettenform gepreßt ist (Salofalk, Claversal). Wegen ihrer geringen Nebenwirkungsrate sind die Präparate in der Praxis sehr verbreitet, die bisher vorliegenden Studien (Zusammenfassung bei [9]) sprechen für eine dem Sulfasalazin entsprechende Wirkung in der Behandlung akuter Schübe und in der Rezidivprophylaxe.
Aus den bisherigen Erfahrungen ergeben sich folgende *gesicherte Indikationen für die Anwendung von 5-Aminosalicylat:*

- als Einläufe bei distaler Colitis ulcerosa,
- als Suppositorien bei Proktitis,
- oral bei Sulfasalazin-Unverträglichkeit zur Behandlung milder und leichter Schübe der Colitis ulcerosa (Dosis?),
- zur Rezidivprophylaxe.

Mesalazin (Claversal, Salofalk; Tbl. und Supp. à 250 mg; Salofalk-Klysmen à 4 g)

Dosierung: Bisher werden 1,5 g/Tag gegeben. In einer neueren Studie wurde mit dieser Dosierung nur ein sehr geringer, mit täglich 4,8 g aber ein sehr guter Effekt in der Therapie akuter Schübe leichter bis mittelschwerer Colitis ulcerosa gesehen. Diese hohe Dosis (Äquivalenz zu 12 g *Sulfasalazin*) wurde sehr gut toleriert [10].

Nebenwirkungen: Unter der Dosierung von 1,5 g/Tag sind Nebenwirkungen gering. Gelegentlich wurden Haarverlust, allergische Hautreaktionen sowie Durchfälle mit Fieber und Bauchkrämpfen beschrieben. Nur etwa 10% der Patienten, die auf *Sulfasalazin* allergisch sind, vertragen auch kein 5-Aminosalicylat.

Sulfasalazin-Analoga

Bei diesen Präparaten wird das Aminosalicylat über eine von den Kolonbakterien aufspaltbare Diazobindung nicht an Sulfapyridin, sondern an andere Substanzen gekoppelt. Am besten untersucht ist bisher das *Olsalazin* (Dipentum), bei dem über eine Azo-Bindung zwei 5-Aminosalicylatmoleküle miteinander gekoppelt sind. Bei oraler Aufnahme gelangt das Olsalazin intakt in das Kolon, wo es durch bakterielle Enzyme in 2 Moleküle 5-Aminosalicylat gespalten wird. Olsalazin ist in der Rezidivprophylaxe einem Placebo deutlich überlegen. Über 80% der Patienten, die Sulfasalazin nicht vertrugen, konnten Olsalazin einnehmen [11]. Durchfall ist eine relativ häufige Nebenwirkung (ungefähr 12%). Das Präparat ist vor kurzem in Deutschland in den Handel eingeführt worden.

Glukokorticoide

Glukokortikoide sind die zweite wirksame Medikamentengruppe bei Colitis ulcerosa. Sie sind besonders indiziert bei mittelschwerer und schwerer Colitis ulcerosa [12]. Bei Colitits ulcerosa genügt es, die Kortikoide nur in einer einmaligen Dosis morgens einzunehmen, denn ein kontinuierlich hoher Steroidspiegel ist nicht nötig, weil die Kortikoide in dem entzündeten Gewebe akkumulieren. Die Dosis richtet sich nach der Schwere der Colitis ulcerosa (Tabelle 9), die Applikationsform nach der Ausbreitung.

Tabelle 9. Therapie der schweren und mittelschweren Colitis ulcerosa

Woche	Tagesdosis	
	6-Methyl-Prednisolon [mg]	*Sulfasalazin* [g]
1.	48	1–2
2.	32	3
3.	24	3
4.	20	3
5.	16	3
6.	12	3
7.–10.	8	3
Bei Remission		
11.–13.	8 jeden 2. Tag	3
Bei anhaltender Remission	0	3
Ab 27. Woche	0	2

Bei hämorrhagischer Proktitis oder bei auf die distalen Kolonabschnitte begrenzter Colitis ulcerosa kann durch *steroidhaltige Einläufe* eine Linderung der Beschwerden und eine Remission erreicht werden. Der Inhalt der meist 100 ml enthaltenden Klysmen (Betnesol-Rektalinstillation) erreicht mindestens das Sigma, meist das Colon descendens. Colifoam ist ein Hydrocortison-haltiger Rektalschaum, der im Rektum besser behalten werden kann und sich weiter nach proximal ausbreiten soll.

Nebenwirkungen: Weil die Kortikoide meist nur kurzzeitig hochdosiert gegeben werden, spielen Nebenwirkungen (s. Abschn. 2.3.2) keine sehr große Rolle. Psychosen und Ulzera können zum Absetzen der Therpaie zwingen.

Bei Ulkusanamnese oder Magenbeschwerden sollte zusätzlich mit H_2-Rezeptorantagonisten behandelt werden (s. Kap. Magen, Abschn. 4.4.2, S. 44).

3.1.3 Praktische Therapie der Colitis ulcerosa

Toxisches Megakolon: Über einen zentralvenösen Zugang wird der Patient total ernährt. Dabei muß nicht nur der entzündliche Katabolismus des schwerkranken Patienten durch hohe Kalorienzufuhr ausgeglichen, sondern es müssen auch die oft erheblichen Flüssigkeitsverluste und Elektrolytverschiebungen (Kalium!) berücksichtigt werden. Oft ist eine Substitution von Albumin und Blut notwendig. Medikamentös besteht die Therapie in der parenteralen Gabe von 60–100 mg Prednisolon, Antibiotika in Form von Metronidazol mit Piperazillin und Gentamycin und einer antisekretorischen Therapie mit Ranitidin oder Cimetidin. Motilitätshemmer (Opiate, Loperamid, Sedativa und Anticholinergika) müssen wegen der Gefahr der toxischen Dilatation vermieden werden, ebenso mechanische Irritationen (Einlauf, endoskopische Untersuchung) wegen der Perforationsgefahr.
Bei toxischer Kolondilatation muß der Chirurg rechtzeitig konsiliarisch hinzugezogen werden, denn nach 3 Tagen unter diesem schweren Krankheitsbild steigt die Letalität stark an [13]. Wenn nach 5tägiger konservativer Behandlung keine Besserung eintritt, sollte eine totale Kolektomie erfolgen.

Bei *schwerer Kolitis* (Fieber, Tachykardie, Leukozytose 12000/ml, Hb < 10,0 g%) sind Glukokortikoide in Kombination mit Sulfasalazin (s. Tabelle 6) die geeignete Therapie.

Bei *extraintestinalen Manifestationen* sind Glukokortikoide indiziert.

Bei *mittelschwerer bis leichter Colitis ulcerosa* ist Sulfasalazin (3 g = 2mal 3 Drg. Azulfidine oder Colo-Pleon) zur Behandlung des akuten Schubs ausreichend. Bei Sulfasalazin-Unverträglichkeit ist ein Therapieversuch mit 5-Aminosalicylat (3mal 2 Tbl. bis 4mal 3 Tbl. Salofalk oder Claversal) gerechtfertigt.

Bei der *distalen Colitis ulcerosa mit Befall des Rektums und Sigmas* empfiehlt sich die Instillation eines Aminosalicylat-Klysmas (Salofalk-Klysmen à 4 g) vor dem Schlafengehen in Linksseitenlage.

Auch durch steroidhaltige Einläufe kann eine Linderung der Beschwerden und eine Remission erreicht werden (Betnesol-Rektalinstillation, Colifoam-Rektalschaum). Ein im Einzelfall nicht voraussehbarer Anteil der Glukokortikoide wird resorbiert, bei zu häufiger Anwendung können die Steroidklysmen darum einen Hyperkortizismus verursachen. In vergleichenden Untersuchungen erwiesen sie sich als weniger wirksam als Aminosalicylatklysmen [8].

Die *hämorrhagische ulzeröse Proktitis* spricht gut auf eine lokale Behandlung mit 5-Aminosalicylat-Suppositorien an (3mal 2 Salofalk-Supp. oder Claversal-Supp. à 250 mg).

Zur *Rezidiv-Prophylaxe* bei Colitis ulcerosa ist Sulfasalazin das Mittel der Wahl. 2 g Sulfasalazin (2mal 2 Drg. Azulfidine oder Colo-Pleon) ist die Dosis, bei der das Verhältnis von therapeutischem Effekt zu Nebenwirkungen am günstigsten ist. 5-Aminosalicylat scheint in der Remissionserhaltung dem Sulfasalazin ebenbürtig zu sein, allerdings müssen noch mehr Erfahrungen mit diesen Präparaten gesammelt werden.

Über die *Dauer der Rezidivprophylaxe* gibt es keine gesicherten Daten. Bei Proktitis und leichter linksseitiger Kolitis kann nach 6 Wochen ein Auslaßversuch gewagt werden, wenn der endoskopische Befund normal ist. Bei hämorrhagischer Proktitis oder schwerer linksseitiger Kolitis muß 1–2 Jahre und nach schwerer Colitis ulcerosa und ausgedehntem Befall lebenslänglich behandelt werden.

3.1.4 Ungesicherte medikamentöse Therapie

Eine Wirksamkeit von *Azathioprin* (Imurek) ließ sich bei akuten Kolitisschüben und zur Rezidivprophylaxe nicht sicher nachweisen.

Metronidazol erwies sich ebenfalls als nicht wirksam.

Cromoglycinsäure (Intal): Wegen der zahlreichen eosinophilen Granulozyten in den Entzündungsherden wurde eine allergische Genese der Colitis ulcerosa diskutiert und darum Natriumcromoglycat eingesetzt. Es ließ sich aber kein Effekt oder zumindest kein Vorteil gegenüber Sulfasalazin und Prednisolon-Einläufen erzielen [14]. Vereinzelt wurde über eine Wirksamkeit von Cromoglycat bei extraintestinalen Manifestationen (z. B. Pyoderma gangraenosum) berichtet [15].

3.2 Morbus Crohn

3.2.1 Definition und Klinik

Der Morbus Crohn ist eine entzündliche Erkrankung, die den gesamten Intestinaltrakt vom Mund bis zum Anus befallen kann, aber am weitaus häufigsten im distalen Ileum und im Kolon lokalisiert ist. Die unspezifische, granulomatöse, segmentär angeordnete, chronisch rezidivierende Entzündung befällt die gesamte Darmwand, was zu Fisteln und Abszessen führen kann. Als Folge der chronischen Entzündung treten Allgemeinsymptome auf wie Anorexie, Schwäche, Gewichtsverlust, subfebrile Temperaturen, Anämie, Senkungsbeschleunigung, Leukozytose und Dysproteinämie mit Hypalbuminämie. Extraintestinale Manifestationen entsprechen denen der Colitis ulcerosa.

3.2.2 Allgemeine Therapierichtlinien

Die Ätiologie und Pathogenese des Morbus Crohn sind unklar. Eine kausale Therapie gibt es nicht. Aus zahlreichen internationalen kontrollierten klinischen Studien haben sich einige statistisch gesicherte Therapieverfahren herauskristallisiert, doch zeigt die klinische Erfahrung, daß die Erfolge dieser Behandlungen von Patient zu Patient verschieden sind und unter anderem von der Lokalisation und der Aktivität der Erkrankung, vom Alter des Patienten, seinem Ernährungszustand und der Einschränkung seiner Lebensqualität abhängen.
Die medikamentöse Therapie ist nur ein Teil der Behandlung und wird ergänzt durch chirurgische und diätetische Maßnahmen. Wann, wie und wielange medikamentös therapiert werden soll,

erfordert klinische Erfahrung und eine sorgfältige regelmäßige Überwachung des Patienten. Bisher ist nicht bewiesen, daß die Prognose des Morbus Crohn durch eine medikamentöse Therapie wesentlich gebessert wird.

Wesentlich häufiger als bei der Colitis ulcerosa kann der Morbus Crohn nicht mehr medikamentös therapiert werden. Fisteln, Stenosen, Perforationen und Abszesse sind absolute Indikationen zur chirurgischen Intervention. Trotz einer mit 50% sehr hohen Rezidivquote nach „kurativer Operation" sollte gerade bei jungen Patienten eine erfolglose medikamentöse Therapie nicht zu lange fortgeführt werden und die Indikation zur sparsamen Resektion befallener Darmabschnitte nicht zu restriktiv gestellt werden, denn der postoperative Gewinn an Lebensqualität überwiegt die Nachteile einer Operation, auch einer evtl. Reoperation [16].

3.2.3 Gesicherte medikamentöse Therapie

Glukokortikoide sind das wichtigste Medikament in der Behandlung des akuten Morbus Crohn. Sie akkumulieren im erkrankten Gewebe und hemmen dort dosisabhängig die entzündlichen Vorgänge. Patienten mit akuter Crohn-Erkrankung kommen unter Kortikoidtherapie signifikant schneller und häufiger in eine Remission als mit Placebo oder anderen Medikamenten [17, 18]. Kortikoide sind besonders wirksam bei akuten Erkrankungen mit hohem Aktivitätsgrad, vor allem bei Dünndarmbefall und bei systemischen Manifestationen. Bei Befall des Kolons sind Kortikoide wirksamer, wenn sie in Verbindung mit Sulfasalazin verabreicht werden. Bei Erkrankung im distalen Kolon oder im Rektum bringt eine lokale Applikation der Glukokortikoide keinen wesentlich besseren Effekt als die orale Gabe. Zwar scheint durch Kortikoide die Bildung von Fisteln und Abszessen nicht begünstigt zu werden, doch sollten bei Vorliegen von Konglomerattumoren und/oder Fisteln mit Abszessen Glukokortikoide nicht eingesetzt werden, da sie den Befund verschlechtern können.

Dosierung: Abhängig von der Schwere der Erkrankung (gemessen am Aktivitätsindex) sollte mit maximal 60 mg Prednisolon/Tag begonnen werden. Eine parenterale Applikation ist bei Morbus Crohn nicht nötig. Die Kortikoide können wöchentlich um 5 mg–10 mg reduziert werden. Ist eine Remission erreicht, dürfen Glukokortikoide nur sehr langsam und nur unter sorgfältiger Kontrolle abgesetzt werden, weil danach gehäuft Rezidive zu beobachten sind. Zur Remissionserhaltung ist eine Dauertherapie mit Kortikoiden nicht sinnvoll.

Nebenwirkungen: Bei hochdosierter Glukokortikoidtherapie wurden bei über 50% der Patienten Nebenwirkungen gesehen [19], die wie Mondgesicht, Akne oder Ekchymose zum großen Teil harmlos sind. Es gibt aber auch ernste Nebenwirkungen, die ein Absetzen der Glukokortikoide notwendig machen (Psychose, Hypertension, Sepsis, peptisches Ulkus).

Sulfasalazin (Azulfidine, Colo-Pleon; Tbl. à 500 mg)
Da 5-Aminosalizylat, die wirksame Komponente von Sulfasalazin, erst im Kolon durch Bakterien abspalten wird, ist es verständlich, daß Sulfasalazin beim alleinigen Befall des Dünndarms keine therapeutische Wirkung hat. In der europäischen Crohn-Studie [18] konnte aber gezeigt werden, daß bei Befall des Kolons Sulfasalazin die Wirksamkeit von Glukokortikoiden verstärkt.

Dosierung: In den kontrollierten Studien, bei denen sich Sulfasalazin beim Kolonbefall wirksam erwies, wurden Dosierungen zwischen 3 und 6 g verabreicht. Wegen der mit mehr als 4 g gesehenen höheren Nebenwirkungsrate sollte diese Dosierung nicht überschritten werden, zur Vermeidung von Nebenwirkungen sollte die Dosierung einschleichend erfolgen. Die Nebenwirkungen sind in Tabelle 5 dargestellt.

Metronidazol (Clont, Tbl. à 400 mg) ist wirksam gegen Anaerobier und soll zusätzlich immunsuppressive und antiphlogistische Eigenschaften haben. In einer Multicenterstudie in Schweden hatte Metronidazol in einer Dosierung von 2mal 0,4 g/Tag die gleiche Wirkung wie Sulfasalazin, d. h. beide Medikamente waren wirksam bei Befall des Kolons [20]. In höherer Dosierung (20 mg/kg KG) war Metronidazol wirksam bei perianalen Manifestationen des Morbus Crohn (Fisteln, Fissuren, Abszesse) [21]. Allerdings war

114

dabei die Nebenwirkungsrate höher, und nach Absetzen des Metronidazols verschlechterten sich die Fisteln größtenteils wieder.
Nebenwirkungen: Reversible periphere Neuropathie, metallischer Geschmack, Appetitlosigkeit, Übelkeit, Erbrechen, Schwindel, Alkoholunverträglichkeit. Bei Nagetieren wurden unter Metronidazol maligne Tumoren gesehen, beim Menschen wurde bisher keine auf diese Therapie zurückzuführende Krebserkrankung beschrieben.

3.2.4 Ungesicherte medikamentöse Therapie

5-Aminosalizylat: Es liegen keine überzeugenden klinischen Studien vor, die einen Therapieerfolg von 5-Aminosalicylat bei Morbus Crohn eindeutig belegen.

Azathioprin und sein wirksamer Metabolit, *6-Mercaptopurin*, wurden wegen ihrer immunsuppressiven Wirkung in der Therapie des Morbus Crohn eingesetzt. Die Ergebnisse kontrollierter Studien sind widersprüchlich (Literatur bei [22]). Als Monosubstanz hat Azathioprin (2,5 mg/kg KG) keine Wirkung bei der akuten Erkrankung und war als Erhaltungstherapie in niedriger Dosierung (1 mg/kg KG) nicht wirksamer als Placebo. Im Gegensatz dazu stehen Ergebnisse einer amerikanischen Studie [23], in der 6-Mercaptopurin (1,5 mg/kg KG entspricht ca. 2,9 mg/kg KG Azathioprin) zusammen mit Glukokortikoiden oder Sulfasalazin gegeben wurden. Nach etwa dreimonatiger Therapie konnten die Glukokortikosteroide langsam reduziert und abgesetzt werden. Fisteln heilten schneller ab als unter Placebogabe, und die Remission konnte auch ohne Steroide wesentlich länger erhalten werden als durch Placebo. Bei inoperablen Fisteln, oder wenn durch Glukokortikoide keine Remission erreicht werden kann oder diese wegen Nebenwirkungen abgesetzt werden müssen, kann eine Langzeittherapie mit Azathioprin erwogen werden. Sie erfordert wegen der nicht ungefährlichen Nebenwirkungen (Knochenmarkdepression, Pankreatitis, möglicherweise Begünstigung der Entwicklung maligner Tumoren) eine sorgfältige Kontrolle des Patienten.

Cyclosporin: Es gibt kasuistische Mitteilungen über eine Wirksamkeit von Cyclosporin im schweren akuten Schub des Morbus Crohn. Kontrollierte Studien sind bisher nicht publiziert. Nach Absetzen des Cyclosporins kommt es zu einem raschen Wiederaufflackern der Erkrankung. Angesichts der nicht unerheblichen Nebenwirkungsrate muß bezweifelt werden, ob Cyclosporin sich in der Behandlung des Morbus Crohn durchsetzen wird. In niedrigeren Dosierungen scheint eine Remission relativ nebenwirkungsarm verlängert werden zu können, aber auch hier fehlen noch fundierte Daten.

3.2.5 Symptomatische Therapie

Ernährung

Elementardiät: Voll bilanzierte, voll resorbierbare Elementardiäten („Astronautenkost") werden bei akutem Morbus Crohn gegeben, wenn der Ernährungszustand schlecht ist, bei Kurzdarmsyndrom, oder um den Patienten präoperativ in einen besseren Allgemeinzustand zu bringen. Elementardiäten sind in der Therapie der akuten Phase der Erkrankung nicht so wirksam wie Steroide und werden von den Patienten schlechter toleriert [24]. Die enterale Ernährung erfolgt am besten über eine Sonde und über eine kontinuierliche Infusion mit tragbarer Pumpe (Einzelheiten s. Kap. Enterale Ernährung). Eine hochkalorische, voll bilanzierte Ernährung ist bei Kindern und Jugendlichen besonders wichtig, um einen Minderwuchs zu verhindern [25]. Dies ist bei Kindern zuweilen nur durch enterale Ernährung über eine Sonde zu erreichen.
Patienten mit entzündlichen Darmerkrankungen essen mehr Süßigkeiten und unraffinierte Kohlenhydrate als normale Kontrollpersonen [26]. Patienten, die eine kohlenhydratarme ballaststoffreiche Kost einhalten, haben aber nicht weniger Rezidive als Patienten, die das essen, was sie vertragen [27]. Die Nahrung des Morbus-Crohn-Patienten sollte abwechslungsreich, energie- und eiweißreich sein. Nahrungsmittel, die individuell schlecht vertragen werden (z. B. Milchprodukte, Kohlenhydrate, Fruchtsäfte und Obst), sind zu vermeiden.

Diarrhö

Bei Ileumresektion oder Befall des terminalen Ileums werden Gallensäuren nicht rückresorbiert, gelangen in den Dickdarm und erzeugen eine chologene Diarrhö. Hier hat sich die Gabe von *Colestyramin* (Quantalan, Btl. à 4 mg), 1–2 Btl. zu den Mahlzeiten, besonders morgens, bewährt (Einzelheiten s. Abschn. 2.3.2).
Tinctura opii und *Loperamid* (Imodium) sind bei Diarrhöen im Rahmen des Morbus Crohn ebenfalls wirksam, insbesondere vermindern sie den akuten Stuhldrang (Einzelheiten s. S. 82).

Ausgleich von Mangelzuständen

Eisenmangel: Mikrozytäre Anämien mit niedrigem Eisenwert sind für Morbus Crohn pathognomonisch. Eine Eisensubstitution ist aber erst dann wirkungsvoll, wenn der akute Schub kontrolliert und das Serumferritin erniedrigt ist. Andernfalls wird das zugeführte Eisen im aktivierten RES und im Entzündungsgebiet gespeichert und geht über den Stuhl verloren.
Vitamin-B$_{12}$-Mangel: Nach Ileumresektion ist die Resorption von Vitamin B$_{12}$ eingeschränkt. Es muß parenteral substituiert werden, in Form von 500 μg Hydroxycobalamin alle 6–8 Wochen (z. B. 1 Amp. Aquo-Cytobion i. m. oder i. v.).
Folsäuremangel ist meist Folge einer Fehlernährung, wird aber durch Salazosulfapyridin- oder Azathioprintherapie begünstigt. Orale Substitution mit z. B. Folsan (2- bis 4mal täglich 1 Tbl. à 5 mg) ist ausreichend.

Literatur

1. Svartz N (1948) The tratment of 124 cases of ulcerative colitis with salazopyrine and attempts of desensibilization in cases of hypersensitiveness to sulfa. Acta Med Scand [Suppl.] 206: 465–472
2. Baron JH, Connell AM, Lennard-Jones AE (1962) Sulfasalazine and salicylazosulphapyridine in ulcerative colitis. Lancet I: 1094–1096
3. Dick AP, Grayson MJ, Carpentier RG, Petrie A (1964) Controlled trial of sulphasalazine in the treatment of ulcerative colitis. Gut 5: 437–440

117

4. Azad Khan AK, Howes DT, Piris J, Truelove SC (1980) Optimum dose of sulphasalazine for maintenance treatment of ulcerative colitis. Gut 21: 232–240

5. Klotz U, Maier KE, Fischer C et al. (1980) Therapeutic efficacy of sulfasalazine and its metabolites in patients with ulcerative colitis and Crohn's disease. N Engl J Med 303: 1499–1502

6. Miller B (1980) Nebenwirkungen der Therapie mit Salazopyridin. Dtsch Med Wochenschr 105: 1596–1597

7. Mogadam M, Dobbins WO, Korelitz BI et al. (1981) Pregnancy in inflammatory bowel disease: effect of sulfasalazine and corticosteroids on fetal outcome. Gastroenterology 80: 72–76

8. Sutherland CR, Martin F, Greer S et al. (1987) 5-Aminosalicylic acid enema in the treatment of distal ulcerative colitis, proctosigmoiditis and proctitis. Gastroenterology 92: 1894–1898

9. Malchow H (1987) Die Behandlung chronisch entzündlicher Darmerkrankungen mit 5-Aminosalicylsäure. Internist 28: 14–20

10. Schroeder KW, Tremaine WJ, Ilstrup DM (1987) Coated oral 5-aminosalicylic acid therapy for mildly to moderately active ulcerative colitis. N Engl. J Med 317: 1625–1629

11. Sandberg-Gertzen H, Järnevot G, Kraaz W (1986) Azodisal sodium in the treatment of ulcerative colitis. Gastroenterology 90: 1024–1030

12. Meyers S, Janowitz HD (1985) Systemic corticosteroid therapy of ulcerative colitis. Gastroenterology 89: 1189–1191

13. Ewe K (1980) Therapie bei der toxischen Colondilatation. Dtsch Med Wochenschr 105: 430–432

14. Grace RH, Gent AE, Hellier MD (1987) Comparative trial of sodium cromoglycate enemas with prednisolone enemas in the tratment of ulcerative colitis. Gut 28: 88–92

15. Cave DR, Burakoff R (1987) Pyoderma gangrenosum associated with ulcerative colitis: Treatment with disodium Cromoglycate. Am J Gastroenterol 8: 802–804

16. Meyers S, Walfisch JS, Sachar DB et al. (1980) Quality of live after surgery for Crohn's disease: A psychosocial survery. Gastroenterology 78: 1–9

17. Summers RW, Switz DM, Sessions JT et al. (1979) National cooperative Crohn's disease study: Results of drug treatment. Gastroenterology 77: 847–869

18. Malchow H, Ewe K, Brandes JW et al. (1984) European Cooperative Crohn's Disease study (ECCDS): Results of drug treatment. Gastroenterology 86: 249–266

19. Singleton JW, Law DH, Kelley HS (1979) National cooperative Crohn's Disease study: Adverse reactions to study drugs. Gastroenterology 77: 870–882

20. Ursing B, Alm T, Barany F et al. (1982) A comparative study of metroni-

dazole and sulfasalazine for active Crohn's disease: The cooperative Crohn's disease study in Sweden. Gastroenterology 82: 550–562
21. Bernstein LH, Frank MS, Brandt LJ, Boley SJ (1980) Healing of perineal Crohn's disease with metronidazole. Gastroenterology 79: 357–365
22. Malchow H (1982) Gibt es neue Gesichtspunkte bei der Behandlung des Morbus Crohn. Internist 23: 698–702
23. Present DH, Korelitz B, Wisch N (1980) Treatment of Crohn's disease with 6-mercaptopurine. N Engl J Med 302: 981–987
24. Lochs H, Steinhard HB, Wenz K, Bauer W, Malchow H (1988) Enteral nutrition versus drug treatment for the acute phase of Crohn's disease: Results of the European Cooperative Crohn's disease Study IV. Gastroenterology 94: A 267
25. Bender SW, Posselt HG, Waag KL (1982) Zur Behandlung des Morbus Crohn im Kindesalter. Internist 23: 703–709
26. Lorenz-Meyer H, Brandes JW (1983) Gibt es eine diätetische Behandlung des Morbus Crohn in der Remission? Dtsch Med Wochenschr 108: 595–597
27. Ritchie JK, Wadsworth J, Lennard-Jones JE, Rogers E (1987) Controlled multicenter therapeutic trial of an unrefined carbohydrate, fibre rich diet in Crohn's disease. Br Med J 295: 517–520

Therapieschema 10   Chronisch-entzündliche Darmerkrankungen

Colitis ulcerosa

Fulminante Colitis ulcerosa:
- *Prednisolon* tgl. 80–100 mg i. v.
  Piperacillin (Pipril) 3mal 3–4 g i. v.
  Metronidazol (Clont) 3mal 500 mg i. v.
  Gentamycin (Refobacin) 3mal 80 mg i. v.
- Totale parenterale Ernährung
  Flüssigkeits- und Elektrolytbilanzierung (K^+ !)
  Substitution von Blut und Albumin

Schwere/mittelschwere Colitis ulcerosa:
- *Prednisolon* tgl. 40–60 mg oral, wöchentlich um 5–10 mg reduzieren
  Zusätzlich
- *Sulfosalazin* (Azulfidine, Colo-Pleon) tgl. 3mal 1 g
  oder
- *Mesalazin* (Salofalk, Claversal) tgl. 3- bis 4mal 1 g

Leichte/mittelschwere Colitis ulcerosa:
- *Sulfasalazin* tgl. 3mal 1 g
  Bei Unverträglichkeit:
  Mesalazin tgl. 3mal 0,5 g

Linksseitige Colitis ulcerosa:
- *Mesalazin*-Klysma (Salofalk) tgl. 1- bis 2mal 4 g

Proktitis:
- *Mesalazin*-Supp. (Salofalk, Claversal) tgl. 3mal 2 g

Rezidivprophylaxe:
- *Sulfasalazin* tgl. 3mal 0,5 g bis 3mal 1 g
  Bei Unverträglichkeit:
  Mesalazin tgl. 3mal 0,5 g

Morbus Crohn

Medikamentöse Therapie

Dünndarmbefall:

- *Methylprednisolon* (Urbason) 48 mg/Tag, wöchentlich um 8 mg reduzieren
  Cave Abszesse, Fisteln, Stenosen: *Op.-Indikation*

Dickdarmbefall:

- *Methylprednisolon* (Urbason) 48 mg/Tag, wöchentlich um 8 mg reduzieren
Zusätzlich
- *Sulfasalazin* 3 g/Tag oder *Metronidazol* 2- bis 3mal 400 mg/ Tag

Perianaler Befall (Fisteln, Abszesse):
- Versuch mit *Metronidazol* 3mal 400 mg/Tag

Rezidivprophylaxe:
Keine Therapie

Symptomatische Therapie

- **Elementardiät:**
- Bei Kindern
- Präoperativ bei Fisteln oder Stenosen
- Mangelernährung
- Kurzdarmsyndrom

Antidiarrhoika:
- *Imodium* (bis zu 6 Kps. tgl.)
- *Quantalan* (bei Befall des terminalen Ileums oder nach Ileumresektion)

Ausgleich von Mangelzuständen:
- *Vitamin B$_{12}$* (z. B. Aquo-Cytobion 500 µg alle 6–8 Wochen s. c., i. m. oder i. v.)
- *Folsäure* (Folsan)
  2mal tgl. 1 Tbl. à 5 mg

4 Funktionelle Störungen

4.1 Colon irritabile

4.1.1 Definition

Unter dem Begriff „irritables Kolon" wird eine Reihe von Störungen des Darms ohne organische Erkrankung verstanden. Die Symptome umfassen abdominelle Beschwerden, Obstipation und/oder Diarrhö, Abgang von Schleim, Meteorismus. Oft werden vegetative Symptome wie Müdigkeit und Leistungsschwäche zusätzlich angegeben. Das Colon irritabile macht bis zu 50% aller Zuweisungen an gastroenterologisch ausgerichteten Abteilungen aus [1]. Obwohl harmlos, kann das irritable Kolon den Patienten sehr belästigen, und der Arzt sieht sich oft vor schwere therapeutische Probleme gestellt. Eine wirksame medikamentöse Therapie der gesamten Symptomatik gibt es nicht, allgemeine Maßnahmen stehen im Vordergrund.

4.1.2 Allgemeine Maßnahmen

Die *gründliche Untersuchung* zum Ausschluß organischer Erkrankungen und das *ausführlich aufklärende Gespräch* nehmen dem Patienten die Angst (oft steckt hinter den Symptomen eine Kanzerophobie) und helfen ihm, mit seinen Beschwerden fertigzuwerden. Eine besondere *Diät* gibt es nicht. Der Patient soll essen, was er verträgt. Unbekömmliche Speisen (meist Hülsenfrüchte, zu viel rohes Obst, kohlensäurehaltige Getränke, altes oder gebratenes Fett) müssen vermieden werden. Schlackenreiche Kost oder der Zusatz von Weizenkleie hilft nur bei Obstipation. Bezüglich der übrigen Symptomatik hat schlackenreiche Kost nur Placebowirkung [2].

Medikamentöse Therapie

Die Wirksamkeit einer medikamentösen Therapie ist schwer zu beurteilen, da in kontrollierten Studien 20–70% der Kontrollpersonen auf Placebo reagieren [3]. Eine vorübergehende medikamentöse

Therapie kann zur Behandlung von einzelnen Symptomen notwendig sein.

Bei *Schmerzen im Abdomen* sind gelegentlich Spasmolytika erfolgreich, obwohl für diese in zahllosen kontrollierten Studien keine Wirksamkeit gesichert werden konnte [4].

Mebeverin (Duspatal, Drg. à 100 mg) ist ein synthetisches Anticholinergikum, das bei einigen Patienten die abdominellen Beschwerden lindern kann. Ein 14tägiger Therapieversuch erscheint gerechtfertigt.
Dosierung: 4mal 1 Drg. 20 min vor den Mahlzeiten.
Nebenwirkungen und Kontraindikationen: Sind nicht bekannt.

Diarrhöen behandelt man mit *Loperamid* (Imodium, 1 Kps. nach jedem dünnen Stuhl).

Bei *Obstipation* empfiehlt sich eine einschleichend dosierte Gabe von Weizenkleie zur Nahrung, bis der Stuhl sich reguliert hat.

Psychotherapie

Es konnte gezeigt werden, daß durch eine psychotherapeutische Betreuung in 10 Sitzungen die medikamentöse Therapie der Symptome begünstigt und ihre Wirkung wesentlich verlängert werden kann [5]. Bei den meisten Patienten genügen regelmäßige Besuche bei einem verständnisvollen Hausarzt, um die Beschwerden erträglich zu machen. Sollte dies nach 3–6 Monaten nicht der Fall sein, muß ein erfahrener Psychotherapeut hinzugezogen werden. *Kurzfristig* kann die Gabe eines Psychopharmakons nötig werden. Bewährt hat sich dabei Librax, eine Kombination aus einem Sedativum mit einem Anticholinergikum.

Librax (Drg. à 5 mg *Chlordiazepoxid* und 2,5 mg *Clidiniumbromid*)
Dosierung: 3mal 1 Drg.
Nebenwirkungen: Abgeschwächtes Reaktionsvermögen, potenzierter Effekt von Alkohol und zentraldämpfenden Pharmaka, Abnahme der Libido, Schwindel, Gewöhnung und Abhängigkeit.
Kontraindikationen: Glaukom, Prostatahypertrophie und Myasthenia gravis.

4.2 Meteorismus

4.2.1 Pathogenese

Gas im Magen-Darm-Trakt kommt aus verschiedenen Quellen: geschluckte Luft und lufthaltige Nahrungsmittel, z. B. kohlensäurehaltiges Mineralwasser, Neutralisation von Magensäure durch Bikarbonat im Duodenum (Kohlendioxid) sowie endogene Produktion durch Bakterien (Kohlendioxid, Wasserstoff und Methan). Viele spezielle pathologische Zustände gehen mit erhöhter Produktion intestinaler Gase einher: Malassimilation, bakterielle Dünndarmbesiedlung, Leberzirrhose, Herzinsuffizienz. Wenn solche Erkrankungen ausgeschlossen sind, ist die Ursache meist Aerophagie und/oder Nahrungsstoffe, insbesondere nichtresorbierte Kohlenhydrate [6, 7].

4.2.2 Therapie

Allgemeine Maßnahmen

Patienten, die unter Meteorismus und Flatulenz leiden, haben oft nicht mehr Gas und keinen häufigeren Flatulenzabgang als beschwerdefreie Kontrollpersonen [7]. Offensichtlich sind bei ihnen die Beschwerden bedingt durch eine erhöhte Empfindlichkeit der Darmwand im Rahmen eines Colon irritabile.
Eine der häufigsten Ursachen für Meteorismus ist die Aerophagie. Darauf muß der Patient aufmerksam gemacht werden.

Diät

Unverdaute Nahrungsbestandteile, insbesondere Kohlenhydrate, sind Substrate für intestinale Bakterien. Gemüse mit großem Faseranteil und mit hohem Gehalt an unverdaulichen Kohlenhydraten (Bohnen, Zwiebeln, Lauch, Erbsen, Kohl sowie Fruchtsäfte außer Orangen- und Aprikosensaft) sollten gemieden werden [7, 8]. Kleie und die populäre ballaststoffreiche Kost führen zu Meteorismus und Flatulenz. Die Nahrung sollte arm sein an Milchzucker und Weizen. Kohlensäurehaltige Getränke sollten möglichst gemieden werden.

Medikamentöse Therapie (ungesicherte Wirksamkeit)

Karminativa wie Pfefferminzöl, Kümmel, Fenchel, Zimtnelke und Ingwer werden von den Patienten als angenehm empfunden, ihre Wirksamkeit ist nicht durch Studien belegt.

Dimethylpolysiloxan (Lefax, Sab simplex; Kautbl. à 40 mg; Ceolat, Drg. à 80 mg) ist ein oberflächlich aktives „Antischaummittel", das Gas aus Flüssigkeitsblasen freisetzen und dadurch resorbierbarer und über die Atemluft exhalierbar machen soll. Belegt ist die Wirksamkeit nicht, in einer kontrollierten Studie konnte der bei der Sonographie festgestellte Luftgehalt der Darmschlingen durch diese Medikamente nicht verändert werden [9]. Bei guter Verträglichkeit werden diese nebenwirkungsfreien Substanzen in der Praxis gern vom Arzt verordnet und vom Patienten eingenommen.

4.3 Obstipation

4.3.1 Definition, Ätiologie und Pathogenese

Das normale Stuhlverhalten variiert stark. Als noch normal gilt eine Stuhlfrequenz von 3mal täglich bis 3mal wöchentlich. Erst wenn die Stuhlentleerungen seltener als alle 2–3 Tage auftreten, ist man berechtigt, von Obstipation zu sprechen. Die Obstipation ist ein häufiges Leiden der zivilisierten Welt, das besonders in der faserarmen Ernährung seine Ursache haben dürfte. Aber auch der Mangel an Bewegung und tägliche Hetze, Erscheinungen unserer Industriegesellschaft, tragen zur Häufigkeit der Obstipation bei. Neben diesen Umwelt- und Nahrungsfaktoren gibt es aber auch noch andere Ursachen für eine Obstipation: Sie ist ein Symptom bei Stoffwechselerkrankungen (Hypothyreose, Hyperparathyreoidismus, Porphyrie), anorektalen Erkrankungen (Analfissuren, Proktitis, Hämorrhoiden), bei organischen Stenosen (Tumoren, entzündliche oder narbige Stenosen) und beim angeborenen M. Hirschsprung (aganglionäres Megakolon). Auch Medikamente (morphinhaltige Analgetika, aluminiumhaltige Antazida, Sedativa, Psychopharmaka, Diuretika, Anticholinergika) können zur Verstopfung führen.

Diagnostische Abklärung

Selbstverständlich muß bei Obstipation, insbesondere, wenn sie relativ plötzlich auftritt, eine mögliche organische Ursache ausgeschlossen werden.

4.3.2 Allgemeine Maßnahmen

Bevor ein Patient wegen Obstipation behandelt wird, muß er gründlich beraten werden.

Aufklärung

Der Patient muß über die Physiologie der Defäkation aufgeklärt werden. Er muß wissen, daß eine Defäkation im Abstand von 2–3 Tagen noch kein krankhafter Zustand ist, daß nach Einnahme eines Laxans der nächste Stuhlgang erst nach einigen Tagen zu erwarten ist, daß die Defäkation ein reflektorischer Vorgang ist, der erlernt und eingeübt werden muß, und daß der Stuhldrang nicht unterdrückt werden darf.

Beratung über richtige Lebensweise und Ernährung

Der Patient muß regelmäßig (am besten morgens nach dem Aufstehen) auf die Toilette gehen und sich dort Zeit lassen. Ballaststoffreiche Kost (z. B. Vollkornbrot, faserreiches Gemüse, Obst) muß rückstandsarme Kost, wie Weißbrot, Milch- und Mehlspeisen, ersetzen. Es muß viel Flüssigkeit getrunken werden, z. B. als Fruchtsäfte. Ein Glas kaltes Wasser oder Fruchtsaft vor dem Frühstück fördert die Peristaltik und begünstigt den morgendlichen Stuhlgang. Das gleiche tun abends verabreichte Pflaumen, Rhabarber oder eingeweichtes Trockenobst.

4.3.3 Medikamentöse Therapie

Indikation für Laxanzien

Laxanzien gehören neben Beruhigungs- und Schlaftabletten zu den am häufigsten eingenommenen Medikamenten. Das Ausmaß des Laxanzienverbrauchs steht in keinem Verhältnis zur tatsächlichen Notwendigkeit. Sicherlich ist in der zivilisierten Welt die Obstipation ein häufiges Leiden, aber oft sind es irrationale Momente, die den Patienten bewegen, Laxanzien einzunehmen. Viele Menschen halten einen täglichen Stuhlgang für eine physiologische Notwendigkeit und werden in der Laienpresse und in der Werbung darin bestärkt („Entgiftung und Entschlackung"). Jahrelange Laxanzienanwendung verstärkt die Obstipation und führt zu immer häufigerem Gebrauch immer stärkerer Mittel. Beschwerden und Erkrankungen durch Laxanzienabsusus sind so häufig, daß der Schaden, den Laxanzien bewirken, vermutlich größer ist als ihr Nutzen.
Die Indikation zum Gebrauch von Laxanzien ist begrenzt. Eine medikamentöse Therapie ist nur indiziert, wenn durch allgemeine Maßnahmen (s. Abschn. 4.3.1) eine Beschwerden verursachende Obstipation nicht behoben werden kann. Weitere Indikationen sind Obstipation bei bettlägerigen Patienten (z. B. postoperativ oder nach Herzinfarkt), anorektale Erkrankungen, Zustand nach perianalen Operationen, Abführmaßnahmen in Vorbereitung auf diagnostische Maßnahmen, therapeutische Gabe von Laxanzien bei portaler Enzephalopathie, Intoxikation oder Bandwurmerkrankungen.

Wirkungsweise der Laxanzien

Die Einteilung der Laxanzien geschieht im allgemeinen nach ihrer Wirkungsweise [10]. Einige Wirksubstanzen haben auch mehrere Angriffspunkte. Die gängigen Abführmittel sind meist Kombinationen verschiedener Stoffe (Tabelle 10).

127

Tabelle 10. Laxanzien

Wirksubstanzen	Präparat	Dauer bis zur Wirkung
Füllende und quellende Laxanzien		
Weizenkleie		Nach einigen
Leinsamen	Linusit u. a.	Tagen
Psyllium	Mukofalk	Erste Wirkung
S. plantaginis ovata	Metamucil	nach 12–24 h
	Agiolax	
Osmotische Laxanzien		
Salinische Laxanzien		
Glaubersalz (Na-Sulfat)	Karlsbader Salz	2–4 h
Bittersalz (Mg-Sulfat)		
Laktulose	Bifiteral, Laevulac	8–10 h
Stimulierende Laxanzien		
Rizinusöl	Laxopol, Rizinuskapseln	2–6 h
Diphenylmethanderivate		6–10 h
Bisacodyl	Dulcolax	
Anthrachinonderivate		8–10 h
aus Folia Sennae	Pursennid	
aus Folliculae Sennae	Liquidepur	
aus Rhizoma Rhei	Bekunis Rhabarber	
aus Cascara sagrada	Cascara	
aus Cortex Frangulae	Tirgon	
Stuhlaufweichende Laxanzien		
Na-Dioctylsulfosuccinat	Agaroletten Florisan	24–48 h
Paraffinol	Obstinol Agarol	8–12 h
Glycerin Supp.		

Füllende und quellende Laxanzien

Die Wirkung dieser Laxanzien beruht auf ihrer Wasserbindung. Dadurch wird der Stuhl weicher und voluminöser. Die propulsive Peristaltik wird angeregt, der intraluminäre Druck verringert (wichtig bei Divertikulose) und die Passagezeit beschleunigt. Da all diese Substanzen nur durch die Wasserbindung aufquellen und wirksam werden, müssen sie mit *ausreichend viel Flüssigkeit* gegeben werden.

Weizenkleie. Pentosehaltige Polysaccharide sind für die quellende Eigenschaft verantwortlich [11]. Kleie läßt sich leichter essen, wenn sie mit Milch oder Joghurt eingenommen wird.
Dosierung: 3mal 2 Teelöffel zu Beginn, nach 14 Tagen Dosis steigern, bis täglich eine Stuhlentleerung erfolgt.
Nebenwirkungen: Erwünschte Nebenwirkungen sind Besserung der Glukosetoleranz und Senkung des Cholesterinspiegels. Möglicherweise wird die Gefahr, ein Kolonkarzinom zu bekommen, verringert. Unerwünschte, aber nur passagere Nebenwirkungen sind Blähungen und Völlegefühl. Die Kalziumbilanz wird negativ, was aber keine klinischen Konsequenzen hat. Bei unzureichender Flüssigkeitszufuhr kann ein Obstruktionsileus entstehen.
Kontraindikationen: Stenosen im Gastrointestinaltrakt.

Andere Quellstoffe (s. Tabelle 10) haben die gleiche Wirkungsweise und damit die gleichen Nebenwirkungen, können aber von den Patienten leichter eingenommen werden, weil sie besser schmecken. Auch hier ist eine ausreichende Flüssigkeitszufuhr unbedingt erforderlich.

Osmotische Laxanzien

Ihre Wirkung besteht darin, daß niedermolekulare Substanzen nicht resorbiert werden. Dadurch ist die Osmolarität im Darm erhöht, Wasser wird im Kolonlumen retiniert.

Natriumsulfat (Glaubersalz) und *Magnesiumsulfat* (Bittersalz) sind salinische Laxanzien. Sie wirken dadurch, daß das Anion resorbiert wird und eine äquivalente Menge an Kationen zurückbleibt. Die zurückbleibenden Ionen führen zu intraluminärer Wasserretention.

Dosierung: Man gibt 10-20 g als isotone Lösung (3,2%ige Natriumsulfat- bzw. 4%ige Magnesiumsulfatlösung).

Nebenwirkungen sind bei kurzfristiger Applikation nicht zu erwarten, langfristig verabreicht, kann das Natrium resorbiert werden und zur Wasserretention führen (Gefahr der Hypertonie und Herzinsuffizienz). Besonders bei Niereninsuffizienz kann das Magnesium im Organismus akkumulieren und neurologische Störungen, im Extremfall Blutdruckabfall und Atemlähmungen, verursachen.

Milchzucker (Laktose). Eine einzelne Dosis von 25 g übersteigt vorübergehend die Resorptionskapazität des Darms. Ein Teil des Zuckers gelangt unverdaut in den Dickdarm und wirkt dort osmotisch.

Dosierung: 2 Eßlöffel Milchzucker werden in einer Einzeldosis jeweils vor dem Frühstück oder Abendbrot eingenommen, bei Bedarf mehrmals am Tag.

Nebenwirkungen: Blähungen, Völlegefühl, profuse Durchfälle (Laktasemangel).

Kontraindikation: Laktoseintoleranz.

Lactulose (Bifiteral, Laevilac) ist ein nicht resorbierbares Disaccharid, das im Dickdarm von Bakterien glykolytisch abgebaut wird und sich in der Therapie der portosystemischen Enzephalopathie (s. Kap. Leber, 3.4.3) bewährt hat. Lactulose und ihre sauren Abbauprodukte fördern die Peristaltik und binden Wasser. Der süße Geschmack und die hohen Kosten sprechen gegen seine routinemäßige Anwendung als Laxans.

Dosierung: 10-45 ml tgl.

Nebenwirkungen: Sind gering (Blähungen, Völlegefühl).

Osmotisch wirksame Klysmen (z. B. Mikroklyst) binden aufgrund ihres Salzgehalts Flüssigkeit im Rektum und führen über das vermehrte Volumen zu einer Defäkation. Sie sind nur zur Akutbehandlung gedacht. Man gibt 1 Klysma tief in die Rektumampulle und läßt es möglichst lang retinieren.

Stimulierende Laxanzien

Gemeinsam ist den unter dieser Gruppe subsumierten Substanzen (Rizinusöl, Diphenylmethan und Anthrachinone), daß sie die Elektrolyt- und Wassersekretion fördern. Auch die propulsive Darmmotilität wird stimuliert, ob direkt oder indirekt durch die Wasseransammlung im Darm ist noch offen.

Rizinusöl ist das Triglycerid von Rizinolsäure, die bereits im Dünndarm wirkt. Dort hemmt sie die Natrium-Kalium-ATPase und stimuliert die Adenylzyklase. Dadurch werden die Natrium- und Glukoseresorption gehemmt und die Wasser- und Elektrolytsekretion stimuliert. Die Wirkung des Rizinusöls ist nach 2–6 h zu erwarten. Wegen des schlechten Geschmacks wird Rizinus lieber in abgekapselter Form eingenommen.
Dosierung: 15–60 ml für Erwachsene, 5–15 ml für Kinder.
Nebenwirkungen: Unangenehmer Geschmack, heftige, nicht kontrollierbare Wirkung.

Bisacodyl (Dulcolax) führt im Dickdarm zur Wasserakkumulation durch Hemmung der Na-K-ATPase, Stimulierung der Adenylzyklase und Steigerung des Prostaglandin-E2-Gehalts der Mukosa. Bisacodyl muß erst in der Leber deazetyliert und konjugiert werden, wird über die Galle ausgeschieden und im Dickdarm nach Dekonjugation durch Bakterien wirksam. Das dauert 6–8 h. Schneller, nämlich schon nach 30–60 min, wirkt es nach rektaler Anwendung als Suppositorium, weil dann der enterohepatische Kreislauf entfällt.
Dosierung: 5–10 mg (1–2 Drg. Dulcolax).
Nebenwirkungen: Bei Suppositorien brennende Sensation im Analbereich, Proktitis.

Anthrachinone sind in vielen Abführmitteln und abführenden Kräutertees enthalten in Form von Pflanzenextrakten, gereinigten Anthrachinonglykosiden oder reinen Derivaten, wie z. B. *Dantron*. Anthrachinone werden wirksam nach bakterieller Abspaltung des Zuckeranteils im Kolon. Dort steigern sie die Peristaltik und hemmen die sigmoidale Segmentation. Sie wirken nach 8–10 h, müssen

also abends gegeben werden. Anthrachinonderivate sind: Pursennid, Liquidepur, Bekunis, Cascara, Tirgon.
Dosierung: Abhängig vom Präparat, den Kombinationen und der Gewöhnung des Patienten.
Nebenwirkungen: Melanosis coli, die sich 4–12 Monate nach Absetzen der Laxanzien wieder voll zurückbildet.

Motilitätswirksame Pharmaka

Cisaprid (Propulsin) ist eine auch im unteren Gastrointestinaltrakt prokinetisch wirkende Substanz. Das demnächst in den Handel kommende Präparat ist bei chronischer Obstipation wirksamer als Placebo [12].

Laxanzienabusus

Die große Gefahr der Laxanzien liegt in ihrem Mißbrauch. Man kann 2 Formen des Laxanzienabusus abgrenzen.
Der Großteil der Patienten leidet seit Jahren unter Obstipation und nimmt regelmäßig Laxanzien. Der Darm gewöhnt sich insbesondere an die stimulierenden Präparate. Folge der Gewöhnung ist ein höherer Konsum immer stärker wirkender Medikamente. Durch die Laxanzien kommt es zu einem intestinalen Kaliumverlust. Aber auch renal geht Kalium verloren, weil wegen der intestinalen Wasser- und Natriumverluste vermehrt Aldosteron sezerniert wird. Folge der Hypokaliämie ist wiederum eine verstärkte Darmträgheit. Dieser Circulus vitiosus kann nur durch Absetzen der Laxanzien unterbrochen werden (Abb. 4).
Eine zweite Form des Laxanzienabusus wird von Personen betrieben, die aus oft unklaren psychischen Gründen heimlich große Mengen an Laxanzien einnehmen. Die Diagnostik kann sehr schwer sein, da diese Patienten unter unklaren Diarrhöen leiden und ihren Laxanzienabusus nicht zugeben. Hypokaliämie und Melanosis coli sind dafür verdächtige Zeichen.

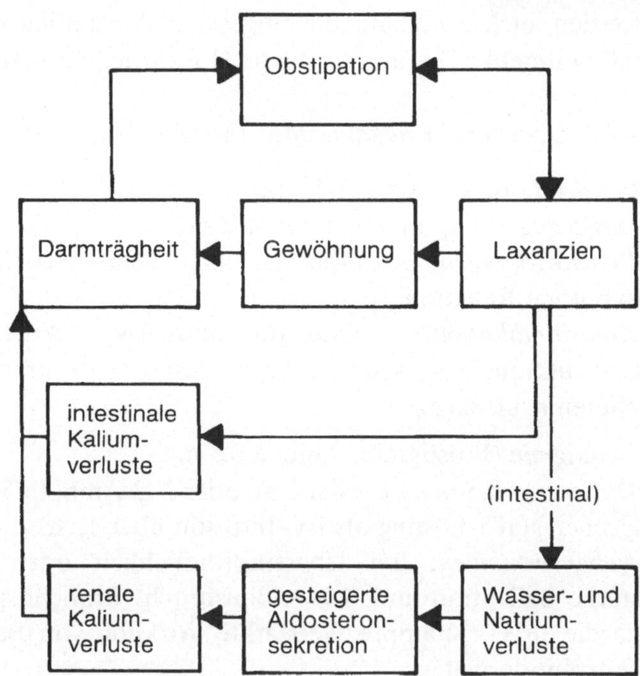

Abb. 4. Circulus vitiosus bei Laxanzienabusus („Echte" Laxanzien, z. B. Aloe, Phenolphthalein usw. zum Unterschied zu Darmregulanzien wie Leinsamen und Weizenkleie)

4.4 Darmatonie und funktioneller Ileus

4.4.1 Pathogenese und allgemeine Therapierichtlinien

Der funktionelle (paralytische) Ileus ist eine Folge unterschiedlicher Grunderkrankungen: schwere Elektrolyt- und Stoffwechselstörungen, intra- und – selten – extraperitoneale Infektionen, toxische und medikamentöse Noxen, prolongierte postoperative Darmatonie, stumpfes Bauchtrauma, retroperitoneale Prozesse und intestinale Durchblutungsstörungen [13, 14].
Neben der Behandlung der Grundkrankheit, Entlastung des Magen-Darm-Trakts durch Sonde, Ausgleich von Elektrolytstörungen und Anregungen der Darmperistaltik durch hohen Einlauf

133

werden auch Medikamente eingesetzt: Peristaltika wie Parasympathikomimetika [14] und Ceruletid [15] sowie Sympathikolytika [16].

4.4.2 Gesicherte medikamentöse Therapie

Ceruletid (Takus, Amp. à 40 µg)
Dosierung: 40 µg in 4–8 h per Infusion.
Nebenwirkungen: Brechreiz, Übelkeit, Schmerzen im Epigastrium, hypotone Reaktion.
Kontraindikationen: Choledocholithiasis, akute Pankreatitis. Obstruktionsileus, schwere kardiovaskuläre Erkrankung; schwere Niereninsuffizienz.

Neostigmin (Prostigmin, Amp. à 0,5 mg)
Dosierung: 0,5 mg s. c. oder i. m. oder 2–3 Amp. in 500 ml physiologischer NaCl-Lösung als i. v.-Infusion über 12 h.
Nebenwirkungen: Bei Überempfindlichkeit oder Überdosierung starke Salivation und Schweißausbruch, Bronchospasmus, Bradykardie; u. U. Krämpfe. Verstärkte Wirkung von Barbituraten und Morphinderivaten.
Kontraindikationen: Obstruktionsileus, Herzinsuffizienz, Asthma bronchiale.

4.4.3 Ungesicherte medikamentöse Therapie

Sympathikolytika
Trifluperidol (Triperidol) 0,03–0,05 mg/kg KG langsam i. v.
Nebenwirkungen: Sedierung, extrapyramidale Symptomatik.

Dihydroergotamin (Dihydergot)
Dosierung: 0,05 mg/kg KG langsam i. v.

4.5 Divertikulose – Divertikulitis

4.5.1 Definition und Pathogenese

Kolondivertikel sind Folge der ballaststoffarmen Ernährung unserer zivilisierten Welt. Die schlackenarme Kost wird weitestgehend resorbiert, wenig und harter Stuhl ist die Folge. Er verursacht exzessive segmentäre Sigmakontraktionen. Dadurch bündelt sich die Ringmuskulatur und bekommt Dehiszenzen, durch welche die Tunica mucosa aufgrund des hohen Innendrucks vorgetrieben wird [16]. Divertikel bleiben meist symptomlos, können aber Beschwerden hervorrufen (Schmerzen, Obstipation), Blutungsquelle sein oder sich unter dem klinischen Bild der Divertikulitis infizieren.

4.5.2 Therapie

Beschwerden bei Divertikulose und Divertikulitis werden konservativ behandelt. Eine *chirurgische Therapie* ist indiziert bei Komplikationen wie therapieresistenter Divertikultitis, Stenose, Perforation, Fistel und konservativ nicht beherrschbarer Blutung [17].

Ballaststoffreiche Ernährung ist die Therapie der Wahl. Man gibt in langsam steigender Menge Weizenkleie, beginnend mit ½ Eßlöffel und bis auf 4–6 Eßlöffel täglich steigernd, mit Flüssigkeit oder Joghurt. Auf ausreichende Flüssigkeitszufuhr ist zu achten. Blähungen und Völlegefühl sind Nebenwirkungen, die sich nach 4–6 Wochen zurückbilden. Durch Präparate mit Quellstoffen wie Psyllium (z. B. Mucofalk) oder Plantaginis ovata (Metamucil) kann die ballaststoffreiche Kost ergänzt werden. Ziel dieser Therapie sind 1–2 breiige Stuhlentleerungen/Tag.

Spasmolytika können vorübergehend bei heftigen Schmerzen notwendig werden. Zwar ist die Wirksamkeit gängiger Präparate wie *Hyoscin-N-Butylbromid* (Buscopan) oder *Mebeverin* (Duspatal) nicht exakt nachgewiesen [16], doch selbst wenn es sich nur um eine Placebowirkung handeln sollte, so führen sie in der Praxis doch oft zur Besserung der Beschwerden.

Antibiotika sind indiziert bei Divertikulitis mit Fieber, Leukozytose oder gar Bakteriämie. Sie sollten parenteral gegeben werden. Cephalosporine der dritten Generation, z. B. *Cefoxitin* (Mefoxitin) 3mal 2 g i. v. oder *Metronidazol* (Clont, Flagyl, 3mal 500 mg i. v.) sind geeignete Antibiotika.
Während eines akuten entzündlichen Schubs sollte ballaststoffarme

Kost, noch besser Formuladiät, gegeben werden. Der Chirurg muß rechtzeitig zugezogen werden.

Literatur

1. Lux G, Lederle JC (1984) Colon irritabile. Z Gastroenterol 22: 682–691
2. Lucey MR, Clark ML, Lowndes, Dawson AM (1987) Is bran efficacious in irritable bowel syndrome? A double blind placebo controlled cross-over study. Gut 28: 221–225
3. Klein KB (1988) Controlled treatment trials in the irritable bowel syndrome. A critique. Gastroenterology 95: 232–241
4. Ivey KJ, Morrow AW (1975) Are anticholinergics of use in the irritable colon syndrome? Gastroenterology 68: 1300–1307
5. Svendlund J, Sjödin I, Ottoson JO (1983) Controlled study of psychotherapy in irritable bowel syndrome. Lancet II: 581–591
6. Levitt MD (1980) Intestinal gas production. Recent advances in flatology. N Engl J Med 302: 1474–1475
7. Lembcke B, Caspary WF (1983) Intestinale Gasproduktion. In: Caspary WF (Hrsg) Dünndarm. Springer, Berlin Heidelberg New York (Handbuch der inneren Medizin, Bd. 3/3A, S 521–541)
8. Hightower NC (1977) Intestinal gas and gasousness. Clin Gastroenterol 6: 597–606
9. Lembcke B, Kehl A, Lankisch PG (1985) Does an antifoaming agent improve the quality of abdominal ultrasonography? Z Gastroenterol 23: 628–631
10. Ewe K (1986) Laxantienmißbrauch. Internist 27: 778–781
11. Cummings JH, Southgate DAT, Brauch W (1978) Colonic response to dietary fibre from carrots, cabbage, apples, bran and guargum. Lancet I: 5–8
12. Müller-Lissner SA, Bavarian Constipation Study Group (1987) Treatment of chronic constipation with cisapride and placebo. Gut 28: 1033–1038
13. Menge H (1979) Pathophysiologie und Klinik des paralytischen Ileus. Intern Welt 2: 279–284
14. Grund KE, Kümmerle F (1983) Mechanischer und funktioneller Ileus. In: Caspary W (Hrsg) Dünndarm. Springer, Berlin Heidelberg New York (Handbuch der inneren Medizin, Bd. 3/3B, S 434–453)
15. Neidhardt B, Hartwick G, Schneider MV, König HJ (1980) Ceruletid-Behandlung bei zytostatica-bedingter Darmatonie und paralytischem Ileus. Dtsch Med Wochenschr 105: 1220–1223
16. Grund KE (1982) Behandlung funktioneller Ileusformen: Sympathikolyse und Stimulation. Dtsch Med Wochenschr 107: 209–212
17. Almy TP, Howell DA (1980) Diverticular disease of the colon. N Engl J Med 302: 324–331

Therapieschema 11   Obstipation

Allgemeine Maßnahmen
- Keine irritierenden Laxanzien
- Ballaststoffreiche Kost
- Regelmäßiger Toilettengang
- Reichlich Flüssigkeit (Fruchtsäfte)
- Eingeweichtes Trockenobst
- Reichlich Bewegung

Medikamentöse Maßnahmen
(nur wenn allgemeine Maßnahmen wirkungslos und bei besonderer Indikation)
- Quellstoffe (Mucofalk, Agiolax, Metamucil, Linusit)
- Osmotische Laxanzien (Bifiteral)
- *Bisacodyl* (Dulcolax)
- Anthrachinonderivate (Pursennid, Liquidepur)

Darmatonie

- Ausschluß einer chirurgisch zu behandelnden Ursache
- Elektrolytausgleich
- *Ceruletid* (Takus)
  40 µg in 4–8 h per Infusion
- *Neostigmin* (Prostigmin)
  2–3 Amp. in 500 ml isotoner Elektrolytlösung i. v.

5 Parasitäre Darmerkrankungen

5.1 Amöbiasis

5.1.1 Definition

Die intestinale Amöbiasis wird durch Entamoeba histolytica, die einzige pathogene Form der intestinalen Amöben, hervorgerufen. Die Infektion mit Zysten erfolgt durch verunreinigtes Wasser oder Speisen. Die meisten Patienten mit E.-histolytica-Infektion haben keine Symptome. Durch Isoenzymdifferenzierung lassen sich von diesen nicht pathogenen E. histolytica pathogene Stämme abgrenzen [1]. Die pathogenen E.-histolytica-Stämme verursachen durch Invasion der Mukosa eine Kolitis mit oder ohne Dysenterie, Ulzerationen, Perforation, Peritonitis, Blutung oder Striktur. Über die Pfortader können Amöben in die Leber gelangen (Leberabszeß, s. Kap. Leber, 5.2), seltener in andere Organe [2].

5.1.2 Therapie

Die Therapie der Infektion mit E. histolytica hängt von der jeweiligen Manifestation ab. Auch asymptomatische Darmlumeninfektionen (Ausscheider von Amöbenzysten) müssen therapiert werden, weil sie die Infektion weiter verbreiten können. Bei *Darmlumeninfektion* wirkt Diloxamid, bei *invasiver Infektion* Nitroimidazolpräparate (Tinidazol, Metronidazol). Bei *akuter Amöbenruhr* muß neben der invasiven Infektion der Mukosa auch die Darmlumeninfektion behandelt werden, die Patienten erhalten also Tinidazol oder Metronidazol und im Anschluß Diloxamid. Asymptomatische Zystenausscheider behandelt man nur mit Diloxamid, bei extraintestinaler Amöbiasis werden Nitroimidazolpräparate gegeben (s. Kap. Leber, 5.2).

Tinidazol (Simplotan, Sorquetan-Filmtbl. à 1 g)
Dosierung: 2mal tgl. 1 Tbl. über 3 Tage.
Nebenwirkungen: Schwindel, Kopfschmerzen, Magen-Darm-Unverträglichkeit, Hautreaktion. Selten reversible, mäßige Leukopenie.

Kontraindikationen: Schwangerschaft, organische Erkrankung des ZNS.

Metronidazol (Clont, Tbl. à 250 mg, Infusionslösung à 100 ml)
Dosierung: 4mal tgl. 500 mg oral über 10 Tage.
Nebenwirkungen: Appetitlosigkeit, Übelkeit, Kopfschmerzen, gelegentlich auch Erbrechen, Durchfälle und Bauchkrämpfe. Vereinzelt wird über einen metallischen Mundgeschmack geklagt. Reversible Leukopenien sind bekannt. Alkohol sollte während der Therapie nicht getrunken werden, denn Metronidazol hat eine disulfiranähnliche Wirkung. Besonders bei längerer Therapie treten reversible Polyneuropathien auf. Selten sind Verwirrung, Depression, Urtikaria, Flush und Zystitiden.
Kontraindikationen: Organische Erkrankung des ZNS und Schwangerschaft.

Diloxamid (Furamide, Tbl. à 500 mg; Fa. Boots, Nottingham)
Dosierung: 3mal tgl. 500 mg über 10 Tage.
Nebenwirkungen: Gering. Milde gastrointestinale Symptome, vor allem Blähungen.
Kontraindikation: Schwangerschaft.

5.2 Giardiasis

5.2.1 Epidemiologie und Klinik

Giardia lamblia ist ein Parasit des oberen Gastrointestinaltrakts, der insbesondere in tropischen und subtropischen Ländern vorkommt. Giardiasis (Lambliasis) kann symptomlos ablaufen oder aber Ursache für Bauchschmerzen, akute und chronische Durchfälle und Malabsorption sein [3, 4].

5.2.2 Therapie

Aus epidemiologischen Gründen sollte jede, auch symptomfreie Giardiasis behandelt werden. Nitroimidazolpräparate *(Tinidazol, Metronidazol)* sind Medikamente der Wahl. Eine einmalige Gabe

von Tinidazol führt in über 90% der Fälle zur Parasitenelimination
[5]. Metronidazol scheint länger gegeben werden zu müssen und hat
mehr Nebenwirkungen. Wegen der Rezidivneigung bis zu
7 Wochen nach der Parasitenelimination [5] sind Kontrollen nötig.

Tinidazol (Simplotan, Sorquetan-Filmtbl. à 1 g)
Dosierung: Einmalig 2 Filmtbl. nach dem Abendessen.
Nebenwirkungen und Kontraindikationen: Siehe Abschn. 5.1.1.

Metronidazol (Clont, Tbl. à 250 mg)
Dosierung: 3mal 1 Tbl. tgl. über 5–10 Tage.
Nebenwirkungen und Kontraindikationen: Siehe Abschn. 5.1.1.

5.3 Cryptosporidiose

Cryptosporidien sind Protozoen, die im Magen-Darm-Trakt verschiedener Tierarten vorkommen und auf fäkal-oralem Wege auf
den Menschen übertragen werden können. Selten erzeugen sie bei
immunkompetenten Personen wäßrige Durchfälle, die ohne besondere Therapie sistieren. Bei AIDS-Patienten dagegen verursachen
sie schwere, monatelang anhaltende Diarrhöen mit abdominellen
Krämpfen, Zeichen der Malabsorption und schwerem Gewichtsverlust [6].
Die Therapie ist symptomatisch und beinhaltet *Loperamid* und
Flüssigkeitssubstitution (s. Abschn. 1.4). *Erythromycin* und *Spiramy-
cin* können zwar die Menge der Keime im Stuhl reduzieren, die
Cryptosporidien aber nicht eliminieren. Gelegentlich wird eine
leichte, kurzfristige Besserung der klinischen Symptome unter dieser Therapie gesehen. *Azidothymidin* (Retrovir) soll bei einigen Patienten zu dramatischer Besserung der Diarrhö und zum Ende der
Keimausscheidung führen [7].

5.4 Wurmerkrankungen

5.4.1 Zestoden

Definition
Taenia saginata, der Rinderbandwurm, ist der häufigste, weltweit verbreitete Bandwurm. Der Mensch ist Endwirt. Auch bei *Taenia solum* (Schweinebandwurm) ist der Mensch Endwirt. Er kann aber auch Zwischenwirt sein (Zystizerkose). Bei der Zystizerkose muß die Finne des Schweinebandwurms mit Praziquantel in hoher Dosierung behandelt werden.

Bothriocephalus latus (Fischbandwurm), hat eine besondere Wirkung auf den befallenen Menschen, indem er die Resorption von Vitaminen, besonders von Vitamin B_{12}, hemmt. Zusätzlich zur Wurmkur müssen Vitamine, insbesondere Vitamin B_{12} und Folsäure gegeben werden.

In Südeuropa häufig ist der *Zwergbandwurm* (Hymelosepsis nana). Er wird mit den unten angegebenen Bandwurmkuren behandelt, allerdings sind höhere Dosierungen notwendig. Die Kur muß meist noch ein- bis zweimal wiederholt werden [3].

Therapie
Niclosamid (Yomesan, Tbl. à 0,5 g)
Dosierung: Einmalig 4 Tbl. à 0,5 g nach dem Frühstück zerkauen. Für Kinder bis 15 kg KG 1 Tbl., bis 30 kg KG 2 Tbl. Für Stuhlgang sorgen.
Nebenwirkung: Nausea.
Kontraindikationen: Nicht bekannt.

Praziquantel (Cesol, Tbl. à 150 mg)
Dosierung: 10 mg/kg KG als Einzeldosis.
Nebenwirkungen: Nausea, Leibschmerzen, Benommenheit, Urtikaria.
Kontraindikationen: Nicht bekannt.

Mebendazol (Vermox, Tbl. à 100 mg)

Dosierung: Je 2–3 Tbl. morgens und abends an 3 aufeinanderfolgenden Tagen.

Nebenwirkungen: Selten milde gastrointestinale Störungen.

Kontraindikationen: Schwangerschaft, Kinder unter 2 Jahren.

5.4.2 Nematoden (Fadenwürmer)

Askariasis (Spulwurm)

Definition

Ascaris lumbricoides ist ein für Menschen spezifischer Rundwurm von 20–30 cm Länge. Die Übertragung erfolgt peroral durch kontaminierte Gemüse und Früchte.

Therapie

Mebendazol (Vermox) hat bei Askariasis eine Wirksamkeit von 80–100% [8]. Es eignet sich besonders bei Mischinfektionen mit anderen Würmern.

Dosierung: An 3 Tagen je 1 Tbl. à 100 mg morgens und abends.

Nebenwirkungen: Sehr selten harmlose gastrointestinale Symptome.

Kontraindikationen: Schwangerschaft, Kinder unter 2 Jahren.

Pyrantelpamoat (Helmex) tötet Askariden bei über 90% der Patienten.

Dosierung: Einmalige Gabe von 5–10 mg/kg KG (3 Kautbl. à 250 mg).

Nebenwirkungen und Kontraindikationen: Nicht bekannt.

Oxyuren (Madenwurm)

Definition

Der ca. 1 cm lange fadenförmige Madenwurm, Enterobius (Oxyuris) vermicularis, ist einer der häufigsten Darmparasiten des Menschen. Die Übertragung erfolgt durch Selbstkontakt, durch Kontakt

von Mensch zu Mensch und aerogen. Pruritus ani ist das Haupt-
symptom.

Medikamentöse Therapie
Es gibt mehrere gut verträgliche und einfache Therapien, die zu
weit über 90% wirksam sind. Die Chemotherapie muß von präven-
tiven hygienischen Maßnahmen flankiert werden, denn die Reinfektionsrate ist sehr hoch. Sämtliche Hausgenossen sollten therapiert werden.

Mebendazol (Vermox)
Dosierung: Die einmalige Gabe von 100 mg (1 Tbl.) sollte nach 2
und nach 4 Wochen noch einmal wiederholt werden.
Nebenwirkungen: Keine bekannt.
Kontraindikationen: Schwangerschaft. Kinder unter 2 Jahren.

Pyriniumpamoat (Molevac, Drg. à 50 mg, Suspension 50 mg in
5 ml)
Dosierung: Einmalige Gabe von 5 mg/kg KG (1 Drg. bzw. 1 Teelöffel Suspension pro 10 kg KG). Nach 1–2 Wochen muß die Therapie wiederholt werden.
Nebenwirkungen: Harmlose Rotfärbung des Stuhls. Selten: Nausea
und Erbrechen.

Pyrantelpamoat (Helmex, Kautbl. à 250 mg oder Suspension à
250 mg pro 5 ml = 1 Teelöffel)
Dosierung: Einmalig 10 mg/kg KG (bei Erwachsenen 3 Ktbl.). Da
reife Würmer empfindlicher zu sein scheinen als juvenile, soll die
Therapie nach 2 Wochen wiederholt werden.

Therapie des Pruritus ani
Nach jedem Stuhlgang Anästhesinsalbe oder Ungent. hydrargyri
albi 5%.

Begleitende hygienische Maßnahmen
Sie sind wegen der hohen Infektionsrate besonders wichtig, insbesondere während und nach der Wurmkur. Nach jedem Stuhlgang
und vor jeder Mahlzeit müssen die Hände sorgfältig mit warmem

Wasser, Seife und Handbürste gewaschen werden, die Fingernägel sind kurz zu schneiden. Während und nach der Wurmkur sollen enganliegende Baumwollhosen getragen werden, die nach jedem Stuhlgang gewechselt und sofort ausgekocht werden sollen. Nach der Beendigung der Kur müssen Bett- und Leibwäsche gewechselt und gekocht werden.

Trichuriasis

Definition
Trichuris trichiura, der Peitschenwurm, ist weltweit, besonders aber in feuchtem, warmem Klima verbreitet. Die Infektionen sind meist asymptomatisch. Schwere, therapiebedürftige Erkrankungen sind selten, die medikamentöse Behandlung ist nicht immer erfolgreich.

Therapie
Mebendazol (Vermox) ist das Mittel der Wahl [10].
Dosierung: 2mal 100 mg an 3 aufeinanderfolgenden Tagen.
Nebenwirkungen und Kontraindikationen: Siehe S. 142.

Trichinellose

Definition
Die Infektion erfolgt durch Genuß von ungekochtem Schweine- und Bärenfleisch mit Larven von Trichinella spiralis. Die Trichine lebt in der Dünndarmschleimhaut. Ihre Larven befallen die querge- streifte Muskulatur. Während der Migration der Larven kommt es zu einer schweren Erkrankung [11].

Therapie
Mebendazol ist das bisher wirksamste Medikament. Bei schweren Infektionen kann auf Kortikoide nicht verzichtet werden. Folgen- des Therapieschema hat sich bewährt [3]:

Mebendazol (Vermox, Tbl. à 100 mg; Vermox forte, Tbl. à 500 mg)

144

Dosierung: In den ersten Tagen 300–600 mg täglich, dann Steigerung bis 2mal 500 mg tgl. Über 14 Tage. In der 3. Woche allmähliche Reduktion der Dosis.
Nebenwirkungen: Nicht bekannt.

Prednison (Decortin)
Dosierung: Anfangs 100 mg tgl., später 50 mg, schließlich 25 mg. Übliches Ausschleichen in der 3. Woche.

Hakenwürmer

Definition
Die beiden Hakenwurmarten (Ancylostoma duodenale und Necator americanus) sind in warmfeuchten Gebieten endemisch. Sie sitzen an der Dünndarmwand. Eier werden mit dem Stuhl ausgeschieden. Die Infektion des Menschen erfolgt durch die Larven, die in die Haut eindringen, über die Lungenkapillaren und durch die Alveolarwände in den Respirationstrakt gelangen und von dort in den Dünndarm. Klinische Symptome sind dyspeptische Beschwerden, Abmagerung und Anämie.

Therapie
In endemischen Gebieten (warm-feuchtes Klima, schlechte sanitäre Verhältnisse) ist die Therapie leichter Infektionen mit geringen Beschwerden wegen der hohen Reinfektionsrate wenig sinnvoll. Bei Tropenrückkehrern kann die Hakenwurminfektion leicht und gefahrlos beseitigt werden.

Mebendazol (Vermox) ist besonders geeignet bei Infektionen mit mehreren Würmern. Es wirkt ovizidal und larvizidal.
Dosierung: 2mal tgl. 100 mg über 2 Tage.
Nebenwirkungen: Keine bekannt.
Kontraindikationen: Schwangerschaft.

Strongyloides stercoralis

Definition

Der Zwergfadenwurm ist ein häufiger Parasit in warmen Ländern. Autoinfektion über perianal abgehende reife Larven ist möglich. Klinische Symptome sind Dermatitis, flüchtige Lungeninfiltrate, dyspeptische Beschwerden bis zu schweren Enteritiden [12].

Therapie

Tiabendazol und das besser verträgliche *Mebendazol* sind Medikamente der Wahl und führen bei 80–100% zur Parasitenelimination. Leider aber gibt es auch klinische und parasitologische Behandlungsversager, darum sollten die Patienten klinisch (Eosinophilenzählung) und parasitologisch 3, 12 und 24 Monate nach der Behandlung nachuntersucht werden.

Mebendazol: 2–3 Tbl. à 100 mg, jeweils morgens und abends über 3 Tage.
Nebenwirkungen und Kontraindikationen: Keine bekannt.

Literatur

1. Weinke T, Friedrich-Jänicke B, Janitschke K (1988) Bedeutung von Entamoeba histolytica bei Tropenrückkehrern. Dtsch Med Wochenschr 113: 678–682
2. Sternberger H, Wiedermann G, Aspöck H (1980) Die Chemotherapie parasitärer Erkrankungen. Antibiot Prax 6: 43–63
3. Bommer W, Megerian H (1983) Parasitosen des menschlichen Dünndarms. In: Caspary WF (Hrsg) Dünndarm. Springer, Berlin Heidelberg New York (Handbuch der inneren Medizin, Bd. 3/3B, S 106–164)
4. Mühlendorfer S, Schmidt A, König E, Schmidt H (1988) Giardiasis. Med Klin 83: 219–222
5. Jokipii L, Jokipii AMM (1982) Treatment of giardiasis. Comparative evaluation of omidazole and tinidazole as a single oral dose. Gastroenterology 83: 399–404
6. Brühwiler J, Lüthy R, Münch R, Siegenthaler W (1988) Opportunistische Infektionen und Tumoren am Magen-Darm-Trakt als Manifestation von AIDS. Dtsch Med Wochenschr 113: 1566–1571
7. Conolly GM, Dryden M, Shanson DC, Gazzard BG (1988) Cryptosporidial diarrhea in AIDS. Gut 29: 593–597

8. Piekarski G (1980) Die Askariasis (Spulwurmbefall). Dtsch Med Wochenschr 105: 2406–2408
9. Gonzales S, Dela Cabada FJ (1987) Parasitic infections of the colon and rectum. Baillieres Clin Gastroenterol 1: 447–467
10. Magbool S, Lawrence D, Katz M (1975) Treatment of trichuriasis with a new drug, mebendazole. J Pediatr 86: 436–456
11. Bommer W, Eckhardt T, Kaiser H et al. (1985) Trichinelloseausbruch durch illegal importiertes Fleisch aus Aegypten. Med Klin 80: 453–457
12. Stürchler D (1987) Parasitic diseases of the small intestine. Baillieres Clin Gastroenterol 1: 39

Leber

1 Akute Virushepatitis

1.1 Definition

Neben entzündlichen Begleitreaktionen der Leber bei verschiedenen Virusinfektionen lassen sich epidemiologisch und serologisch verschiedene Virushepatitiden abgrenzen, die zwar durch unterschiedliche Viren erzeugt werden, im klinischen und histologischen Bild aber gleich sind.

1.2 Ätiologie, Epidemiologie, Pathogenese

Der Erreger der *Hepatitis A* ist ein RNS-Virus, das nur kurz im Blut auftaucht und über den Stuhl ausgeschieden wird. Die Übertragung geschieht fäkal-oral bei schlechten hygienischen Verhältnissen. Die Hepatitis A hat eine Inkubationszeit von 15–40 Tagen. Es gibt keine Virusdauerträger und keine chronische Verlaufsform.

Erreger der *Hepatitis B* ist ein DNS-Virus, das man im Blut, Speichel, Samen, Vaginal- und Wundsekret nachgewiesen hat. Die Hepatitis B hat eine Inkubationszeit von 40–150 Tagen und ist durch das Auftreten von HBsAg im Serum charakterisiert. Sie wird vorwiegend parenteral, aber auch sexuell und durch engen körperlichen Kontakt übertragen. Die Hepatitis-B-Infektion kann chronisch werden (5–10%), das Blut der Patienten kann über Jahrzehnte infektiös bleiben.

Darüber hinaus gibt es akute Virushepatitiden, die serologisch weder A- noch B-Hepatitiden sind. Sie wurden, solange man ihre

Erreger nicht kannte „Non-A, Non-B Hepatitis" genannt. Inzwischen wurden zwei Viren isoliert [1, 25]. Der Erreger der endemischen, enteral übertragenen *Hepatitis E,* die in unseren Breiten keine Rolle spielt, und der parenteral übertragenen *Hepatitis C* (etwa 90% aller Posttransfusionshepatitiden), die zu 30–50% chronisch verläuft.

Bei allen Formen der Virushepatitis kommt es zu Leberzellnekrosen unterschiedlichen Ausmaßes. In wenigen Fällen kann der Zelluntergang so massiv sein, daß sich ein – meist letales – Leberkoma entwickelt. Ursache des Leberzelluntergangs sind antikörperabhängige, zellvermittelte Immunreaktionen. Die Viren selbst sind nicht zytotoxisch.

1.3 Therapie

Anzustrebende Ziele einer Therapie wären: Verhinderung des Leberzelluntergangs, Förderung der Leberregeneration, Viruselimination, bei bereits eingetretener massiver Nekrose temporärer Ersatz der Leberfunktion und schließlich die Verhütung weiterer Infektionen.

Leider kennen wir bis heute weder die genauen pathophysiologischen Vorgänge, die zum Untergang der Leberzelle führen, noch wissen wir, wie die Leberregeneration reguliert wird. Es gibt keine antiviralen Substanzen, die die Viruselimination effektiv begünstigen und damit den Verlauf einer akuten Virushepatitis beeinflussen. Auch Interferone haben bei der akuten Hepatitis keinen nachweisbaren Effekt, obwohl sie bei der chronischen Hepatitis die Viruselimination zu begünstigen scheinen (s. Abschn. 2.5.2).

Bei bereits eingetretener massiver Nekrose wäre ein temporärer Ersatz der Leberfunktion bis zur Regeneration ausreichender Parenchymmasse notwendig. Leider sind alle Bemühungen, insbesondere die Entgiftungsfunktion der Leber zu ersetzen, bisher erfolglos geblieben. In der Hepatitisprophylaxe sind durch hygienische Maßnahmen, serologische Testung der Blutkonserven, passive Immunisierung und vor allem durch Entwicklung aktiver Impfstoffe, erhebliche Fortschritte gemacht worden.

1.3.1 Allgemeinmaßnahmen

Eine wirksame spezielle Diät oder Leberschonkost gibt es nicht. Alkohol sollte weitestgehend gemieden werden. Körperliche Schonung, aber nicht absolute Bettruhe, soll während des akut-entzündlichen Schubs eingehalten werden. Eine stationäre Klinikbehandlung ist nur nötig bei schweren Verlaufsformen (Quick-Wert <70%), bei Gefahr der Weiterverbreitung (Drogensucht, unhygienische häusliche Verhältnisse) und im letzten Trimester einer Schwangerschaft (Gefahr der Frühgeburt).

1.3.2 Medikamentöse Therapie

Eine gesicherte medikamentöse Beeinflussung des klinischen Verlaufs einer akuten Hepatitis gibt es nicht.

Ungesicherte oder nicht bewährte Maßnahmen

Glukokortikoide wurden wegen ihres antiinflammatorischen, immunsuppressiven und die Zellmembran abdichtenden Effekts schon recht früh in der Therapie der akuten Virushepatitis eingesetzt. Sie verbessern das subjektive Befinden und führen zu einem Abfall des Bilirubins und der Transaminasen. Dennoch werden heute Glukokortikoide bei der Therapie der akuten Virushepatitis aus folgenden Gründen nicht mehr verwendet:

a) Eine kontrollierte Studie zeigt, daß durch Therapie mit Glukokortikoiden die Krankenhausverweilzeit nicht verkürzt und die Rezidivquote wesentlich erhöht wird [2].
b) Glukokortikoide scheinen die HBsAg-Persistenz zu verlängern [3].
c) Tierexperimentell konnte nachgewiesen werden, daß durch Kortikoide die Leberregeneration gehemmt wird [4].
d) Durch Kortikoidtherapie wird die Letalität bei fulminanter Hepatitis erhöht wegen tödlicher Therapiekomplikationen (Ulcus pepticum, Infektionen) [5].

Auch ACTH ist bei normalem oder fulminantem Verlauf der akuten Virushepatitis nicht indiziert.

„Leberschutztherapie"

Alle nachfolgend genannten Substanzen sollen die Resistenz der Leberzellen gegen Schädigungen verschiedenster Art erhöhen bzw. die Regeneration fördern. Aus psychologischen Gründen kann die Verordnung eines solchen Medikaments im Rahmen einer akuten Virushepatitis indiziert sein. Der behandelnde Arzt sollte sich jedoch darüber im klaren sein, daß lediglich eine Placebowirkung zu erwarten ist.

„Leberschutzpräparate" enthalten neben pflanzlichen Laxanzien im einzelnen:

Vitamine des B-Komplexes, insbesondere Vitamin B_{12}. Diese Vitamine sind als Bestandteil von Kofermenten für zahlreiche intermediäre Stoffwechselprozesse von Bedeutung, das Vitamin B_{12} auch für die Synthese von Nukleoproteinen. Bei akuten und chronischen Lebererkrankungen ist die Konzentration von Vitamin B_{12} im Serum mehr oder minder stark erhöht, gesteigerte Zufuhr führt nur zur Ausscheidung im Urin.

Essentielle Phospholipide: Diese Substanzen sollen in die Membranen der Leberzelle eingebaut werden und diese stabilisieren. Ein Einfluß auf den Verlauf von Lebererkrankungen wurde aber nie bewiesen.

Orotsäure ist ein Intermediärprodukt bei der Biosynthese der Pyrimidinnukleotide. Hohe Dosen von Orotsäure führen zur Leberverfettung bei der Ratte. Statistisch einwandfreie vergleichende Untersuchungen unter Therapie mit Orotsäure fehlen.

Lipotrophe Substanzen, insbesondere *Cholin,* wurden gegeben, weil Cholinmangel bei Ratten zur Leberzirrhose führt. Beim Menschen gibt es keinen Cholinmangel, da es nicht essentiell ist.

Silymarine sind aus dem Samen der Mariendistel isolierte, chemisch eng verwandte Substanzen. Im Tierversuch konnte durch sie eine gewisse Schutzwirkung bei akuten toxischen Leberschädigungen nachgewiesen werden. Silymarin (Legalon) hat aber keinen nachweisbaren Einfluß auf den Verlauf der akuten Virushepatitis [6].

1.4 Therapeutische Möglichkeiten bei fulminanter Hepatitis (akutes Leberversagen, Coma hepaticum)

Eine gesicherte kausale Therapie des akuten Leberversagens gibt es nicht. Unsere therapeutischen Möglichkeiten beschränken sich auf eine intensivmedizinische Therapie zur Behandlung der Folgen des Leberversagens an anderen Organen (Koma, Schock, Elektrolyt- und Zuckerentgleisung, Nierenversagen, Blutungen) sowie auf den Versuch, das Blut zu entgiften und fehlende, von der Leber synthetisierte Substanzen zu substituieren.

1.4.1 Ernährung

Die parenterale Ernährung erfolgt am besten über die V. jugularis interna, die auch bei Gerinnungsstörungen punktiert werden kann [7]. Die Kalorien sollten über Glukose zugeführt werden. Fruktose und Zuckeraustauschstoffe, die erst in Glukose umgewandelt werden müssen, sind weniger günstig, da sie den ATP-Gehalt der Leber verringern [8]. Stickstoff muß in Form spezieller Lösungen (Amino-fusin Hepar, Aminoplasmal Hepa), die vermehrt verzweigtkettige und vermindert aromatische Aminosäuren enthalten, zugeführt werden (Einzelheiten s. Kap. Parenterale Ernährung).

1.4.2 Gerinnungsstörungen

Bei massiver Leberzellnekrose im Rahmen eines akuten Leberversagens oder eines nekrotischen Schubs einer chronischen Lebererkrankung kommt es zu komplexen Störungen des Gerinnungssystems durch mangelnde Produktion wichtiger prokoagulatorischer und fibronolytischer Faktoren und durch Verminderung der Inhibitoren beider Enzymsysteme. Zusätzlich wird eine disseminierte intravasale und auch intrahepatische Gerinnung begünstigt durch Thromboplastinfreisetzung aus Leberzellnekrosen, AT-III-Mangel, Endotoxinämie und verminderte Elimination aktiver Gerinnungsfaktoren aus dem Plasma [9]. Bei akutem Leberversagen ist eine rasche und optimale Korrektur der Hämostaseparameter notwendig, weil 20–30% der Patienten mit akutem Leberversagen an

152

schweren Blutungen sterben und die disseminierte intrahepatische Gerinnung die Mikrozirkulation in der Leber verschlechtert, was zu weiterer Leberzellschädigung führen kann [10, 11].

Frischplasma ermöglicht eine optimale Substitutionstherapie, weil es die nötigen Hämostasefaktoren in ausgeglichenem Verhältnis enthält. Es werden insgesamt in 24 h 10–20 ml Frischplasma/kg KG in 4 Portionen infundiert, also alle 6–8 h 250 ml. Das so zugeführte *Antithrombin III* reicht meist nicht aus und muß dann als Konzentrat (Kybernin) (1000–2000 E/Tag) substituiert werden, bis der AT-III-Gehalt im Serum 60–70% erreicht. AT-III-Konzentrate sind sehr teuer, und große Mengen werden benötigt. Sie sind wirksam in der Therapie der Gerinnungsstörungen [9, 10], ob sie aber die schlechte Gesamtprognose bei akutem Leberversagen verbessern, ist offen.

Wenn trotz Gabe von Frischplasma die Blutungsneigung persistiert und der Plasmafibrinogenspiegel unter 100 mg% liegt, können zusätzlich in ca. 6- bis 8stündigem Intervall 2–4 g *Fibrinogen* infundiert werden. Dabei wird die Zugabe von Heparin (500 IE/g Fibrinogen) empfohlen, um einer intravasalen Gerinnung vorzubeugen. Die Faktorenkonzentrate des Prothrombinkomplexes sind nicht indiziert, da sie eine außerordentlich hohe thrombogene Wirkung haben und die Neigung zu disseminierter, intravasaler und intrahepatischer Gerinnung eher noch verstärken.

Heparin wurde gegeben, um die disseminierte intravasale Gerinnung zu hemmen. In einer kontrollierten Studie an Patienten mit fulminanter Hepatitis zeigte sich aber, daß die Gerinnung durch Heparintherapie nicht gebessert und die Zahl sowie die Schwere der Blutungen nicht positiv beeinflußt werden kann [12].

Ulkusprophylaxe ist wie bei allen schweren, mit Schock einhergehenden, intensivmedizinisch zu überwachenden Patienten angezeigt (Einzelheiten s. Kap. Magen, 5.2).

1.4.3 *Coma hepaticum*

Die Pathogenese des Coma hepaticum ist ungeklärt (s. Abschn. 3.4.3). Entsprechend fehlt eine effektive medikamentöse Therapie.

Gesicherte Maßnahmen

Darmreinigung: Auch wenn die intestinale Produktion von Ammoniak, Phenol und anderer, möglicherweise zerebrotoxischer Substanzen beim fulminanten Leberversagen keine so wesentliche Rolle spielt, so sollte doch die Darmreinigung durchgeführt werden durch hohe Einläufe und Behandlung mit *Lactulose* und schwer resorbierbaren *Antibiotika* (s. Abschn. 3.4.3).

Das *Hirnödem* ist eine häufige Komplikation bei fulminanter Hepatitis und kann Koma-, aber auch Todesursache sein. *Mannitol* (1 g/kg KG/24 h) erwies sich als sehr erfolgreich in der Behandlung des Hirnödems bei fulminantem Leberversagen. *Dexamethason* ist ineffektiv [13].

Ungesicherte Maßnahmen

Bei der *Plasmaphorese* wird durch großporige Membranen oder Zentrifugation abgetrenntes Patientenplasma verworfen und durch Spenderplasma ersetzt. Dieses Verfahren tritt an die Stelle der früher praktizierten Austauschtransfusion oder der Hämodialyse durch großporige Membranen. Die bisher veröffentlichten Behandlungsserien zeigen allerdings, daß die Plasmaphorese die schlechte Prognose der Patienten nur wenig verändert [14].

Bei der *Hämoperfusion* werden toxische Substanzen durch synthetische Absorbenzien und/oder Aktivkohle eliminiert. Eine wesentliche Senkung der Letalität wird dadurch nicht erreicht [15].

Die *extrakorporale Leberperfusion* über die Schweine- oder Pavianleber hat sich nicht bewährt.

1.5 Prophylaxe

Da es keine medikamentöse Therapie der akuten Virushepatitis gibt, ist die Prophylaxe von entscheidender Bedeutung.

1.5.1 Hepatitis A

Passive Immunisierung

Standard-Immunglobulin (Beriglobin S, Hemogamma, Kabiglobin, Amp. à 2 und 5 ml)

Gammaglobulin schützt vor Hepatitis-A-Erkrankung, auch wenn es eine Infektion nicht immer verhütet [16]. Eine einmalige i. m.-Injektion eines 16%igen Immunglobulinpräparats gewährt einen Schutz für 4–5 Monate. Da die Hepatitis A zu den häufigsten Reiseerkrankungen bei Tropenrückkehrern gehört, sollten Reisende in tropische und subtropische Gebiete kurz vor der Abreise eine einmalige Injektion erhalten. Eine Hepatitis-A-Erkrankung in der Familie oder in der Wohngemeinschaft ist die andere Indikation zur passiven Immunisierung. Hier kommen die Immunglobuline allerdings oft zu spät, da die hauptsächliche Virusausscheidung vor der klinischen Manifestation der Hepatitis A erfolgt und sich daher die Kontaktpersonen oft schon vorher infiziert haben.

Dosierung: Für Kinder mit einem Körpergewicht unter 20 kg 2 ml, für größere Kinder und Erwachsene 5 ml i. m.

Nebenwirkungen sind bei i. m.-Injektionen sehr selten (unter 1%). Sie können in Form allergischer, hyperergischer Erscheinungen (Fieber, Exanthem, Urtikaria, Allergien) auftreten. Die Injektion ist weniger schmerzhaft, wenn das Immunglobulin direkt vor der Applikation auf Körperwärme gebracht wird.

Kontraindikationen bestehen nicht, auch nicht bei Schwangerschaft.

Aktive Immunisierung

Es ist gelungen, Hepatitis-A-Viren in mehreren Zellsystemen zu züchten. Damit wurde der Grundstein gelegt für die Entwicklung eines Impfstoffs gegen Hepatitis A, der aber bisher noch nicht auf dem Markt ist.

1.5.2 Hepatitis B

Bei 5–10% der Erwachsenen kann eine Hepatitis-B-Infektion chronisch werden, bei Infektionen im frühen Lebensalter sogar bei bis zu 90% der Fälle. Chronisch-persistierende Hepatitis, chronisch-aktive Hepatitis, Leberzirrhose oder Leberzellkarzinom können die Folge sein. Angesichts von etwa 200 Mio. HBsAg-Trägern weltweit muß die Entwicklung eines wirksamen Schutzes gegen die Hepatitis-B-Infektion als einer der ganz großen Fortschritte der Medizin gewertet werden.

Präexpositionsprophylaxe: Aktive Immunisierung

Die Impfstoffe (H-B-Vax, Hevac B Pasteur) enthalten hochgereinigtes und formalininaktiviertes Hüllmaterial des HB-Virus (22 nm HBsAg-Partikel), sie sind frei von Virus-DNS. Ausgangsmaterial dieser bisherigen Impfstoffe ist HBsAg-positives Blut. Neuerdings sind *gentechnologisch in Hefezellen hergestellte Impfstoffe* (GenH-B-Vax, Engerix-B) mit gleicher Immunogenität auf dem Markt [17]. Die Impfstoffe enthalten 5 µg (Hevac-B) bzw. 20 µg (H-B-Vax, Gen H-B-Vax, Engerix-B) HBsAg pro Impfdosis. Die Grundimmunisierung besteht aus 3 (Hevac B) bzw. 2 (H-B-Vax, Gen H-B-Vax) Grundimpfungen in monatlichem Abstand und einer wichtigen Auffrischimpfung nach 12 bzw. 6 Monaten (Tabelle 11). Nach der Impfung bilden etwa 95% der gesunden Personen Antikörper. Bei Dialysepatienten und anderen immungeschwächten Probanden ist allerdings nur eine Serokonversionsrate zwischen 50 und 70% zu erzielen. Für diese Patienten werden daher höhere Impfdosen

Tabelle 11. Präexpositionelle Hepatitis-B-Prophylaxe durch Hepatitis-impfung

---

Hevac-B-Pasteur
3 Injektionen von je 1 ml i. m. in den Oberarm in einmonatigem Abstand. Auffrischimpfung 1 Jahr nach der ersten Injektion

H-B-Vax, Gen H-B-Vax, Engerix-B
2 Injektionen von je 1 ml i. m. in den Oberarm in einmonatigem Abstand. Auffrischimpfung 6 Monate nach der ersten Injektion

Bei *Dialysepatienten* evtl. doppelte Menge (2mal 1,0 ml/Impfung an verschiedenen Injektionsstellen).
Kinder bis zu 10 Jahren erhalten jeweils nur die halbe Dosis (0,5 ml)

(40 µg) empfohlen [18], möglicherweise kann durch gleichzeitige Gabe von Interleukin 2 ihre Serokonversionsrate erhöht werden [19]. Die Immunogenität des Impfstoffs ist höher, wenn in den Oberarm i. m. gespritzt wird. Die Dauer des Impfschutzes hängt ab von dem HBs-Antikörpergehalt des Serums. *Regelmäßige Kontrollen* und *Auffrischimpfungen bei einem Titer von weniger als 10 IE/l* sind bei gefährdeten Personen notwendig. Die Hepatitis-B-Vakzine ist teuer. Sie muß daher in unseren Breiten bisher noch einem besonders gefährdeten Personenkreis vorbehalten bleiben [20] (Tabelle 12).

Um eine unnötige Impfung zu vermeiden, ist eine *Voruntersuchung auf serologische Marker einer HBV-Infektion* (Bestimmung des Anti-HBc) angezeigt. Anti-HBc-negative Personen werden geimpft. Bei positivem Nachweis von Anti-HBc werden HBsAg und Anti-HBs bestimmt. Anti-HBs-positive Probanden (Titer > 10 IE/l) sind bereits immun und brauchen ebenso wenig eine Impfung wie HBsAg-Träger. Anti-HBc-positive Probanden werden geimpft, wenn sie HBsAg- und anti-HBsAg-negativ sind. Auch ohne Vortestung kann die Impfung unbedenklich angewendet werden. Sie ist bei Immunen oder HBsAg-Dauerträgern zwar nutzlos, aber völlig unschädlich. Abgesehen von leichten lokalen Reaktionen und geringem Temperaturanstieg sind keine Nebenwirkungen der Hepatitis-B-Impfung bekannt geworden.

Tabelle 12. Personengruppen, für die eine Schutzimpfung gegen Hepatitis B empfohlen wird. (Deutsche Vereinigung zur Bekämpfung der Viruskrankheiten e. V.)

- Medizinisches und zahnmedizinisches Personal
- Dialysepatienten und -personal
- Patienten, die häufig Blut oder Blutderivate erhalten
- Pflegepersonal und Patienten in psychiatrischen Anstalten und vergleichbaren Pflegeanstalten
- Neugeborene HBs-Ag-positiver Mütter
- Familienmitglieder und Sexualpartner von HBV-Infizierten
- Personen mit häufigem Wechsel des Sexualpartners
- Drogenabhängige
- Lang einsitzende Strafgefangene

Postexpositionsprophylaxe: Aktiv-passiv-Immunisierung

Nach versehentlicher Inokulation von infektiösem Material (Nadelstich, Schleimhautkontakt) wird heute grundsätzlich eine Aktiv-passiv-Immunisierung durchgeführt. Auch Neugeborene HBsAg-positiver Mütter müssen sofort nach der Geburt so vor einer Infektion und einer dann häufig chronischen Hepatitis geschützt werden [21]. Für die passive Immunisierung steht *Hepatitis-B-Hyperimmunserum* zur Verfügung, das einen sehr hohen (mindestens 200 IE/ml) Anti-HBs-Titer hat (Aunativ, Hepaglobin, Hepatitis-Immunglobulin S Behring). Es wirkt am besten, wenn es unmittelbar nach Exposition, möglichst innerhalb von 6 h, gegeben wird. Eine Wirkung mehr als 48 h nach Exposition ist zweifelhaft [22]. Die Nebenwirkungen des Hyperimmunserums entsprechen denen anderer Immunglobuline (s. Abschn. 1.4.1).

Da die Zufuhr von Anti-HBs den Erfolg einer aktiven Immunisierung nicht beeinträchtigt, wird sofort eine Hepatitis-B-Impfung angeschlossen. Impfschema und Dosierung bei aktiv-passiver Immunisierung sind in Tabelle 13 aufgezeigt.

Tabelle 13. Postexpositionelle Hepatitis-B-Prophylaxe durch aktiv-passive Immunisierung

	Hyperimmunserum + (Aunativ, Hepaglobin, Hepatitis-B-Immunglobulin S)	*Vakzine* (Hevac-B, H-B-Vax, Gen-H-B-Vax, Engerix)
Akzidentielle Infektion	5 ml i. m. sofort nach der Infektion	1 ml i. m. in den Oberarm sofort nach der Infektion sowie nach 1 und 6 Monaten (H-B-Vax, Gen H-B-Vax, Engerix) bzw. 1, 2 und 12 Monaten (Hevac-B)
Neugeborene HBsAg-positiver Mütter	1 ml i. m. noch im Kreißsaal	0,5 ml i. m. bei Geburt sowie nach 1 und 6 Monaten (H-B-Vax, Gen H-B-Vax, Engerix) bzw. nach 1, 2 und 12 Monaten (Hevac-B)

1.5.3 Posttransfusionshepatitis (Hepatitis C)

Noch können keine Empfehlungen zur passiven oder aktiven Immunisierung gegeben werden. Es gibt Hinweise, daß Standardimmunglobuline vor und 1 Woche nach Bluttransfusion vor einer Hepatitis C schützen [23].
Kürzlich wurde mit molekularbiologischen Methoden ein möglicher Erreger der Hepatitis C entdeckt und ein serologischer Test entwickelt [24], so daß rasche Fortschritte in der Diagnostik und Prävention zu erhoffen sind.

Literatur

1. Choo QL, Kuo G, Weiner AJ et al. (1989) Isolation of a cDNA clone derived from a blood-borne Non-A, Non-B viral hepatitis genome. Science 244: 359–361
2. Blum AL, Stutz R, Hämmerli UP et al. (1969) A fortuitously controlled study of steroid therapy in acute viral hepatitis. Am J Med 47: 82–100
3. Müller R (1976) Kann durch therapeutische Maßnahmen eine Hepatitis-Virusinfektion chronisch werden? MMW 118: 679–682
4. Davies JC, Hyde TA (1966) The effect of corticosteroids and altered adrenal function on liver regeneration following chemical necrosis and partial hepatectomy. Cancer Res 26: 217–220
5. Gregory PB, Knauer CM, Kumpson RL et al. (1976) Steroid therapy in severe viral hepatitis. N Engl J Med 294: 681–687
6. Bode CH, Schmidt U, Dürr KH (1977) Zur Behandlung der akuten Virushepatitis mit Silymarin. Med Klin 72: 513–518
7. Goldfarb G, Lebrec D (1982) Percutaneous cannulation of the internal jugular vein in patients with coagulopathies. An experience based on 1000 attempts. Anesthesiology 56: 321–323
8. Bode CH, Schumacher H, Goebell H, Pelzel H (1971) Fructose induced depletion of liver adenin-nucleotides. Horm Metab Res 3: 289–291
9. Kelly DA, Tuddenham EGD (1986) Hemostatic problems in liver disease. Gut 27: 289–291
10. Vogel GE, Komm C, Lorenz R, Bottermann P (1984) Das akute Leberversagen – neue therapeutische Aspekte. Intensivbehandlung 9: 60–66
11. Jendrychowski A (1987) Therapie der Haemostasestörungen bei chronischer und akuter Leberschädigung. Internist 28: 783–795
12. Guzzard BG, Clark R, Borisakchanyavat V, Williams R (1974) A controlled trial of heparin therapy in the coagulation defect of paracetamol-induced hepatic necrosis. Gut 15: 89–93

13. Canalese J, Gimson AES, Davis C et al. (1982) Controlled trial of dexamethasone und mannitol for the cerebral oedema of fulminant hepatic failure. Gut 23: 625–629
14. Pott G, Kamanabroo D, Krummeuerl T, Lohmann J, Gerlach U (1983) Therapie des akuten Leberversagens. Dtsch Med Wochenschr 108: 1327–1329
15. O'Grady JG, Gimson AES, O'Brian CJ et al. (1988) Controlled trials of charcoal hemoperfusion and prognostic factors in fulminant hepatic failure. Gastroenterology 94: 1186–1192
16. Ukena T, Esber H (1985) Site of injection and response to hepatitis B Vaccine. N Engl J Med 313: 579–580
17. Jilg W, Lorbeer B, Schmidt M, Wilske B, Zonlek G, Dreinhardt F (1984) Clinical evaluation of a recombinant Hepatitis B vaccine. Lancet II: 1174–1175
18. Stevens CE, Alter HJ, Taylor PE et al. (1984) Hepatitis B Vaccine in patients receiving hemodialysis. N Engl J Med 311: 496–501
19. Meurer SC, Dumann H, Meyer zum Büschenfelde KH, Köhler H (1989) Low dose interleukin-2 induces systemic immune responses against HBsAg in immunodeficient non-responders to hepatitis B vaccination. Lancet I: 15–17
20. Deutsche Vereinigung zur Bekämpfung der Viruskrankheiten (1982) Schutzimpfung gegen Hepatitis B wird empfohlen. Dtsch Med Wochenschr 107: 1603–1606
21. Wissenschaftlicher Beirat der Bundesärztekammer (1984) Postexpositionelle Immuntherapie und -prophylaxe der Hepatitis-B-Infektion bei Neugeborenen. Dtsch Ärztebl 81: 3750–3751
22. Zonlek G, Jilg W, Deinhardt F (1983) Immunprophylaxe der Hepatitis B. Dtsch Med Wochenschr 108: 1135–1136, 1175–1177, 1223–1229
23. Sandoz-Quipano A, Lissen E, Pineda JA et al. (1988) Prevention of posttransfusion Non A, Non B hepatitis by non-specific immunoglobulin in heart surgery patients. Lancet I: 1245–1249
24. Kuo G, Choo QL, Alter HJ et al. (1989) An assay for circulating antibodies to a major etiologic virus of human non-A, non-B hepatitis. Science 244: 362–364
25. Aran Kalle VA, Ticehurst J, Sreenivasan MA et al. (1988) Aetiological association of a virus-like particle with enterically transmitted Non-A, Non-B Hepatitis. Lancet I: 550–553

Therapieschema 12   Akute Virushepatitis

Allgemeine Maßnahmen
- Anfangs Bettruhe, später weitgehende körperliche Schonung
- Abwechslungsreiche, bekömmliche Nahrung, keine spezielle Diät

Umgebungsprophylaxe
- Bei *Hepatitis A* passive Immunisierung der anti-HAV-negativen Familienangehörigen mit Standard-Gammaglobulin
- Bei *Hepatitis B* aktive Immunisierung der Intimpartner

Medikamentöse Therapie
Keine spezifische Therapie

Prophylaxe

Hepatitis A
- Standard-Gammaglobulin (z. B. Beriglobin)
  Erwachsene 5 ml i. m., Kinder 2 ml i. m.

Hepatitis B
Aktive Impfung:
- Hevac B-Pasteur
  3 Injektionen à 1,0 ml i. m. in den Oberarm in einmonatigem Abstand. Auffrischimpfung 1 Jahr nach der 1. Injektion
- H-B-Vax, Gen H-B-Vax, Engerix B
  2 Injektionen à 1,0 ml i. m. in den Oberarm in einmonatigem Abstand. Auffrischimpfung nach 6 Monaten

Dialysepatienten doppelte Dosis (2,0 ml), Kinder unter 10 Jahren halbe Dosis (0,5 ml)

Aktiv-passive Impfung:

- *Nach akzidentieller Inokulation* von HBsAg-positivem Material
  Sofort 5 ml Hyperimmunserum i. m. (z. B. Hepaglobin, Aunativ)
  und
  sofortige aktive Immunisierung wie oben

- *Neugeborene HBsAg-positiver Mütter*
  Noch im Kreißsaal 1 ml Hyperimmunserum i. m.
  und
  sofortige aktive Immunisierung nach obigem Schema mit halber Dosis

2 Chronische Hepatitis

2.1 Definition

Chronische Hepatitis nennt man nach internationaler Übereinkunft länger als 6 Monate andauernde, histologisch und durch entsprechende Laborparameter nachweisbare entzündliche Veränderungen der Leber.

2.2 Ätiologie

Ätiologisch lassen sich virusassoziierte Formen (chronische Verlaufsformen der Hepatitis B und der Hepatitis C) von nichtviralen Hepatitiden abgrenzen. Hier sind vor allem wichtig die autoantikörperpositiven, sog. lupoiden Formen der chronisch-aggressiven Hepatitis, weil eine rechtzeitige immunsuppressive Therapie lebensentscheidend sein kann. Chronische Hepatitiden entstehen aber auch durch bestimmte Medikamente und Alkohol oder treten im Rahmen von seltenen Stoffwechselerkrankungen (Morbus Wilson, Hämochromatose) auf.

Von prognostischer und damit therapeutischer Bedeutung ist die Einteilung der chronischen Hepatitiden nach histologischen Kriterien in die chronisch-persistierende Hepatitis und die chronisch-aktive/aggressive Hepatitis. Bei der chronisch-persistierenden Hepatitis bleiben entzündliche Infiltrate länger als 6 Monate auf die Portalfelder beschränkt, bei der chronisch-aktiven Hepatitis greifen sie auf das Leberparenchym über und können zu zirrhotischem Umbau führen. Da – wenn auch selten – Übergänge zwischen beiden Formen der chronischen Hepatitis beschrieben wurden [1], sollten bei solchen Patienten regelmäßige Laborkontrollen und ggf. Verlaufsbiopsien durchgeführt werden.

2.3 Pathogenese

Die Pathogenese der chronischen Hepatitis ist nicht genau geklärt. Bei den virusassoziierten Formen spielen gleichzeitig die Viruspersistenz und gegen virusinduzierte Leberzellmembran-Antigene gerich-

tete Immunreaktionen eine entscheidende Rolle. Wenn das nicht zy topathogene Virus aus dem Serum und Leberparenchym verschwin det, kommt der entzündliche Prozeß zum Stillstand. Das Ziel der The rapie bei virusassoziierten Formen ist daher die Viruselimination.
Bei den nichtviralen autoantikörperpositiven, chronisch-aktiver Hepatitiden richten sich autoimmunologische Reaktionen geger Leberzellantigene. Diese chronischen Hepatitiden werden durcb Immunsuppression behandelt.

2.4 Therapie der chronisch-persistierenden Hepatitis

Da die chronisch-persistierende Hepatitis eine gute Prognose ha und das subjektive Befinden nur unwesentlich einschränkt, bedarf sie keiner besonderen Therapie. Körperliche Schonung oder eine spezielle Diät sind unnötig. Wichtig sind sorgfältige Beratung und Aufklärung der Patienten und regelmäßige laborchemische und bioptische Kontrollen, da sich (selten) aus der chronisch-persistie- renden eine chronisch-aktive Hepatitis entwickeln kann. Aus psy- chologischen Gründen mag die Verordnung eines sog. Leberschutz- präparats (s. Abschn. 1.3.2) angezeigt sein.

2.5 Therapie der chronisch-aktiven Hepatitis

Obwohl bis heute die volle pathogenetische Bedeutung autoimmu- nologischer Reaktionen bei der chronisch-aktiven Hepatitis nicht bekannt ist, wird sie schon seit langem immunsuppressiv therapiert. In kontrollierten Studien mit gut definiertem Krankengut konnte die Wirksamkeit von *Prednison* allein [2, 3, 4] oder in Kombination mit *Azathioprin* [3, 4, 5] nachgewiesen werden. Azathioprin allein war nicht [3] oder nur weit weniger wirksam [4].
Spätere Studien, die zwischen chronisch-aktiver Hepatitis B und nichtviraler, autoantikörperpositiver, chronisch-aktiver Hepatitis unterschieden, zeigten, daß bei der chronisch-aktiven Hepatitis B eine immunsuppressive Therapie die Viruselimination verzögert, die Ausheilungsrate verschlechtert und die Überlebenschance ver- mindert [5, 6, 7].

Die Therapie der chronisch-aktiven Hepatitis muß also zwischen viralen und nichtviralen Formen unterscheiden. Die Indikation zur Therapie hängt nicht nur ab von der Ätiologie der chronischen Hepatitis, sondern auch von den Allgemeinsymptomen des Patienten und der anhand der Serumtransaminasen und des histologischen Bildes bestimmten entzündlichen Aktivität.

Vor einer geplanten Therapie muß histologisch die Diagnose chronisch-aktive Hepatitis gesichert und die entzündliche Aktivität bestimmt sein. Serumtransaminasen und Gammaglobuline geben weitere Auskunft über die entzündliche Aktivität. Serologische Marker einer Hepatitis-B-Infektion (HBsAg, Anti-HBc, HBeAg, HBV-DNA) und verschiedene Autoantikörper (z. B. antinukleäre und antimitochondriale Antikörper) müssen bestimmt werden [8], um die verschiedenen Formen der chronisch-aktiven Hepatitis eingrenzen und differenziert therapieren zu können. Mögliche Noxen (Medikamente, Alkohol) und Stoffwechselerkrankungen (Morbus Wilson, Hämochromatose) müssen ausgeschlossen werden. Nach all diesen Befunden richtet sich die Therapie. Ob der Nachweis von Anti-HCV therapeutische Konsequenzen hat, ist noch nicht geklärt.

2.5.1 HBsAg-negative, autoantikörperpositive, chronisch-aktive Hepatitis

Gesicherte medikamentöse Therapie

Prednison allein oder in Kombination mit *Azathioprin* verringert die Mortalität bei dieser Form der chronisch-aktiven Hepatitis (10-Jahresüberlebensrate 63% gegenüber 27% ohne Behandlung [9]) und führt bei ca. 70% der Patienten zur Remission [1, 5]. Einer *Kombination beider Medikamente* muß gegenüber der Monotherapie mit Prednison der Vorzug gegeben werden, weil die Prednisondosis reduziert (10 mg statt 20 mg bei Monotherapie) und dadurch die Nebenwirkungsrate von 40–65% auf 5–13% [5, 10] gesenkt werden kann. Um eine Remission zu erreichen, muß mindestens 1 Jahr, meistens aber länger mit dieser Kombination therapiert werden. Wenn sich die Laborparameter normalisiert haben und das histologische Bild nur noch dem einer chronisch-persistierenden Hepatitis entspricht, kann die Therapie langsam und schrittweise unter steter Kontrolle abgesetzt werden. Aber auch in der Remission sind weitere regelmäßige Kontrollen notwendig, denn bei über der Hälfte der Patienten treten Rezidive auf, die eine erneute immunsuppressive Therapie notwendig machen [1]. Eine Monotherapie mit Azathioprin führt nicht zur Remission [3, 4], kann aber in einer Dosierung von 2 mg/kg KG eine Remission erhalten [11].

Prednison (z. B. Decortin, Tbl. à 5 und 50 mg; Prednison ratiopharm, Tbl. à 5 mg)
Dosierung: Man beginnt mit 30–50 mg/Tag und reduziert wöchentlich um 5 mg bis zu einer Erhaltungsdosis von täglich morgens 10 mg.
Nebenwirkungen sind abhängig von der Therapiedauer und der Dosis. Bei der Therapie der chronisch-aktiven Hepatitis sind (in der Reihe der Häufigkeit) beschrieben worden: Cushing-Syndrom, Übergewicht, Hypertension, Diabetes, Osteoporose, Psychose, Katarakt, gastrointestinale Blutung.
Kontraindikationen: Diabetes, Osteoporose, Katarakt, Magenulzera sind angesichts der schlechten Prognose der Grundkrankheit nur relative Kontraindikationen.

Azathioprin (Imurek, Tbl. à 50 mg)
Dosierung: In der Kombination mit *Prednison* gibt man 1 mg/kg KG täglich, ohne *Prednison* 2 mg/kg KG.
Nebenwirkungen: Leuko- und Thrombopenien, allergische Hautreaktionen und cholestatische Leberschäden werden beobachtet. Als mögliche Nebenwirkung muß beachtet werden, daß man bei Patienten unter immunsuppressiver Therapie mit *Azathioprin* eine höhere Frequenz an Non-Hodgkin-Lymphomen, Hautkrebs und mesenchymalen Tumoren feststellen kann [12].
Unter Imurektherapie dürfen keine Kinder gezeugt oder empfangen werden, daher während der Behandlung und 6 Monate danach Kontrazeption für beide Geschlechter.
Allopurinol erhöht die Azathioprinwirkung, Dosisreduktion.
Kontraindikation: Thrombozytopenie oder Leukopenie, Gravidität.

2.5.2 Chronisch-aktive Hepatitis B

Die chronisch-aktive Hepatitis B ist eine nicht selten in die Leberzirrhose oder in ein hepatozelluläres Karzinom übergehende, somit ernste Lebererkrankung mit einer Fünfjahresüberlebensrate von etwa 70% [13].

Eine aktive Hepatitis-B-Virusreplikation scheint eine wichtige Voraussetzung zu sein, nicht nur für die Infektiosität, sondern auch für die Leberzellnekrose. Wenn die Marker für eine Hepatitis-B-Virusreplikation (HBeAg HBV-DNS) negativ werden, heilt die chronische Hepatitis B meist aus [14]. Eine solche spontane Remission wird pro Jahr bei 5–15% der Patienten beobachtet [15, 16].

Empfohlene medikamentöse Therapie

Interferone sind eine Gruppe von Glykoproteinen mit antiviralen und immunmodulatorischen Eigenschaften, die von virusinfizierten Zellen freigesetzt werden. Zahlreiche klinische Studien mit α-Interferon (aus Lymphozyten oder Monozyten, jetzt auch gentechnologisch hergestellt), β-Interferon (aus virusinfizierten Fibroblasten) und γ-Interferon (aus T-Zell-Subpopulationen) wurden durchgeführt (Zusammenfassung bei [15]).

Aus diesen Studien können folgende Schlüsse gezogen werden: Bei 30–40% der Patienten fallen die Marker einer Virusmultiplikation deutlich ab. Eine HBe-Serokonversion bedeutet meist Verschwinden der HBV-DNS, Reduktion der Serumtransaminasen und Besserung der Leberhistologie. HBsAg-Negativität wird nicht so häufig erreicht, am ehesten in einem relativ frühen Stadium der chronischen Hepatitis, wenn die HBV-DNS noch nicht in die Hepatozyten-DNS integriert ist. Patienten mit hohen Transaminasewerten, aktiver Entzündung und niedrigen Titern an HBV-DNS scheinen besser zu reagieren. Sowohl α-Interferon als auch eine Kombination von β- und γ-Interferon scheinen zu wirken. Die Therapie muß über mindestens 3 Monate erfolgen, und relativ niedrige Dosen (5–10 Mio. E tgl.) scheinen zu reichen. Darunter sind die Nebenwirkungen (Müdigkeit, Fieber, Anorexie, Muskelschmerzen,

Haarausfall, Depression, Leuko- und Thrombopenie) größtenteils tolerabel.

Noch aber sind viele Fragen offen; deswegen sollten Patienten mit chronischer Hepatitis B nur in solchen Zentren mit Interferon behandelt werden, die an zur Zeit laufenden, kontrollierten Studien teilnehmen.

Nicht gesicherte oder nicht bewährte Therapie

Antivirale Chemotherapeutika: Die Purinnukleoside ARA-A und ARA-ANP (Vidarabin) sind zwar potente Hemmer der DNS-Polymerase, werden aber wegen mangelnder Wirkung bei hoher Nebenwirkungsrate auch nicht mehr in Studien erprobt. Auch andere virostatische Chemotherapeutika haben sich nicht bewährt (Zusammenfassung bei [17] und [18]).

Phyllanthus amarus ist eine schon seit 2000 Jahren in der indischen ajurvedischen Medizin bei Ikterus eingesetzte Pflanze. Sie hemmt in vitro die HBV-DNS-Polymerase und hat bei über der Hälfte von HBsAg-Trägern das HBsAg eliminiert [19]. Eine Bestätigung dieser Befunde steht zur Zeit noch aus.

Glukokortikoide begünstigen die Virusreplikation und verzögern die Serokonversion von HBeAg zu Anti-HBe [20]. Aus diesem Grunde wird der Verlauf der chronisch-aktiven Hepatitis B durch Kortikoide ungünstig beeinflußt. Eine Kurzzeittherapie scheint die Serokonversion zu begünstigen, denn mehrere Untersucher (Zusammenfassung bei [21]) stellten fest, daß nach Absetzen einer über wenige Wochen durchgeführten Steroidtherapie HBcAg, DNS-Polymerase oder HBV-DNS im Titer abfielen und bei einigen Patienten sogar negativ wurden. Allerdings war der Therapieabbruch mit verstärkter entzündlicher Aktivität und erheblichen, z. T. letalen Komplikationen verbunden.

2.5.3 HBsAg-negative, autoantikörpernegative chronisch-aktive Hepatitis

Der Großteil der HBsAg- und autoantikörpernegativen chronisch-aktiven Hepatitiden ist wahrscheinlich Folge der besonders zum chronischen Verlauf neigenden, parenteral übertragenen Hepatitis C, die man bis vor kurzem noch nicht serologisch erfassen konnte. Die Gruppe umfaßt auch medikamentös und toxisch bedingte chronisch-aktive Hepatitiden. Es gibt Hinweise, daß die chronische Non-A-non-B-Hepatitis durch α-Interferon günstig beeinflußt werden kann [22]. Entsprechende kontrollierte Studien werden zur Zeit durchgeführt.

Literatur

1. Czaja AJ, Ludwig J, Baggenstoss AH et al. (1981) Corticosteroid-treated chronic active hepatitis in remission. Uncertain prognosis of chronic persistent hepatitis. N Engl J Med 304: 5–9
2. Copenhagen Study Group for Liver Diseases (1969) Effect of prednisone on the survival of patients with cirrhosis of the liver. Lancet I: 119–121
3. Soloway RD, Summerskill WHJ, Baggenstoss AH et al. (1972) Clinical biochemical and histological remission of severe chronic active liver disease: A controlled study of treatments and early prognosis. Gastroenterology 63: 820–833
4. Murray-Lyon IM, Stern RB, Williams R (1973) Controlled trial of prednisone and azathioprine in active chronic hepatitis. Lancet I: 735–737
5. Meyer zum Büschenfelde KH (1978) Studie der Paul-Ehrlich-Gesellschaft: Immunsuppressive Therapie der HBs-Antigen-positiven und -negativen chronisch-aktiven Hepatitis. Dtsch Med Wochenschr 103: 887–892
6. Lam KC, Lai CL, Ng RP et al. (1981) Deleterious effect of prednisolone in HBsAg-positive chronic active hepatitis. N Engl J Med 304: 380–386
7. Schalm SW, Summerskill WJH, Gitnick GL et al. (1976) Contrasting features and responses to treatment for severe chronic active liver disease with and without hepatitis B antigen. Gut 17: 781–786
8. Manns M, Meyer zum Büschenfelde KH, Arnold W (1988) Diagnostische Wertigkeit immunologischer Befunde für die Differenzierung chronischer Lebererkrankungen. Leber Magen Darm 6/88: 290–307
9. Kirk AP, Jain S, Pococ S et al. (1980) Late results of the Royal Free Hospital prospective controlled trial of prednisolone therapy in hepatitis B surface antigen negative chronic active hepatitis. Gut 21: 78–83

10. Summerskill WHJ, Kormann MG, Ammon HV, Baggenstoss AH (1975) Prednison for chronic liver disease: dose titration, standard dose, and combination with azathioprine compared. Gut 16: 876–883
11. Stellon AJ, Keating JJ, Johnson PJ et al. (1988) Maintenance of remission in autoimmune chronic active hepatitis with azathioprine after corticosteroid withdrawl. Hepatology 8: 781–784
12. Kinlen LJ, Sheil AGR, Peto J, Doll R (1979) Collaborative United Kingdom-Australasian study of cancer in patients treated with immunsuppressive durgs. Br Med J 2: 1461–1466
13. Anderson MG, Murray-Lyon IM (1985) Natural history of the HBsAg carrier. Gut 26: 848–860
14. Hoofnagle JH, Shafritz DH, Popper H (1987) Chronic type B hepatitis and the „healthy“ HBsAg Carrier state. Hepatology 7: 758–763
15. Realdi G, Alberti A, Rugge M et al. (1980) Seroconversion from hepatitis B e antigen to anti HBc in chronic hepatitis B virus infection. Gastroenterology 79: 195–199
16. Hoofnagle JH, Dusheiko GM, Seff LB et al. (1981) Seroconversion from hepatitis B e antigen to antibody in chronic type B hepatitis. Ann Intern Med 94: 744–748
17. Perillo RP (1989) Interferon therapy for chronic type B hepatitis: The promise comes of age. Gastroenterology 96: 532–536
18. Müller R (1987) Die antivirale Behandlung bei chronischer Hepatitis B. Med Klin 82: 414–419
19. Thyagarajan SP, Subramanian S, Thirunalasundari T et al. (1988) Effect of Phyllanthus amarus on chronic carriers of hepatitis B virus. Lancet II: 764–766
20. Saguelle E, Maio G, Felaco FM et al. (1980) Serum levels of hepatitis B surface and core antigens during immunosuppressive treatment of HBsAg-positive chronic active hepatitis. Lancet II: 395–397
21. Perrillo RP, Regenstein FG (1986) Corticosteroid therapy for chronic active hepatitis B: Is a little too much? Hepatology 6: 1416–1418
22. Hoofnagle JH, Mullen KD, Jones DB et al. (1986) Treatment of chronic non-A, non-B hepatitis with recombinant human alpha interferon. A preliminary report. N Engl J Med 315: 1575–1578

Therapieschema 13   Chronische Hepatitis

Chronisch-persistierende Hepatitis
- Keine Therapie notwendig
- Regelmäßige laborchemische und bioptische Kontrollen

Chronisch-aktive Hepatitis

HBsAg-negativ, autoantikörperpositiv
- Regelmäßige laborchemische und bioptische Kontrollen
- Körperliche Schonung
- Kombination von *Prednison* (beginnend mit 50 mg, langsam auf eine Erhaltungsdosis von 10 mg reduzieren) und *Azathioprin* (Imurek, tgl. 1 mg/kg KG)

HBsAg-positiv
- Aufklärung über Infektiosität
- Körperliche Schonung
- Aktive Immunisierung von Intimpartner und Familienangehörigen
- Keine Immunsuppression
- *Interferon* im Rahmen kontrollierter Studien

HBsAg-negativ, autoantikörpernegativ
- Bei Hinweis auf Non-A-non-B-Hepatitis (Zustand nach parenteraler Infektion) Versuch mit *Interferon* im Rahmen kontrollierter Studien

3 Leberzirrhose

3.1 Definition

Die Leberzirrhose ist gekennzeichnet durch eine abnorme Vermehrung von Bindegewebe, die die Läppchenarchitektur zerstört. Der zur Bindegewebsvermehrung führende Pathomechanismus ist unbekannt.

3.2 Ätiologie

Ursachen der Leberzirrhose sind in der Reihenfolge der Häufigkeit:

- Alkohol,
- Virushepatitis (Hepatitis B; Non-A-non-B-Hepatitis),
- kryptogen (Ursache unbekannt),
- autoantikörperpositive chronisch-aggressive Hepatitis,
- Gallenabflußstörung (primäre und sekundäre biliäre Zirrhose),
- Stauung („cirrhose cardiaque"),
- Hämochromatose,
- M. Wilson,
- medikamentös toxisch (Methotrexat, α-Methyldopa, Isoniazid, Halothan, Nitrofurantoin, Propylthiouracil, Indometacin, Acetylsalicylsäure, Dontrolen, Chlorpromazin, Imipramin, Methyltestosteron, Sulfonamide, Vitamin-A-Überdosierung),
- seltene angeborene Stoffwechselstörungen (α_1-Antitrypsinmangel, Galaktosämie, Glykogenspeicherkrankheit Typ IV, Fruktoseintoleranz).

3.3 Kausale Therapie und Prävention

Ein zirrhotischer Umbau der Leber ist irreversibel. Nach den bisherigen Kenntnissen muß man davon ausgehen, daß das Bindegewebe medikamentös nicht vermindert werden kann. Es wird allerdings berichtet, daß *Colchicin,* jahrelang in einer Dosis von 1,0 mg/Tag an 5 Tagen in der Woche gegeben, die laborchemischen und histologischen Befunde bei Patienten mit Leberzirrhose bessert und ihre Überlebenszeit verlängert [1]. Da die allgemeine Wirkung einer jahrelangen Colchicintherapie noch nicht zu übersehen und ihre Wirksamkeit nicht bestätigt ist, sollte Colchicin nur im Rahmen kontrollierter Studien eingesetzt werden.

Weil der bindegewebige Umbau der Leber medikamentös nicht beeinflußt werden kann, kommt der Prävention entscheidende Bedeutung zu: Alkoholkarenz, Virushepatitisprophylaxe (s. Abschn. 1.5), immunsuppressive Therapie der autoantikörperpositiven chronisch-aktiven Hepatitis (s. Abschn. 2.5.1), Vermeidung hepatotoxischer Drogen (s. Abschn. 3.2), rechtzeitige und ausreichende Behandlung einer Hämochromatose (s. Abschn. 4.2.2) oder eines Morbus Wilson (s. Abschn. 4.3.2).

3.4 Symptomatische Therapie

Die medikamentöse Therapie der Leberzirrhose muß sich auf die Behandlung der Komplikationen wie Ösophagusvarizen, Aszites, portosystemische Enzephalopathie, Nierenversagen und Koagulopathie beschränken.

3.4.1 Ösophagusvarizen

Eine effektive medikamentöse Therapie von Ösophagusvarizen müßte die akute Blutung stillen, Blutungsrezidive verhindern und möglichst vermeiden, daß Varizen überhaupt bluten. Bei der akuten Blutung stehen mechanische Blutstillungsmethoden (Sklerosierung, Sondenblockade) im Vordergrund, Medikamente können diese Maßnahmen allenfalls unterstützen [2] und die Gefahr einer portalen Enzephalopathie verringern. Der Erfolg einer medikamentösen Blutungsprophylaxe ist umstritten [3].

Medikamentöse Therapie der akuten Blutung

Gesicherte Medikamente

Terlipressin (Glycylpressin, Amp. à 1 mg) ist Lysin-Vasopressin, dem 3 Glycylreste angefügt sind. Erst nach langsamer peptischer Abspaltung dieser Glycylreste wird vasoaktives Lysin-Vasopressin frei, das die Durchblutung im Splanchnikusgebiet durch Kontraktion der Arteriolen vermindert und dadurch den portalen Druck senkt. Durch protrahierte Freisetzung des Lysin-Vasopressins werden toxische Serumspiegel weitgehend vermieden, und die pharmakologische Wirkungszeit verlängert sich auf 4–6 h. Lebensgefährliche kardiale Nebenwirkungen werden wesentlich seltener beobachtet als bei Vasopressin. Nach bisherigen Studien (Zusammenfassung bei [4]) scheint Terlipressin allein oder zusätzlich zur Standardtherapie die Blutstillung zu begünstigen, aber nicht die Überlebensrate der Patienten zu beeinflussen.

Dosierung: Man injiziert initial 1–2 mg i. v. und gibt unter Berücksichtigung des klinischen Verlaufs in 4- bis 6 stündigem Abstand je 1 mg i. v. über eine Zeit von maximal 2–3 Tagen.

Nebenwirkungen: Glycylpressin bewirkt eine allgemeine Vasokonstriktion und dadurch bedingte Hautblässe und einen Anstieg des arteriellen Mitteldrucks und des peripheren Widerstands. Erhöhte Darmperistaltik, Stuhldrang und -entleerung sind nicht unerwünschte Nebenwirkungen. Abgesehen von einem Abfall der Pulsfrequenz sind keine ernstlichen kardialen Nebenwirkungen beschrieben worden. Unter relativ hoher Dosierung wurde ein Fall von Darminfarkt beobachtet.

Kontraindikationen: Glycylpressin bewirkt eine Kontraktion der glatten Uterus- und Bronchialmuskulatur und darf daher bei Schwangerschaft und Asthma bronchiale nicht gegeben werden. Bluthochdruck, bradykarde Herzrhythmusstörungen und schwere koronare Herzkrankheit sind weitere Gegenanzeigen.

Komaprophylaxe ist bei der akuten Blutung besonders wichtig, denn die bakterielle Zersetzung des Bluts im Darm führt zu einem Anstieg zerebrotoxischer Substanzen im Blut und kann eine portale Enzephalopathie auslösen. Neben Reinigung des Darms durch hohe Einläufe und Spülung des Magens kommen *Lactulose* und *Neomycin* zur Anwendung (s. Abschn. 3.4.3).

Ungesicherte oder nicht bewährte Medikamente
Vasopressin war in der Mehrzahl der kontrollierten Studien (Zusammenfassung bei [4]) wirksamer in der Blutstillung als Placebo, hatte aber keinen Einfluß auf die Überlebensrate. Es war nicht besser als Ballontamponade. Wegen seiner vielen und zum Teil gefährlichen Nebenwirkungen sollte es nicht mehr als Monotherapie eingesetzt werden.
Nitroglycerin in Kombination mit Vasopressin kann den portalen Druck stärker senken als Vasopressin allein, ohne die Leberperfusion noch mehr zu verringern [5]. Zudem scheint Nitroglycerin den negativen vasokardialen Wirkungen des Vasopressins entgegenzuwirken, insbesondere was die verminderte koronare Durchblutung, den erhöhten peripheren Gefäßwiderstand und den arteriellen Druckanstieg betrifft. Auch allein gegeben senkt Nitroglycerin den direkt in den Ösophagusvarizen gemessenen Druck [6].
Somatostatin senkt bei Normalpersonen den portalen Druck [5], bei Patienten mit Leberzirrhose sind die Befunde widersprüchlich. Nach den bisherigen Studien (Zusammenfassung bei [4]) scheint Somatostatin nicht entscheidend besser zu sein als Vasopressin. Es ist zwar nebenwirkungsarm, dafür aber sehr teuer.

Medikamentöse Blutungsprophylaxe

Die Wirksamkeit einer medikamentösen Blutungsprophylaxe, insbesondere ihr Effekt auf die Überlebenszeit ist nocht nicht eindeutig gesichert.

Betablocker
Propranolol (Dociton) vermindert die portale Leberdurchblutung durch Senkung des Herzminutenvolumens über β_1-Rezeptorenblockade und Verminderung der splanchnischen Durchblutung durch β_2-Blockade bei ca. 80% der Patienten. Aus dieser dualen Wirkungsweise erklärt sich, daß spezifische β_1-Rezeptorenblocker wie

Atenolol oder *Metoprolol* den portalen Zufluß und Druck wesentlich weniger senken als der unspezifische Betablocker *Propranolol* [5].

Erstmal 1981 wurde berichtet, daß unter *Propranolol* in einer Dosierung, die die Pulsfrequenz um 25% senkt (40–180 mg p. o. tgl.), erheblich weniger Rezidivblutungen auftraten [7]. Andere kontrollierte Studien fanden keine so eindrucksvolle Wirkung auf die Rezidivblutungsrate (Zusammenfassung bei [3]), so daß die Bedeutung der β-Blocker in der Rezidivprophylaxe umstritten bleibt, und Patienten, die geblutet haben, nur im Rahmen weiterer kontrollierter Studien mit β-Blockern behandelt werden sollten, um herauszufinden, welche Patienten davon profitieren.

Auch die bisherigen Studien zur *Primärprophylaxe* mit β-Blockern haben zu konträren Ergebnissen geführt [3], so daß nicht sicher ist, ob durch regelmäßige Einnahme von β-Blockern verhindert werden kann, daß Ösophagusvarizen erstmals bluten. Noch unklarer ist, ob dadurch die Überlebenszeit verlängert werden kann.

3.4.2 Aszites

Pathogenese

Mehrere Faktoren bewirken die Ausbildung eines Aszites bei Leberzirrhose (Abb. 5). Die portale Hypertension erhöht den hydrostatischen Druck in den Splanchnikusgefäßen, während gleichzeitig, bedingt durch die Hypalbuminämie, der kolloidosmotische Druck im Plasma erniedrigt ist. So wird der Austritt von Wasser in die Bauchhöhle begünstigt.

Wichtigster pathogenetischer Faktor aber sind eine verminderte renale Natriumausscheidung und eine dadurch bedingte erhöhte Wasserretention. Die genaue Pathogenese dieser funktionellen Nierenstörung ist nicht sicher. Man vermutet, daß der Aszites und der bei Leberzirrhose verminderte periphere Widerstand das effektive Plasmavolumen vermindern. Als hormonelle Gegenreaktion steigen die Plasmakonzentrationen von Katecholaminen, Renin und Angiotensin an, bisher noch unbekannte natriuretische Faktoren

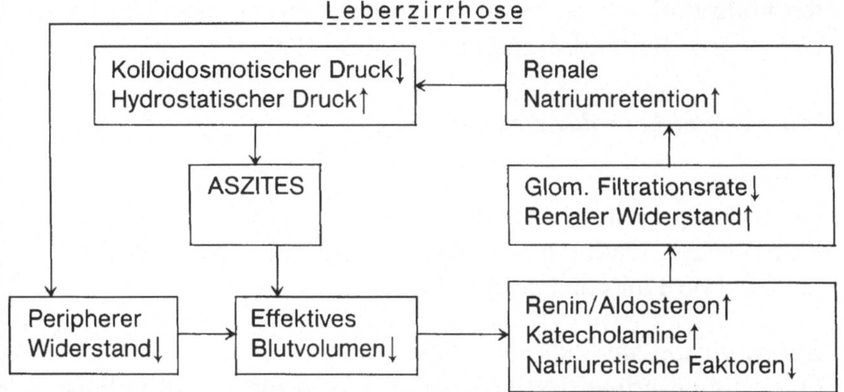

Abb. 5. Pathogenese des Aszites. (Modifiziert nach Gerbes [8])

sind vermindert. Ein erhöhter renaler Gefäßwiderstand mit Reduktion der glomerulären Filtrationsrate und dadurch wiederum eine erhöhte Natriumretention sind die Folge [8].

Zusätzlich wird unabhängig von der Natriumretention die Wasserdiurese gehemmt, weil parallel mit den Katecholaminen auch das ADH ansteigt [9].

Allgemeine Prinzipien der Therapie

Aszites ist nur das Symptom einer schweren Lebererkrankung und die Aszitesausschwemmung nur eine palliative Maßnahme. Sie erhöht die Lebenserwartung nicht, sondern kann im Gegenteil die Lebensqualität und -erwartung des Zirrhotikers eher einschränken, vor allem, wenn sie zu rigoros betrieben wird. Nicht der Aszites, sondern der Patient muß behandelt werden!

Indikation zu einer Therapie sind: Dyspnoe, schmerzhafte Distension des Abdomens, Nabelhernie und ein eingeschränktes Allgemeinbefinden.

Die medikamentöse Therapie ist nur Teil einer Behandlung, die ergänzt wird durch Diät, Bettruhe, die neuerdings aufgewertete Aszitespunktion und „chirurgische" Maßnahmen (Aszitesreinfusion, peritoneovenöser Shunt). Letztere Therapien sind nur sehr selten nötig und sollen hier nicht erörtert werden, stattdessen sei auf eine neuere Bestandsaufnahme verwiesen [10].

Wirksame nicht medikamentöse Therapie

Bettruhe
Durch waagerechte Lagerung des Körpers erhöht sich das zentrale Blutvolumen. Dadurch wird die Diurese begünstigt und die Wirksamkeit von Diuretika erhöht [11].

Einschränkung der Natriumzufuhr
Eine Mobilisierung des Aszites durch Natriumreduktion ließe sich nur erreichen, wenn die tägliche Natriumzufuhr auf weniger als 20 mval (1 g) beschränkt würde. In der Praxis ist eine so konsequente Natriumrestriktion nicht möglich. Man muß dem Patienten vorschlagen, auf Kochsalz in der Küche und bei Tisch zu verzichten. Dabei kann zwar nicht der Aszites mobilisiert, aber die Wirksamkeit der Diuretika gesteigert werden [12]. Auf den hohen Natriumgehalt bestimmter Mineralwässer und Antazida muß geachtet werden. Jedes Gramm Natrium, das im Überschuß zugeführt wird, bewirkt eine Wasserretention von 300 ml.

Kontrolle der Flüssigkeitszufuhr
Die tägliche Flüssigkeitszufuhr sollte auf maximal 1–1,5 l beschränkt werden.

Vermeidung antidiuretischer Medikamente
Inhibitoren der Prostaglandinsynthese (*Indometacin, Naproxen* und *Salicylate)* reduzieren die Nierenfunktion der Leberzirrhotiker und hemmen die natriuretische Wirkung von Schleifendiuretika und Spironolacton erheblich [13]. Nichtsteroidale Antiphlogistika sollten daher bei dekompensierter Leberzirrhose vermieden werden.

Aszitespunktion
Die therapeutische Punktion ist die älteste Behandlungsmethode des Aszites. Nach Aufkommen potenter Diuretika ist sie wegen vermeintlicher Gefahren – Hypovolämie mit nachfolgendem Nieren-

178

versagen, Auslösen einer Enzephalopathie, peritoneale Infektion, Eiweißverlust – in Verruf geraten. Eine sehr sorgfältig durchgeführte Studie [14] konnte aber nachweisen, daß man täglich 4–6 l Aszites komplikationslos ablassen kann, wenn man gleichzeitig nach jeder Punktion 40 g Albumin infundiert. Diese Therapie war effektiver, schneller und nebenwirkungsärmer als eine Kombinationsbehandlung mit Schleifendiuretika und Aldosteronantagonisten. Allerdings war trotz der nachfolgend kontinuierlichen Diuretikatherapie nach Ablassen des Aszites die Rezidivrate höher als bei den nur mit Diuretika behandelten Patienten.

Gesicherte medikamentöse Therapie mit Diuretika

Allgemeine Richtlinien und Komplikationen der Diuretikatherapie
Durch die heute zur Verfügung stehenden Diuretika kann bei 80–90% der Patienten mit Leberzirrhose der Aszites ausgeschwemmt werden. Wasser-, Elektrolyt- und Säure-Basen-Haushalt des Leberzirrhotikers sind erheblich gestört, und drastische medikamentöse Eingriffe können deletäre Folgen haben. Darum muß die Diuretikatherapie schrittweise nach einem Stufenplan (Therapieschema 15) erfolgen. Sie erfordert Geduld und eine sorgfältige Elektrolyt- und Wasserbilanz.
Bei Patienten mit peripheren Ödemen soll der tägliche Gewichtsverlust 900 g und bei Patienten ohne Ödeme 500 g nicht überschreiten. Diese Gewichte entsprechen den maximalen Flüssigkeitsmengen, die der Patient mobilisieren kann, ohne daß sich das effektive Plasmavolumen vermindert und sich die Nierenfunktion verschlechtert. *Prärenale Azotämie und Nierenversagen* können die Folge sein.
Häufigste Komplikation einer Diuretikatherapie ist die *portale Enzephalopathie*. Etwa 20% der Fälle mit Coma hepaticum sind auf eine Diuretikatherapie zurückzuführen. Bei diuretikabedingter Alkalose, Hypokaliämie und durch direkte Wirkung verschiedener Diuretika (insbesondere Thiazide) tritt mehr Ammonium (NH_4^+) in die Nierenvene über, es wird weniger NH_4^+ im Urin ausgeschieden.

Eine forcierte Diurese mit Natriumrestriktion kann dazu führen, daß mehr Natrium als Wasser ausgeschieden wird. Bei solcher *Verdünnungshyponatriämie* müssen die Diuretika abgesetzt werden. Die Therapie besteht in weitgehender Beschränkung der Flüssigkeitszufuhr (500 ml/Tag oder weniger) und im Versuch, durch *Mannitol* (Osmofundin 20%, 250 oder 500 ml in 2 h infundieren unter Kontrolle des Venendrucks) die Clearance des freien Wassers zu erhöhen. Natriumzufuhr ist nur bei sehr niedrigem Serumnatrium (<118 mval/l) indiziert, denn trotz niedriger Serumkonzentration ist das Gesamtkörpernatrium bei der Leberzirrhose immer erhöht.

Bei Aszites bewährte Diuretika

Spironolacton (Aldactone, Drg. à 50 mg, Kps. à 100 mg; Osyrol, Drg. à 50 und 100 mg; Spironolacton-ratiopharm, Filmtbl. à 50 und 100 mg)
Spironolacton ist ein Steroid, das wegen seiner strukturellen Ähnlichkeit Aldosteron kompetitiv hemmt, indem es dessen Rezeptoren besetzt, ohne selber eine Wirkung zu haben. Dadurch wird der mineralokortikoidabhängige Elektrolyttransport am distalen Tubulus gehemmt (Abb. 6), Natriurese und Kaliumretention sind die Folgen. Aufgrund des Hyperaldosteronismus ist Spironolacton das Diuretikum der Wahl bei Leberzirrhose.
Die Therapie mit Spironolacton und die *Kombination von Spironolacton mit Furosemid* ist wirksamer als eine Monotherapie mit Furosemid [15].
Durch das zusätzliche Furosemid setzt die bei oral appliziertem Spironolacton erst nach 2–3 Tagen zu erwartende Diurese früher ein und wird verstärkt, einer Hyperkaliämie wird vorgebeugt, und die notwendige Dosis des teuren Spironolactons kann reduziert werden.
Dosierung: Man beginnt mit oral 200 mg/Tag. Wenn damit nach 3 Tagen die Diurese nicht in Gang kommt, kann auf 400 mg/Tag gesteigert werden. Wenn auch dies zu keiner Gewichtsabnahme führt, muß zusätzlich ein Saluretikum (Furosemid) gegeben werden. Wenn ein rascher Wirkungseintritt erwünscht ist oder Spirono-

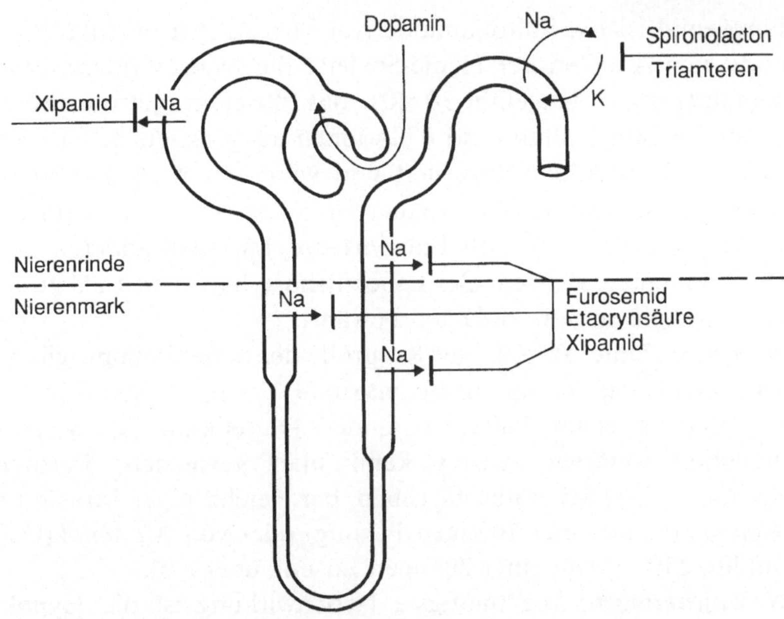

Abb. 6. Wirkungsort der Diuretika

lacton oral nicht wirkt und die Kreatininclearance über 30 ml/min liegt, kann es auch intravenös appliziert werden.

Nebenwirkungen: Außer der Hyperkaliämie – bei Leberzirrhose meist nur im Zusammenhang mit Niereninsuffizienz – ist als Nebenwirkung besonders die Entwicklung einer Gynäkomastie als Folge eines durch Spironolacton veränderten Testosteronmetabolismus zu nennen. Die Gynäkomastie bildet sich nach Absetzen des Medikaments wieder zurück. Seltene Nebenwirkungen sind Benommenheit, Verwirrungszustände und makulopapulöse oder erythematöse Exantheme. Bei eingeschränkter Nierenfunktion kann Spironolacton rasch eine Hyperkaliämie erzeugen.

Kontraindikationen: Niereninsuffizienz (Kreatininclearance < 30 ml/ min), Hyperkaliämie.

Furosemid (Lasix, Fusid, Furosemid ratiopharm; Tbl. à 40 mg, Amp. à 20 mg)

181

Furosemid ist ein Sulfonamidderivat, das an den medullären und kortikalen Anteilen der Henle-Schleife die Natriumrückresorption hemmt (Abb. 2). Ungefähr 30–40% des filtrierten Natriums werden zusammen mit Kalium und Chlorionen ausgeschieden. Furosemid wird rasch intestinal absorbiert und wirkt schon 20–30 min nach oraler Gabe. Die Wirkungsdauer ist relativ kurz, sie beträgt nur 4–6 h. Es kann, außer mit Etacrynsäure, mit allen anderen Diuretika kombiniert werden. Bei Leberzirrhose hat es sich als zusätzliche Therapie zu Spironolacton bewährt.

Dosierung: Unter sorgfältiger Kontrolle des Serumkaliums gibt man Furosemid oral von 40 auf bis maximal 120 mg steigernd in Kombination mit einem kaliumsparenden Diuretikum. Bei besonders therapierefraktärem Aszites kann man versuchen, Furosemid (20–60 mg i. v.) als Bolus zu geben, bei gleichzeitiger Infusion von *Albumin* (50 ml einer 20%igen Lösung) oder von *Mannitol* (Osmofundin, 250–500 ml einer 20%igen Lösung über 2 h).

Nebenwirkungen: Die häufigste Nebenwirkung ist die Hypokaliämie. Durch verhältnismäßig hohen Chlorverlust kann eine metabolische, hypochlorämische Alkalose mit und ohne Hypokaliämie auftreten und eine portale Enzephalopathie verschlechtern. Furosemid hemmt die Harnsäureausscheidung und kann daher zur Hyperurikämie führen. Die Glukosetoleranz kann sich verschlechtern. Bei langdauernder Anwendung besteht die Gefahr der Hypokalzämie sowie des Magnesium- und Zinkmangels. Neigung zu Muskelkrämpfen ist die Folge. Seltene Nebenwirkungen sind Exanthem, Parästhesien, Thrombozyto- und Granulozytopenie, gastrointestinale Störungen in Form von Anorexie, Übelkeit und Durchfällen, Hörschäden.

Kontraindikationen: Hypokaliämie, Hypovolämie.

Xipamid (Aquaphor, Tbl. à 10 und 40 mg)
Xipamid soll bei Aszites besonders wirksam sein, weil es gleichzeitig am proximalen Tubulus und an der Henle-Schleife angreift. Ein weiterer Vorteil ist seine unveränderte Pharmakodynamik bei Leberzirrhose [16]. Xipamid kann mit Spironolacton kombiniert werden.

182

Dosierung: Man beginnt mit 10 mg und kann bei fehlender Wirkung bis auf 40 mg/Tag steigern.

Nebenwirkungen: Elektrolytverluste (Na, K, Cl, Mg), Hypokalzämie, Hyperurikämie, gastrointestinale Störungen, allergische Reaktionen, Harnstoff- und Kreatininanstieg.

Kontraindikationen: Gravidität, Niereninsuffizienz.

Bei Leberzirrhose nicht gesicherte oder nicht bewährte Diuretika

Etacrynsäure (Hydromedin, Tbl. und Amp. à 50 mg)

Etacrynsäure ist ein sehr natriuretisch wirksames Schleifendiuretikum, das nach unserer Erfahrung gut bei Leberzirrhose mit Aszites eingesetzt werden kann, kontrollierte Studien über die Effektivität in der Aszitesbehandlung fehlen jedoch. Wie Furosemid wird Etacrynsäure gut aus dem Gastrointestinaltrakt resorbiert und bewirkt eine rasche Diurese. Es verhindert am aufsteigenden Teil der Henle-Schleife die Elektrolytreabsorption. Dadurch werden große Mengen von Natrium und Chlorid, aber auch Kalium ausgeschieden.

Dosierung: Man beginnt mit einer Dosis von 25 mg/Tag und kann auf maximal 100 mg steigern, unter sorgfältiger Kaliumkontrolle und -substitution. Es empfiehlt sich die Kombination mit einem kaliumsparenden Diuretikum *(Spironolacton)*.

Nebenwirkungen: Wie bei Furosemid sind Hypokaliämie, hypochlorämische Alkalose sowie Harnsäureretention die häufigsten Nebenwirkungen. Selten sind gastrointestinale Beschwerden (Übelkeit, Durchfälle), Granulo- und Thrombozytopenie sowie vorübergehende oder permanente Taubheit.

Triamteren (Iatropur, Kps. à 50 mg)

Triamteren hemmt am distalen Tubulus unabhängig von einem Aldosteronantagonismus die Natriumrückresorption und die Kaliumsekretion. Bei Leberzirrhose und Aszites ist die Pharmakokinetik verändert, und es muß daher entsprechend vorsichtig dosiert werden.

Die sehr rasch einsetzende, aber nicht sehr starke diuretische Wirkung kann durch zusätzliche Gabe eines Saluretikums gesteigert werden.

Dosierung: 100 mg, maximal 2mal 1 Kps. täglich.

Nebenwirkungen: Selten. Beschrieben worden sind Übelkeit, Erbrechen, Beinkrämpfe, Schwindel. Eine leichte bis mäßige, reversible Stickstoffretention, unabhängig von Elektrolyt- oder Wasserdisequilibrium kommt vor. Triamteren kann die Wirkung eines Folsäuremangels verstärken (megaloblastäre Anämie).

Kontraindikationen: Niereninsuffizienz, Hyperkaliämie.

Die am distalen Tubulus wirkenden *Thiazide* sind wesentlich schwächer wirksam als Schleifendiuretika. Sie können eine Hypokaliämie und Alkalose, eine Enzephalopathie und eine Vasokonstriktion der Niere verursachen und sollten daher nicht eingesetzt werden.

Am proximalen Tubulus angreifende *Carboanhydrasehemmer* sind nicht indiziert wegen der Gefahr der Enzephalopathie und der Erhöhung der distalen Natriumrückresorption.

Da in der Pathogenese des Aszites die fehlende Wirkung natriuretischer Faktoren diskutiert wird, richtete sich das Augenmerk auf einen möglichen Einsatz des *atrialen natriuretischen Faktors (ANF)* in der Aszitestherapie. Bisherige Studien (Zusammenfassung bei [8]) zeigen zwar bei niedriger Dosierung eine Erhöhung der Diurese und Natriumausscheidung, aber gleichzeitig sinkt der arterielle Mitteldruck. Dieser dosisabhängige hypotensive Effekt des ANF scheint beim Leberzirrhotiker das Renin-Angiotensin-Aldosteron-System so zu aktivieren, daß bei höherer Dosierung seine diuretische Wirkung antagonisiert wird. Einer breiteren Anwendung dieses Peptids steht weiter entgegen, daß es eine sehr kurze Halbwertzeit hat, nur parenteral appliziert werden kann, zur Zeit nur in beschränktem Maße zur Verfügung steht und sehr teuer ist.

3.4.3 Portosystemische Enzephalopathie

Pathogenese

Trotz intensiver Forschung ist die Pathogenese der portosystemischen Enzephalopathie noch immer ungeklärt. Alle heute üblichen therapeutischen Bemühungen gehen davon aus, daß stickstoffhaltige Substanzen, die normalerweise von der Leber aus dem portalen Blut abgefangen und abgebaut werden, die zirrhotische Leber passieren und zerebrotoxisch wirken. Die meisten bewährten Therapien beruhen auf der Senkung des Ammoniakspiegels, obwohl das Ammoniak sicherlich nicht der einzige pathogenetisch wichtige Faktor ist. Falsche Neurotransmitter, kurzkettige Fettsäuren, freie Phenole, Merkaptane und Gammaaminobuttersäure spielen möglicherweise ebenfalls eine wichtige Rolle [17].

Gesicherte Therapie

Ausschluß exogener Faktoren

Häufigste Ursachen einer akuten Verschlechterung der zerebralen Funktion des Leberzirrhotikers sind Infektionen, Elektrolytstörungen (meist durch Diuretika), gastrointestinale Blutungen, proteinreiche Mahlzeiten, Obstipation oder Sedativa. Solche Ursachen müssen gesucht und evtl. behandelt werden.

Ernährung

Meist wird von den Patienten mit dekompensierter Leberzirrhose die übliche Proteinzufuhr in der Nahrung (70–90 g/Tag) toleriert. Bei ausgeprägter Enzephalopathie kann eine Beschränkung der täglichen Eiweißzufuhr über die Nahrung auf 30–40 g notwendig werden. Diese Menge ist aber wegen der katabolen Stoffwechsellage des Leberzirrhotikers mit einem minimalen täglichen Eiweißbedarf von 50 g [18] nicht ausreichend. Bei diesen Patienten muß eine orale Zufuhr von verzweigtkettigen Aminosäuren (s. unten) erwogen werden. Pflanzliche Proteine werden besser vertragen als Eiweiß von Fisch und Fleisch [19]. Patienten mit Leberzirrhose sollten also möglichst viel Obst und Gemüse und nur wenig Fleisch oder Fisch essen. Besonders schlecht wird Bluteiweiß toleriert. Deswegen muß bei gastrointestinaler Blutung der Magen durch Spülung und der Darm durch Abführmaßnahmen und Einläufe gereinigt werden.

Lactulose. Das 1966 durch Bircher [20] in die Therapie eingeführte synthetische Disaccharid aus Galaktose und Fruktose wird im Intestinaltrakt nicht hydrolysiert und nicht absorbiert. Es gelangt in die unteren Darmabschnitte, wo es durch Bakterien metabolisiert wird. Die Abbauprodukte (Essigsäure, Milchsäure u. a.) machen den Darminhalt sauer und erhöhen den osmotischen Druck mit konsekutiver intraluminaler Wasserretention und entsprechender Zunahme des Stuhlvolumens. Auf diese Weise wirkt Lactulose laxierend. Durch die Ansäuerung des Darminhalts entsteht vermehrt nicht resorbierbares NH_4^+. Gleichzeitig wird vermehrt Ammoniak in Bakterienproteine eingebaut. Dadurch wird unter Lactulose die Stickstoffausscheidung im Stuhl erhöht, und weniger Ammoniak und andere unbekannte assoziierte Substanzen gelangen ins portale Blut [21].

Lactulose führt bei 60–70% der Patienten zu einer deutlichen Besserung der Enzephalopathie und hat in etwa den gleichen Effekt wie Neomycin [22]. Die Lactulosetherapie ist billiger als eine Behandlung mit Neomycin. Lactulose und Aminoglycoside (Neomycin, Paromomycin) können zusammen gegeben werden und wirken additiv [19]. Die übliche Lactulose in Sirupform enthält bis zu 40% Verunreinigungen durch andere Zucker, die für den süßen Geschmack verantwortlich sind.

Lactulosesirup (Lactulose HEK oder Neda)
Dosierung: Lactulose muß so hoch dosiert werden, daß mindestens 2–3 breiige Stühle/Tag auftreten. Dazu ist im allgemeinen 2- bis 3mal täglich 1 Eßlöffel nötig, der nach dem Essen eingenommen werden sollte.
Nebenwirkungen: Abgesehen von Durchfällen bei zu hoher Dosierung klagen etwa 15% der Patienten über Blähungen und uncharakteristische Bauchschmerzen. Der süße Geschmack kann Nausea erzeugen und beeinträchtigt die Patientencompliance. *Lactulosegranulat* (Lactofalk, Lactuflor-Granulat) ist reine, kristalline Lactulose mit besserem Geschmack und damit besserer Akzeptanz. Wegen seiner geringeren Osmolarität soll Granulat besser vertragen werden.

Dosierung: 4mal tgl. ½ Beutel.
Lactuloseeinlauf: Bei bewußtlosen Patienten kann die *Lactulose* als Einlauf (300 ml in 500 ml H_2O) verabreicht werden.

Lactitol (Beta-Galactososeido-Sorbitol) kann leicht in chemisch reiner Form hergestellt werden, ist weniger süß als Lactulose, wird ebenfalls erst im Dickdarm von Bakterien aufgespalten und hat den gleichen therapeutischen Effekt wie Lactulose, ist aber besser verträglich [23]. Lactitol ist bisher in der Bundesrepublik noch nicht im Handel.

Antibiotika

Die schwer resorbierbaren *Aminoglykoside* und *Metronidazol* hemmen das Wachstum eiweißabbauender Bakterien und dadurch die intestinale Ammoniakproduktion. Am häufigsten werden die schwer resorbierbaren Aminoglykosid-Antibiotika *Neomycin* und *Paromomycin* eingesetzt. Möglicherweise hemmt *Neomycin* auch den Glutaminstoffwechsel der Enterozyten, der für mehr als die Hälfte des enteral resorbierten Ammoniaks verantwortlich ist.

Neomycin (Tbl. à 500 mg, Lösung mit 125 mg/5 ml)
Dosierung: Die Dosierung richtet sich nach der klinischen Situation. In akuten Phasen einer portosystemischen Enzephalopathie oder zur Prophylaxe bei intestinaler Blutung sind tägliche Mengen von 4-6 g oral, verteilt auf 3-4 Einzelgaben über einen Zeitraum von 5-6 Tagen angezeigt. Neomycin ist zwar ein schwer resorbierbares Antibiotikum, doch gelangen etwa 1-3% der enteral verabreichten Menge in die systemische Zirkulation. Bei Enteritis ist die Resorptionsrate höher.
Nebenwirkungen: Trotz der geringen Resorption kann es bei langanhaltender hochdosierter Therapie zu einem Hörverlust und einer Einschränkung der Nierenfunktion kommen. Weiterhin sind Malabsorptionssyndrome mit Schädigung der Darmmukosa und pseudomembranöse Kolitiden beschrieben worden. Wegen dieser Nebenwirkungen, aber auch wegen der hohen Kosten, eignen sich die Aminoglykoside nicht zur Langzeittherapie.

Paromomycin (Humatin, Kps. à 250 mg, Lösung mit 125 mg/ml)
Dosierung: Je nach Schwere der Enzephalopathie gibt man täglich 35–75 mg/kg KG in 3–4 Einzeldosen über 2–6 Tage.
Nebenwirkungen: Siehe *Neomycin.*

Metronidazol in einer Dosierung von 4mal 0,2 g war in der Kurzzeitbehandlung ebenso effektiv wie 4mal 1 g Neomycin [24]. Die Nebenwirkungen sind auf S. 114 angegeben.

Verzweigtkettige Aminosäuren

Bei dekompensierter Leberzirrhose sind die Serumkonzentrationen von aromatischen Aminosäuren (Tyrosin, Phenylalanin und Tryptophan) erhöht, die verzweigtkettigen Aminosäuren (Valin, Leucin und Isoleucin) dagegen erniedrigt. In der Annahme, daß diese Verschiebung der Aminosäuren die Synthese falscher Neurotransmitter begünstige, werden in der Therapie der portalen Enzephalopathie Aminosäuregemische eingesetzt, die besonders reich an verzweigtkettigen Aminosäuren sind. Der therapeutische Effekt dieser Aminosäuren beruht aber nicht auf einer verminderten Produktion von falschen Neurotransmittern. Vielmehr wird im Muskelgewebe die Proteinsynthese und damit der Umbau des Ammoniums in Glutamin gefördert, und in der Leber wird der Harnstoffzyklus angeregt. Im Gehirn wird die Bildung von Glutamat begünstigt, wodurch intrazerebral Ammonium entgiftet und der Harnstoffwechsel aktiviert wird [25].

Die Mehrzahl, aber nicht alle der kontrollierten Studien (Zusammenfassung bei [26]), spricht für eine Besserung der akuten portalen Enzephalopathie unter der Infusion mit verzweigtkettigen Aminosäuren (Aminosteril Hepa, Comafusin). Auf jeden Fall eignen sich diese Lösungen zusammen mit anderen Energieträgern (Glukose, Fett) zur parenteralen Ernährung von Leberkranken und zum Ausgleich ihrer negativen Stickstoffbilanz (s. Kap. Parenterale Ernährung).

Die Wirkung einer oralen Gabe von verzweigtkettigen Aminosäuren (Falk-Amin, Bramin-hepa) auf die chronische portosystemische Enzephalopathie ist umstritten [26]. Bei verminderter Proteinzufuhr kann durch die Präparate eine ausgeglichene Stickstoffbilanz

188

erreicht werden. Dabei müssen die hohen Kosten einer solchen Therapie berücksichtigt werden (Tagesdosis über 30 DM).

Zink

Bei Patienten mit dekompensierter Leberzirrhose liegt oft ein Zinkmangel vor, insbesondere, wenn sie mit Schleifendiuretika behandelt wurden. Kurzzeitige Zinkzufuhr (z. B. 3mal 2 Drg. Zinkaspartat oder 3mal 2 Tbl. Zinkorotat) und Ausgleich des Serumzinkspiegels sollen die portale Enzephalopathie bessern [27].

Sedativa und Analgetika bei portosystemischer Enzephalopathie

Der Abbau der meisten Analgetika und Sedativa erfolgt in der Leber und ist bei dekompensierter Leberzirrhose entsprechend verzögert. Außerdem reagiert bei portosystemischer Enzephalopathie das Gehirn besonders empfindlich auf Pharmaka. Oft wird ein Coma hepaticum durch Analgetika und vor allem Sedativa ausgelöst oder vertieft. Wenn irgend möglich, sollte man bei dekompensierter Leberzirrhose keine derartigen Medikamente geben. Wenn aber eine Sedierung unvermeidlich ist, kann man *Phenobarbital* (Luminal) verwenden, das weitgehend in der Niere abgebaut wird. Man muß mit niedriger Dosis beginnen (0,03–0,05 g) und je nach Verträglichkeit eventuell steigern. Auch *Oxazepam* wird renal abgebaut. Bei Entzugsdelir können *Distraneurin* oder *Haloperidol* unter sorgfältiger Überwachung (oral oder parenteral) verabreicht werden.

3.4.4 Gerinnungsstörungen

Pathogenese

Bei Leberzirrhose ist abhängig von der Funktionsreserve der Leber die Synthese prokoagulatorischer und fibronolytischer Faktoren und auch der Inhibitoren beider Enzymsysteme mehr oder weniger reduziert. Unabhängig von dieser Gerinnungsstörung kann bei Leberzirrhose mit portaler Hypertension eine Thrombozytopenie durch Hypersplenismus die Blutungsneigung verstärken. Präfinal kann zusätzlich die Thrombozytenfunktion gestört sein, insbesondere bei Vorliegen eines hepatorenalen Syndroms.

Therapie

Bei Patienten ohne allgemeine Blutungsneigung und ohne klinisch relevante Verminderung von Hämostasefaktoren (z. B. Quick-Wert über 40%, Thrombozytenzahl über 50000/ml) ist eine hämostatisch wirksame Behandlung durch Blut oder Blutderivate unnötig. Bei Patienten mit lokaler Blutungsquelle, z. B. Ösophagusvarizen oder Magenerosionen, jedoch fehlenden Hinweisen auf eine allgemeine hämorrhagische Diathese, ist die Applikation von Gerinnungsfaktoren bzw. Gerinnungsfaktorkonzentraten nicht angebracht. Lokal blutstillende Maßnahmen stehen im Vordergrund. Kontraindiziert in dieser Situation ist jede medikamentöse antithrombotische Therapie einschließlich der niedrig dosierten Heparingabe. Nur im Rahmen eines entzündlichen Schubs mit Allgemeinzeichen einer generalisierten hämorrhagischen Diathese (z. B. diffuse Schleimhautblutungen, Hämatome und Suggilationen der Haut) und labordiagnostischen Hinweisen auf eine relevante Hämostasestörung liegen die Voraussetzungen zur Substitution von Hämostasefaktoren vor, wie z. B. die Gabe von Frischplasma oder Antithrombin III (s. Kap. 1.4.2).

Ungesicherte und nicht bewährte Maßnahmen

Thrombozytenkonzentrate: Bei Patienten mit Lebererkrankung mit Thrombozytopenie bei Hypersplenismus ist die Verabreichung von Thrombozytenkonzentraten weitgehend sinnlos, da die Produktionskapazität des Knochenmarks für Thrombozyten erhalten ist. Die zugeführten Zellen werden – ebenso wie die durch Mehrproduktion gebildeten körpereigenen Zellen – in der Milz zerstört.

Vitamin K_1: Bei parenchymatösen Leberschäden beeinflußt Vitamin K_1 den Gerinnungsdefekt nicht, weil es die fehlende Synthese von Gerinnungsfaktoren des Prothrombinkomplexes nicht beeinflussen kann. Dagegen kann bei langanhaltender Cholestase (z. B. primär biliäre Zirrhose) eine Blutungsneigung durch fehlende Resorption des fettlöslichen Vitamin K und deshalb durch Vitamin-K-Mangel, bedingt sein. In diesem Fall ist die parenterale Gabe von 5–10 mg Vitamin K_1 sinnvoll und führt zum Anstieg des Quick-Wertes.

Heparin, Fibrinolysehemmer und sogen. *Hämostyptika* sind zur Behandlung von Gerinnungsstörungen bei Leberzirrhose nicht angebracht.

3.4.5 Funktionelles Nierenversagen (sog. hepatorenales Syndrom)

Definition

Niereninsuffizienz ist ein häufiger Befund bei terminaler dekompensierter Leberzirrhose. Dieses sog. hepatorenale Syndrom ist ein funktionelles Nierenversagen. Die Niere zeigt keine wesentlichen morphologischen Veränderungen und wäre wieder funktionsfähig, wenn sie in einen lebergesunden Empfänger verpflanzt würde. Anfänglich finden sich Laborbefunde wie bei prärenaler Urämie (Natriumkonzentration im Urin ≤ 10 mval/l, hyperosmolarer Urin). Die Niereninsuffizienz läßt sich aber durch Volumenersatz nicht bessern. Die heutige Definition des hepatorenalen Syndroms [29] schließt prärenale Urämien durch Volumenentzug (Parazentese, Diuretika) oder Hypotension aus.

Pathogenese

Die Pathogenese des hepatorenalen Syndroms ist unklar. Erhöhter intrarenaler Gefäßwiderstand und gleichzeitig verminderter peripherer Widerstand bewirken eine Minderperfusion der Nierenrinde. Die Ursache dieser Nierendurchblutungsstörung ist unklar [29].

Therapie

Bisher gibt es keine medikamentöse Therapie, welche die schlechte Prognose des hepatorenalen Syndroms (Letalität über 90%) günstig beeinflußt. Die Patienten sterben nicht an ihrer Niereninsuffizienz, sondern am Leberversagen. Therapiert werden müßte also die Leber und nicht die Niere. Gelänge es, die Leberfunktion wieder zu bessern, würde auch die Nierenfunktion besser. Dialysebehandlung ist erfolglos, wenn dem Nierenversagen eine Leberzirrhose zugrunde liegt [30]. Verschiedene Versuche, pharmakologisch die vasokonstriktorischen, natrium- und wasserretinierenden Faktoren zu blockieren (Alpha-/Betarezeptorenblockade, Kalziumantagonisten) waren nur in wenigen einzelnen Fällen erfolgreich. Ebenso hat die Erweiterung des intraplasmatischen Volumens (Plasmainfusion, peritoneovenöser Shunt) keine überzeugende Wirkung [31].

Literatur

1. Kershenobich D, Vargus F, Gercia-Tsao G et al. (1988) Colchicine in the treatment of cirrhosis of the liver. N Engl J Med 318: 1709–1713
2. Junge U (1986) Die medikamentöse Therapie der Ösophagusvarizenblutung. Dtsch Med Wochenschr 111: 627–630
3. Fleig WE (1988) Pharmacological methods for the prevention of first and recurrent bleeding from esophagogastric varices. Z Gastroenterol 26 [Suppl. 2]: 40–48
4. Walker S (1988) Behandlung der Ösophagusvarizenblutung mit vasoaktiven Substanzen. Dtsch Med Wochenschr 113: 26–31
5. Bosch J (1985) Effect of pharmacological agents on portal hypertension. Clin Gastroenterol 14: 169–184
6. Staritz M, Poralla T, Meyer zum Büschenfelde KH (1985) Intravascular oesophageal variceal pressure assessed by endoscopic fine needle puncture under basal conditions, Vasalva's manoevre and after glycyltrinitrate application. Gut 26: 525–527
7. Lebrec D, Poynard T, Hillon R, Benhamou JP (1981) Propranolol for prevention of recurrent gastrointestinal bleeding in patients with cirrhosis. N Engl J Med 305: 1371–1374
8. Gerbes AL (1987) Neuere Aspekte in der Diagnose und Therapie des Aszites. Z Gastroenterol 25: 677–682
9. Gross P, Ketteler M, Sieg A (1987) Störungen des Wasserhaushaltes bei Leberzirrhose. Internist 28: 443–447
10. Schölmerich J (1987) Diagnostik und Therapie des Aszites. Internist 28: 448–458
11. Ring-Larsen H, Henriksen JH, Wilken C et al. (1986) Diuretic treatment in decompensated cirrhosis and congestive heart failure: effect of posture. Br Med J 292: 1351–1353
12. Gauthier A, Levy VG, Quinton A et al. (1986) Salt or no salt in the treatment of cirrhotic ascites: A randomised Study. Gut 27: 705–709
13. Mirouze D, Zipser RD, Reynolds TB (1983) Effect of inhibitors of prostaglandin synthesis on induced diuresis in cirrhosis. Hepatology 3: 50–55

14. Gines P, Arroyo V, Quintere E et al. (1987) Comparison of paracentesis and diuretics in the treatment of cirrhotics with tense ascites. Gastroenterology 93: 234–241
15. Perez-Ayuso RM, Arroyo V, Planas R et al. (1983) Randomized comparative study of efficacy of furosemide versus spironolactone in nonazotemic cirrhosis with ascites. Gastroenterology 84: 961–968
16. Schölmerich J, Volk BA, Köttgen E et al. (1985) Ascites – neue Aspekte zur Pathophysiologie, Diagnostik und Therapie. Dtsch Med Wochenschr 110: 512–518
17. Gerok W (1985) Metabolische Grundlagen der hepatischen Enzephalopathie. Internist 26: 377–387
18. Swart GR, Frenkel M, Van den Berg J (1981) Minimum protein requirements in advanced liver disease. In: Walser M, Williamson JR (eds) Metabolism and clinical implications of branched-chain amino- and ketoacids. Elsevier, New York, pp 427–432
19. Weber FL (1984) Hepatic encephalopathy. Gastroenterology 84: 197–237
20. Bircher J, Müller J, Guggenheim P et al. (1966) Treatment of chronic portal systemic encephalopathy with lactulose. Lancet I: 890–893
21. Weber FL, Fresard KM, Lally BR (1982) Effects of lactulose and neomycin on liver metabolism in cirrhotic subjects. Gastroenterology 82: 213–217
22. Conn HO, Leevy CM, Vlahcevic ZR et al. (1977) Comparison of lactulose and neomycin in the treatment of chronic portosystemic encephalopathy. A double blind controlled trial. Gastroenterology 72: 573–583
23. Morgan MH, Hawlly KE, Stambeck D (1987) Lactitol versus lactulose in the treatment of chronic hepatic encephalopathy: A double-blind, randomized, crossover study. J Hepatol 4: 236–245
24. Morgan MH, Read AE, Speller DCE (1982) Treatment of hepatic encephalopathy with metronidazol. Gut 23: 1–7
25. Gerok W (1986) Therapie mit differenzierten Aminosäuregemischen bei hepatischer Enzephalopathie. Arzneimitteltherapie 4: 72–77
26. Egberts EH (1987) Therapie der hepatischen Enzephalopathie. Leber Magen Darm 7: 244–273
27. Reding P, Duchabeau J, Betaille C (1984) Oral Zinc supplement improves hepatic encephalopathy. Lancet II: 493–495
28. Editorial (1980) Hepatorenal syndrome or hepatic nephropathy. Lancet I: 801–803
29. Köhler H, Meyer zum Büschenfelde KH (1988) Funktionelle Beziehung zwischen Leber und Niere. Dtsch Med Wochenschr 113: 1524–1527
30. Wilkinson SP, Weston MJ et al. (1977) Dialysis in the treatment of renal failure in patients with liver disease. Clin Nephrol 8: 287–292
31. Kramer HJ (1988) Therapie des hepatorenalen Syndroms. Dtsch Med Wochenschr 133: 561–564

Therapieschema 14   Ösophagusvarizen

- Bei Bewußtlosigkeit Intubation
- Mehrere i. v.-Zugänge, davon mindestens einer zentralvenös (rechte V. jugularis interna)
- Volumenersatz (Gelatinepräparate, Humanalbumin, Vollblut oder Erythrozytenkonzentrate und Plasma)
- Kontrolle von Elektrolyten und Säure-Basen-Haushalt
- Klarspülen des Magens mit weitlumiger Sonde
- Notfallendoskopie
- Mechanische Blutstillung
  - Sondenblockade
  - Notfallmäßige Sklerosierung
- Unterstützende medikamentöse Blutstillung
  - Glycylpressin (2 mg i. v., dann alle 4–6 h 1 mg i. v.)
- Komaprophylaxe
  - Freispülen des Magens
  - Hohe Darmeinläufe
  - *Lactulose* (4mal tgl. 1 Eßlöffel)
  - *Neomycin* oder *Paromomycin* (4–6 g/Tag)

Therapieschema 15   Aszites

Allgemeine Maßnahmen
- Restriktion der Natriumzufuhr auf 2 g/Tag
- Bettruhe
- Flüssigkeitsreduktion und -bilanzierung
- Elektrolytbilanz (Kalium!)
- Tägliche Gewichtskontrolle

Medikamentöse Therapie
- *Spironolacton* (Aldactone, Osyrol)
  100-max. 400 mg tgl. oral

Bei unzureichendem Effekt zusätzlich:
- *Furosemid* (Lasix)
  40-max. 120 mg tgl. oral

Bei unzureichendem Effekt:
- *Spironolacton*
  200-600 mg i. v. tgl.

Bei unzureichendem Effekt zusätzlich:
- Albumin 20%
  50 ml i. v.

Bei unzureichendem Effekt zusätzlich:
- Albumin 5%
  250 ml i. v., gefolgt von
- *Furosemid*
  20-60 mg i. v. als Bolus, gefolgt von
- *Mannitol* (Osmofundin)
  250-500 ml in 20%iger Lösung als Infusion über 2 h

Therapieschema 16   Portosystemische Enzephalopathie

Akute Enzephalopathie

- Beseitigung exogener Ursachen (Elektrolytstörung, Diuretika, Sedativa, gastrointestinale Blutung, Sepsis)
- Eiweißrestriktion (30–60 g/Tag) bei ausreichender Kalorienzufuhr
- *Lactulose* oral 3mal tgl. 20–50 ml oder Einlauf (300 ml in 500 ml H_2O)
- Infusion verzweigtkettiger Aminosäuren
- *Paromomycin* (Humatin) je nach Komastadium bis zu 4 g/Tag p. o. (nur wenige Tage)

Chronische Enzephalopathie

- *Lactulose* oral 3mal tgl. 20–50 ml
- Eiweißrestriktion (1 g/Tag und kg KG) Falls diese Menge nicht toleriert wird:
  - Verzweigtkettige Aminosäuren oral (z. B. Falkamin, Bramin-hepa)

4 Primär-biliäre Zirrhose

4.1 Definition

Die primär-biliäre Zirrhose entwickelt sich aus einer Entzündung an intrahepatischen Gallenwegen. Diese chronische, nicht eitrige, destruierende Cholangitis ist nur langsam progredient. Die Entzündung greift von den Portalfeldern auf das Leberparenchym über und endet schließlich in einer Zirrhose. 90% der Patienten sind Frauen. Die Erkrankung nimmt einen sehr unterschiedlichen Verlauf: Bei Patienten mit Symptomen wurde eine Fünfjahresüberlebensrate zwischen 30 und 70% ermittelt [1]. Dagegen scheint die Lebenserwartung von Patienten ohne Symptome nicht wesentlich eingeschränkt zu sein [2].

4.2 Pathogenese

Über die Pathogenese der primär-biliären Zirrhose ist bisher nur bekannt, daß der Erkrankung genetisch bedingte, autoimmune Reaktionen gegen die intrahepatischen Gallenwege zugrunde liegen.
Die Gallengangsentzündung mit Destruktion und reaktiver Wucherung von Cholangiolen führt zur Galleabflußbehinderung. Folgen der chronischen Cholestase sind Juckreiz, Ikterus, Steatorrhö und Resorptionsstörung fettlöslicher Vitamine mit konsekutiver Osteopathie und Blutungsneigung. Erst Jahre nach den ersten Symptomen treten die Folgen der Leberzirrhose (Aszites, portale Hypertension, portosystemische Enzephalopathie) in den Vordergrund. Sie sind meist die Todesursache.

4.3 Kausale Therapie

Eine gesicherte medikamentöse Therapie der primär-biliären Zirrhose oder der ihr zugrundeliegenden nichteitrigen destruierenden Cholangitis gibt es nicht, auch wenn bei einigen der im folgenden genannten Medikamente günstige Effekte gesehen werden.

Fortgeschrittene Fälle primär-biliärer Zirrhose sind medikamentös nicht zu beeinflussen, haben aber die besten Erfolgsaussichten bei *Lebertransplantation*. Ein Jahr nach der Lebertransplantation leben noch nahezu 70%, von denen 90% auch noch 3–5 postoperative Jahre überleben [3].

Medikamentöse Therapie (ungesicherte Wirkung)

Azathioprin (Imurek). Angesichts vieler Hinweise auf ein autoimmunologisches Geschehen wurde Azathioprin eingesetzt. Zwei kontrollierte Studien [4, 5] zeigten, daß Azathioprin (1–2 mg/kg KG) die Laborparameter und die Progression der Zirrhose nicht beeinflußt. Bei längerer Behandlung aber schien die Überlebenszeit mit Azathioprin um etwa 20 Monate verlängert worden zu sein [6]. Bei 20 von 248 Patienten mußte die Therapie wegen Nebenwirkungen abgebrochen werden.

Colchicin (z. B. Colchicum dispert) wurde versuchsweise auch bei der primär-biliären Zirrhose angewandt, nachdem wegen seiner antiinflammatorischen Wirkung Erfolge bei anderen Formen der Leberzirrhose beschrieben wurden (s. Abschn. 3.3). Bisherige Studien [7, 8] lassen vermuten, daß durch eine Dauermedikation (0,6–1,2 mg tgl.) zwar nicht der histologische Befund oder die Symptome, wohl aber die Laborparameter und möglicherweise die Überlebenszeit günstig beeinflußt werden. Außer Diarrhöen und einem Fall von Granulozytopenie wurden keine Nebenwirkungen beobachtet.

Ursodeoxycholsäure (Ursofalk) hat in einer Dosierung von 13–15 mg/kg KG täglich über 2 Jahre bei 15 Patienten zu einer Besserung der Laborbefunde und des Juckreizes geführt. Der histologische Befund wurde nicht beeinflußt [9]. In einer neueren kontrollierten Studie wurden Symptome, Laborbefunde und Histologie gebessert [21].

Glukokortikoide könnten wegen ihrer antiinflammatorischen Wirkung günstig sein, wurden aber bisher nicht systematisch angewandt, weil man befürchtet, dadurch die Entwicklung einer Osteoporose noch zu beschleunigen. In einer kontrollierten Studie wurde

198

bestätigt, daß Patienten unter einer Dauertherapie mit 10 mg *Prednisolon* täglich eine klinische Verbesserung – insbesondere des Juckreizes – verspürten, Laborbefunde und die Leberhistologie sich besserten, andererseits aber die Knochendichte stark abnahm [10]. Glukokortikoide können notwendig werden, wenn die primär-biliäre Zirrhose mit anderen Autoimmunerkrankungen (Thyreoiditis, rheumatische Arthritis, Lupus erythematodes) vergesellschaftet ist, oder bei den sogenannten Mischformen einer autoimmunen chronisch-aktiven Hepatitis mit Autoantikörpern gegen antimitochondriale Antikörper und Autoimmunprozessen gegen Gallenwege und Hepatozyten [11]. Bei Glukokortikoidtherapie muß gleichzeitig mit Kalzium und mit Vitamin D einer Osteoporose vorgebeugt werden (s. unten).

Die Immunsuppressiva *Cyclosporin A* und *Chlorambucil* verbessern zwar einige Laborparameter, aber ändern nicht den histologischen Befund [12, 13]. Wegen ihrer ernsten Nebenwirkungen kommen sie als Langzeittherapeutikum wohl kaum in Frage.

D-Penicillamin wurde bei der primär-biliären Zirrhose versucht, weil man sich eine therapeutische Wirkung von der Elimination des bei langer Cholestase in den Hepatozyten gespeicherten Kupfers erhoffte. Außerdem spaltet *D-Penicillamin* Immunkomplexe, bremst das Wachstum von T-Lymphozyten und Fibroblasten und hemmt die Kollagenfaserbildung [13]. Leider haben sich die Erwartungen nicht erfüllt: In 7 Studien mit insgesamt 767 Patienten hatte *D-Penicillamin* keinen Effekt auf wichtige Laborparameter, histologische Progression oder Überlebenszeit. Zudem wurden bei fast 30% der Patienten ernsthafte Nebenwirkungen beobachtet (Zusammenfassung bei [1]).

4.4 Symptomatische Therapie

Die symptomatische Therapie bei primär-biliärer Zirrhose ist die gleiche wie bei anderen Erkrankungen mit lang anhaltender Cholestase. Behandlungsbedürftige Symptome sind ein oft quälender Juckreiz, Osteodystrophie und Steatorrhö.

4.4.1 Juckreiz

Die Pathogenese des Juckreizes ist nicht bekannt. Es wird vermutet, daß er durch Einlagerung von Gallensäuren in die Haut verursacht wird. Bei 90% der Patienten kann der Juckreiz mit *Colestyramin* wesentlich gebessert werden. Es ist ein basisches Austauschharz, das im Darm Gallensäuren bindet, damit ihren enterohepatischen Kreislauf unterbricht und so die intestinale Gallensäureausscheidung erhöht. Wegen des schlechten Geschmacks von Colestyramin kann alternativ *Colestipol,* ein anderes Austauschharz, eingesetzt werden.

Antihistaminika haben bei primär-biliärer Zirrhose nur eine geringere antipruriginöse Wirkung, sind dafür aber wegen ihres sedierenden Effekts – besonders nachts – wertvoll. Externa werden als lindernd empfunden. Ultima ratio bei therapieresistentem Pruritus sind Plasmapherese oder Kohleperfusion, wenn eine Transplantation nicht möglich ist.

Colestyramin (Quantalan, Pulver à 4 g)
Dosierung: Jeweils ½ Beutel vor und nach den Mahlzeiten, weil sich dabei die Gallenblase entleert. Besonders wichtig ist die morgendliche Dosis, weil sich nachts die Gallensäuren in der Gallenblase gesammelt haben. Die Wirkung tritt erst nach 5–10 Tagen ein. Die Dosis kann erhöht werden, wenn es der Patient vom Geschmack und von den Nebenwirkungen her toleriert, sollte aber wegen der Gefahr einer Steatorrhö möglichst niedrig gehalten werden.
Nebenwirkungen: Der unangenehme Geschmack kann durch Mischen mit Säften oder Kakao gemildert werden. Colestyramin bindet Medikamente wie Chlorothiazide, Tetrazyklin, Digitalisglykoside, oral applizierte Schilddrüsenhormone und Cumarinderivate. Man soll Colestyramin daher nicht zusammen mit anderen Medikamenten einnehmen, sondern nur nach mindestens einstündigem Intervall. Gastrointestinale Störungen (Übelkeit, Erbrechen, Völlegefühl, Bauchschmerzen und vor allem Obstipation) sind weitere Nebenwirkungen. Bei langdauernder oder hochdosierter Therapie kann die Fettresorption zusätzlich gestört werden.
Kontraindikationen: Hyperparathyreoidismus, Nierensteine.

Colestipol (Cholestabyl, Btl. à 5 g) ist ein anderes Austauschharz, das ebenso wirksam ist, aber von manchen Patienten geschmacklich besser toleriert wird. Dosierung, Nebenwirkungen und Kontraindikationen entsprechen denen des Colestyramins.

Clemastinhydrogenfumarat (Tavegil, Tbl. à 1 mg)
Es ist ein Antihistaminicum, das den Juckreiz mildert und gleichzeitig sediert.
Dosierung: 2mal tägl. 1 Tbl.
Nebenwirkungen: Mundtrockenheit, Schwindel, eingeschränktes Reaktionsvermögen, Müdigkeit. Die Wirkung von Analgetika, Hypnotika, Psychopharmaka und Alkohol wird verstärkt.

Externa
Zur äußeren Anwendung empfehlen sich anästhesierende Puder, wie z. B. Ingelan Puder. Einige Patienten verspüren Linderung durch Ölbäder (z. B. Balneum Hermal Badezusatz).

Nicht gesicherte oder unbewährte Therapie

Rifampicin in einer Dosis von 300–450 mg/Tag scheint ein wirksames Medikament zur Therapie des Pruritus bei langanhaltender Cholestase zu sein [14]. Allerdings muß noch untersucht werden, ob eine Langzeittherapie nebenwirkungsfrei toleriert wird.
UV-Bestrahlung soll bei Patienten mit cholestatischem Ikterus den Juckreiz mildern [15]. Diese Wirkung wurde aber von anderen Autoren nicht bestätigt [16].

4.4.2 Hepatische Osteodystrophie

Bei allen chronischen Lebererkrankungen, besonders aber bei cholestatischen Formen wie der biliären Zirrhose, werden häufig Störungen des Knochenstoffwechsels beobachtet.
Eine Osteomalazie ist relativ selten und korreliert mit einer niedrigen Serumkonzentration von Vitamin D_3. Der Vitamin-D_3-Mangel ist bedingt durch eine verminderte Sonnenlichtexposition des kran-

ken Patienten und durch eine verminderte intestinale Resorption, weil im Darm Gallensäuren fehlen, besonders bei Colestyraminbehandlung. Nur bei sehr schlechter Leberfunktion spielt eine unzureichende Hydroxylierung von Vitamin D_3 zu 25-Hydroxy-Cholecalciferol eine Rolle [17]. In der Therapie der Osteomalazie sind wirksam: Sonnenlichtexposition, Bewegungsübungen, Kalziumzufuhr in Form von Milch oder Kalziumgluconat und die orale Zufuhr von Vitamin D_3, wenn der Serumspiegel erniedrigt ist.

Für die häufigere hepatische Osteoporose gibt es bisher kein bewährtes Behandlungskonzept. Neben dem Vitamin-D_3-Mangel und der Kalziummalabsorption spielen andere Faktoren in der Ätiologie eine Rolle: Kortikoidtherapie, Hypogonadismus, postklimakterischer Östrogenmangel und möglicherweise ein Mangel an Osteokalzin, ein Vitamin K-abhängiges Protein, das die Knochenkalzifikation regulieren soll [18]. Östrogene sind bei cholestatischen Lebererkrankungen kontraindiziert. Fluoride, die bei einigen Patienten mit Postmenopausen- oder Altersosteoporose helfen, sind bei Lebererkrankungen nicht spezifisch kontraindiziert, aber bisher sind noch keine Erfahrungen mit einer derartigen Behandlung publiziert worden. Oral zugeführtes Calciumgluconat verhindert den kortikalen Knochenschwund bei Frauen mit primär-biliärer Zirrhose [19], und Kalziuminfusionen bessern die Knochenschmerzen [20]. Über die Wirkung von Calcitonin bei hepatischer Osteopathie gibt es bisher keine Erfahrung.

Kalziumgluconat: Die orale Kalziumgabe soll möglichst über den Tag verteilt erfolgen (z. B. Calcium Sandoz forte 3 mal 1 Brausetbl. tgl.). Heftige Knochenschmerzen können bisweilen durch Kalziuminfusion (15 mg/kg KG Kalziumgluconat in 500 ml isotoner Lösung) plus 5–10 ml 10%iges *Xylocain* gebessert werden. Die Infusionen sollen mindestens 4 h lang laufen und die Behandlung 14 Tage lang an jedem zweiten Tag durchgeführt werden.

Vitamin D_3 gibt man abhängig vom Ausmaß der Cholestase und abhängig vom Vitamin-D_3-Serumspiegel in einer oralen Dosis von 500–1000 IE (z. B. Vigantoletten 500 oder 1000, 1mal tgl. 1 Tbl.) bei ausreichender Leberfunktion oder 1,25-dihydroxyliertes Cholecal-

ciferol (1 bis 2 Kps. Rocatrol tgl.) bei stark eingeschränkter Leberfunktion).

Nebenwirkungen: Bei Gabe von Vitamin D_3 zusammen mit Kalzium
ist die Gefahr der Überdosierung groß. Regelmäßige Kontrolle des
Kalziumspiegels sowie, wenn möglich, die Bestimmung von
25-OH-Vitamin D im Serum sind notwendig. Überdosierung kann
zur Hyperkalzämie führen. Klinische Zeichen dafür sind Schwäche,
Müdigkeit, Kopfschmerzen, Übelkeit, Erbrechen und Durchfall.
Später kann sich eine eingeschränkte Nierenfunktion entwickeln
und durch Polydipsie, Nykturie und Albuminurie manifestieren.

4.4.3 Steatorrhö

Durch den Mangel an Gallensäuren kommt es zur Steatorrhö, diese
wird durch Colestyramingabe noch verstärkt. Die Therapie sollte
erfolgen mit MCT-Kost (s. S. 94) und parenteraler Applikation fettlöslicher Vitamine (1 Amp. Adek-Falk alle 14 Tage).

Literatur

1. Kaplan MM (1987) Primary biliary cirrhosis. N Engl J Med 316:
   521–528
2. Beswick DR, Klatskin G, Goyer JC (1985) Asymptomatic primary
   biliary cirrhosis: a progress report on longterm follow-up and natural
   history. Gastroenterology 89: 267–271
3. Esquivel CO, van Thiel DH, Demetris AG et al. (1988) Transplantation
   for primary biliary cirrhosis. Gastroenterology 94: 1207–1216
4. Heathcote J, Ross A, Sherlock S (1976) A prospective controlled trial of
   azathioprine in primary biliary cirrhosis. Gastroenterology 70: 656–660
5. Crowe J, Christensen E, Smith M et al. (1980) Azathioprine in primary
   biliary cirrhosis. A preliminary report of an international trial. Gastroenterology 78: 1005–1010
6. Christensen E, Neuberger J, Crowe J et al. (1985) Beneficial effect of
   azathioprine and prediction of prognosis in primary biliary cirrhosis:
   final results of an international trial. Gastroenterology 89: 1084–1091
7. Kaplan MM, Albing DW, Zimmermann HJ (1986) A prospective trial of
   colchicine for primary biliary cirrhosis. N Engl J Med 315: 1448–54
8. Bodenheimer H, Schaffner F, Puezzulo J (1988) Evaluation of colchicine
   therapy in primary biliary cirrhosis. Gastroenterology 95: 124–129

9. Poupon P, Chretien Y, Poupon RE et al. (1987) Is Ursodesoxycholic acid an effective treatment for primary biliary cirrhosis? Lancet I: 834–836
10. Mitchison HC, Bassendine MF, Record CO et al. (1986) Controlled trial of prednisolone for primary biliary cirrhosis. Good for the liver, bad for the bones. Hepatology 6: 1211–1217
11. Berg PA, Klein R (1988) Diagnose der primär-biliären Zirrhose. Dtsch Med Wochenschr 113: 143–145
12. Hoofnagle JH, David GL, Schafer DF et al. (1986) Randomized trial of chlorambucil for primary biliary cirrhosis. Gastroenterology 91: 1327–1334
13. Perings E, Junge U (1975) Wirkung und Nebenwirkung von D-Penicillamin. Med Klin 70: 1265–1274
14. Ghent CN, Carruthers SG (1988) Treatment of pruritus in primary biliary cirrhosis with rifampin. Gastroenterology 94: 483–493
15. Hanid MA, Gevi AJ (1980) Phototherapy for pruritus in primary biliary cirrhosis. Lancet II: 530
16. Epstein O (1988) Review: The treatment of primary biliary cirrhosis. Aliment Pharmacol Ther 2: 1–12
17. Compston JE (1986) Hepatic osteodystrophy: Vitamin D metabolism in patients with liver disease. Gut 27: 1073–1090
18. Editorial (1987) Calcium and chronic liver disease. Lancet II: 1065–1066
19. Epstein O, Kabo Y, Dick R, Sherlock S (1982) Vitamin D, hydroxyapatite and calciumgluconate in treatment of cortical bone thinning in postmenopausal women with primary biliary cirrhosis. Am J Clin Nutr 36: 416–430
20. Ajdukiewicz AB, Agnew JE, Beyers PD et al. (1974) The relief of bone pain in primary biliary cirrhoses with calcium infusions. Gut 15: 788–793
21. Leuschner U, Fischer H, Kurtz W et al. (1989) Ursodeoxycholic acid in primary biliary cirrhosis: results of a controlled double-blind trial. Gastroenterology 97: 1268–1274

5 Erkrankungen der Leber bei Stoffwechselstörungen

5.1 Hämochromatose

5.1.1 Definition

Die primäre, idiopathische Hämochromatose ist eine autosomal-rezessiv vererbte Stoffwechselerkrankung, bei der aus bisher noch unklarer Ursache Eisen in verschiedene Organe (Leber, Pankreas, Haut, Herz, Hypophyse, Knorpel) abgelagert wird. Die Eisenablagerung in Zellen des retikuloendothelialen Systems und des Leberparenchyms führt zu einer Fibrosierung und Zirrhose.
Die sekundäre, erworbene Hämosiderose ist eine gefürchtete Komplikation, die sich nach Transfusion von 50–100 Konserven Blut ausbildet.

5.1.2 Therapie

Konsequente Aderlaßbehandlung

Die Entfernung des Eisens durch regelmäßige Aderlässe ist die einzig wirksame Therapie bei der primären Hämochromatose. Üblicherweise werden zunächst wöchentlich 500 ml Blut ($=250$ mg Eisen) entfernt. Da das Gesamtkörpereisen bei primärer Hämochromatose 25 g beträgt, wird man in etwa 2 Jahren das Depoteisen mobilisiert haben. Als Kontrolle des Behandlungserfolgs dient das Serumferritin. Auch nach vollständiger Entfernung des überschüssigen Eisens (Ferritin im Serum 50 ng/ml, normaler Eisengehalt in der Leberbiopsie) müssen zum Ausgleich der Eisenbilanz 4–8 Aderlässe/Jahr erfolgen, wiederum unter Kontrolle des Serumferritins [1]. Die Therapie wird sehr gut vertragen, eine Anämie ist erst zu erwarten, wenn die Eisenspeicher leer sind, also allenfalls nach 2 Jahren wöchentlicher Aderlaßtherapie.

Medikamentöse Therapie

Deferoxamin (Desferal, Inj.-Flaschen à 0,5 g)

Deferoxamin ist ein Chelatbildner mit spezieller Affinität zu Eisen. Es ist das Mittel der Wahl bei sekundärer Hämosiderose infolge langjähriger Transfusionsbehandlung von Anämien. Zur Behandlung einer primären Hämochromatose eignet es sich nicht. Durch gleichzeitige Vitamin-C-Gabe soll die Eisenausscheidung erhöht werden können.

Dosierung: Durch kontinuierliche, tägliche i. v.- oder s. c.-Infusion (20–50 mg/kg KG) [2] über portable Pumpen gelingt es, die Patienten in eine negative Eisenbilanz zu bringen.

Nebenwirkungen: Lokale und anaphylaktische Reaktionen, vor allem bei schneller i. v.-Injektion, wurden beobachtet. Bei Dauertherapie sind regelmäßige ophthalmologische Kontrolluntersuchungen nötig, da Linsentrübungen beschrieben worden sind. Bei sehr hoher Dosis können Taubheit und reversible neurologische Schäden auftreten. Selten kommen Leber- und Nierenschäden, Blutbildveränderungen und kardiovaskuläre Störungen vor.

Kontraindikationen: Schwangerschaft und Stillzeit.

5.2 Morbus Wilson

5.2.1 Definition und Pathogenese

Der Morbus Wilson ist eine seltene autosomal-rezessiv vererbte Erkrankung, bei der die normale Ausscheidung des Kupfers über die Galle gestört ist. Kupfer wird in verschiedenen Organen abgelagert. Im Vordergrund aber stehen die Schäden der Leber (Zirrhose) und des ZNS mit schweren neurologischen und psychischen Störungen. Unbehandelt führt die Krankheit zum Tode.

5.2.2 Therapie

Diät

Kupfer ist in fast allen Nahrungsstoffen enthalten und eine kupfer-
freie Diät daher nicht möglich. Besonders kupferreiche Speisen
aber sollte man meiden: Meeresfrüchte, Innereien, Schokolade,
Pilze, Nüsse.

Medikamentöse Therapie

D-Penicillamin bildet mit Kupfer ein Chelat, das im Urin ausgeschieden wird. Es hat die hoffnungslose Prognose der meist jugendlichen Patienten dramatisch verbessert [3]. Während früher die
Krankheit unweigerlich zum Tode führte, kann unter D-Penicilla-
mintherapie mit weitgehender Normalisierung der hepatischen und
zerebralen Funktion gerechnet werden. Seltener als bei anderen
Erkrankungen – nämlich nur bei 3–5% – muß bei Patienten mit
Morbus Wilson D-Penicillamin wegen schwerer Nebenwirkungen
abgesetzt werden. Bei diesen Patienten kann durch *Zinksulfat* [4]
oder *Zinkacetat* [5] eine ausgeglichene oder negative Kupferbilanz
erreicht werden. Zink erhöht die Kupferausscheidung im Stuhl und
hemmt kompetitiv die Kupferresorption.

D-Penicillamin (Metalcaptase, Filmtbl. à 150 und 300 mg; Trolovol,
Tbl. à 300 mg)
Dosierung: Im allgemeinen werden 1–2 g pro Tag benötigt, die
postprandial in 3 Tagesdosen oral verabreicht werden. Die Dosis
richtet sich nach der Kupferausscheidung im Urin, die bei 1 mg/
24 h liegen soll. Durch einschleichende Therapie treten weniger
Nebenwirkungen auf.
Nebenwirkungen: In sehr geringem Maße wirkt D-Penicillamin als
Pyridoxin(Vitamin B_6)-Antagonist. Es empfiehlt sich daher, zusätz-
lich einmal *wöchentlich 40 mg Vitamin B_6* (1 Tabl. Benadon, 1 Tbl.
Hexobion) zu geben.
Besonders während der ersten Therapiemonate haben etwa 20%
der Patienten Unverträglichkeitserscheinungen (Fieberschübe,
Exantheme, Geschmacksverlust, Leukopenie, Thrombozytopenie,
Lymphknotenschwellungen), die zu einem kurzfristigen Absetzen

des Penicillamins zwingen. Nach Abklingen der Nebenwirkungen wird eine Prednisolontherapie (20–30 mg/Tag) eingeleitet und dann Penicillamin langsam, beginnend mit 150 mg täglich, innerhalb von 2 Wochen auf die Erhaltungsdosis gesteigert. Wenn dann keine Nebenwirkungen auftreten, kann das Prednisolon langsam, „schleichend", abgesetzt werden. Schwerwiegende Komplikationen – wie nephrotisches Syndrom, Myasthenie, systemischer Lupus erythematodes, Goodpasture-Syndrom, Polymyositis, aphthöse-ulzeröse Mundschleimhautveränderungen, schwere Hautreaktionen, Agranulozytose, aplastische Anämie – treten bei 3–5% der Patienten auf und zwingen zu einer Therapie mit Zink.

Kontraindikationen: gibt es für dieses bei Morbus Wilson lebensnotwendige Medikament nicht, auch bei Schwangerschaft kann es weitergegeben werden [6].

Zink wurde bisher als Sulfat in einer Dosierung von 3 mal 200 oder 300 mg/Tag jeweils 30 min vor den Mahlzeiten verabreicht [4]. Wegen Übelkeit wurde von einigen Patienten eine weitere Therapie abgelehnt. Angeblich besser vertragen wird Zinkacetat, das in einer Dosierung von 3 mal 50 mg pro Tag eine ausgeglichene bis negative Kupferbilanz ergab [5].

5.3 Hepatische Porphyrien

Bei den hepatischen Porphyrien unterscheidet man akute und chronische Formen.

Es gibt vier verschiedene Enzymdefekte, die zu dem einheitlichen klinischen Bild der akuten *hepatischen Porphyrie* führen. Alkohol, Hunger, Infektionen, vor allem aber Medikamente – besonders gefährlich sind Barbiturate und Sulfonamide – können eine akute Porphyriekrise, die mit abdominellen Koliken und schweren neurologischen Symptomen einhergeht, auslösen. Die *Rote Liste* enthält eine Auflistung der bei akuten hepatischen Porphyrien erlaubten und verbotenen Medikamente. Im akuten Anfall werden vermehrt 5-Amino-δ-Laevulinsäure und Porphobilinogen im Urin ausgeschieden, die mittels der Schwarz-Watson-Reaktion leicht nachgewiesen werden können. Die akute Porphyriekrise kann tödlich enden und muß daher rasch diagnostiziert und intensivmedizinisch therapiert werden [7]. Vorbedingung ist das Absetzen prophyrinogener Medikamente. Bei Auslösung der Krise durch Barbiturate empfiehlt sich die Gabe von Natriumbikarbonat, um ihre Ausscheidung im Urin zu erhöhen. Durch Glukose und Hämargenininfusionen wird die überschießende Synthese der neuropharmakologisch wirksamen Aminolaevulinsäure gebremst. Einzelheiten der Therapie sind in Therapieschema 17 aufgeführt.

Bei der chronisch-hepatischen Porphyrie wird der Enzymdefekt in den Hepatozyten erst klinisch manifest bei zusätzlichem chronischem Leberparenchymschaden. Die Art des Leberschadens spielt dabei keine Rolle, doch häufigste auslösende Faktoren sind Alkohol und östrogenhaltige Medikamente.

Oft genügen zur Behandlung Alkoholabstinenz und das Absetzen der Östrogene.

Chloroquin (Resochin, Tabl. à 125 mg jeden 3. Tag) führt meist innerhalb weniger Monate zu einer Remission klinischer Befunde. Bei ausgeprägten kutanen Reaktionen kann die Chloroquintherapie mit 2 Aderlässen eingeleitet werden [8]. Die Hautmanifestationen werden lokal mit Lichtschutzsalben behandelt.

Literatur

1. Stremmel W, Niederau C, Strohmeyer G (1988) Therapie der Hämochromatose. Dtsch Med Wochenschr 113: 1648–1650
2. Naka GE, Möhring P, Helmig M et al. (1981) Intravenöse und subkutane Desferaltherapie bei schwerer Eisenüberladung. Therapiewoche 31: 1786–1788
3. Lange J (1967) Die Langzeitbehandlung des Morbus Wilson mit D-Penicillamin. Dtsch Med Wochenschr 92: 2657–62
4. Hoogenvaad T, Van Hatum J, Van der Hamer CJA (1987) Management of Wilson's disease with zinc sulphate: experience in a series of 27 patients. J Neurol Sci 77: 137–142
5. Hill GM, Brewer GJ, Prasad AS et al. (1987) Treatment of Wilson's disease with zinc I. Oral zinc therapy regimens. Hepatology 7: 522–528
6. Scheinberg JH, Sternlieb J (1975) Pregnancy in penicillamine-treated patients with Wilson's disease. N Engl J Med 293: 1300–1302
7. Ippen H, Perach CA (1983) Verhütung und Behandlung von Attacken induzierbarer Porphyrien. Dtsch Ärztebl 80: 43–49

Therapieschema 17   Akutes Porphyriesyndrom

- Absetzen prophyrinogener Medikamente
- Glukoseinfusion (2 l einer 20%igen Glukoselösung in 24 h)
- Hämarginat (3 mg/kg KG/Tag, i. v. in ca. 15 min, Therapie-
  dauer bis zu 4 Tagen)

Symptomatische Therapie
- Bei Tachykardie: *Propranolol* (50–200 mg/24 h)
- Bei Unruhe oder Brechreiz: *Chlorpromazin* (100 mg/24 h)
- Bei Ileus: *Neostigmin* (0,25–1 mg i. m.)
- Bei Schmerzen: *Acetylsalicylat* und *Morphinderivate*
- Bei Infektion: *Penicillin, Tetracyclin, Rifampicin*
- Bei Atemlähmung: assistierte Beatmung

Kontrollen
- Elektrolyte
- Flüssigkeitsbilanz, Diurese (Etacrynsäure)
- Neurologischer Status
- Hämprekursoren im Urin und Stuhl 1mal wöchentlich

6 Toxische und medikamentöse Leberschäden

6.1 Alkoholische Leberschäden

6.1.1 Definition

Alkoholabusus ist die bei weitem wichtigste Ursache von Lebererkrankungen. Häufigste und bei allen Menschen, die größere Alkoholmengen trinken, regelmäßig auftretende Leberschädigung ist die Fettleber. Sie ist nach Abstinenz völlig reversibel. Aus der Fettleber entwickelt sich bei vielen, aber nicht bei allen Alkoholikern aus unbekannter Ursache eine Fettleberhepatitis. Sie kann symptomlos ablaufen oder als fulminante Fettleberhepatitis zum Tode führen. Die Fettleberhepatitis schließlich geht bei fortgesetztem Alkoholabusus in eine Leberzirrhose über.

6.1.2 Pathogenese

Epidemiologische Untersuchungen haben ergeben, daß Frauen, die mehr als 20 g, und Männer, die mehr als 60 g Alkohol/Tag trinken, nach 5 Jahren ein erhöhtes Risiko haben, eine Leberzirrhose zu bekommen. Lediglich der Alkoholgehalt, nicht aber die Art der Getränke, ist für die Zirrhoseentwicklung entscheidend. Warum einige, aber nicht alle, Alkoholiker eine Leberzirrhose entwickeln, ist ebenso unbekannt wie der exakte Pathomechanismus. Darum gibt es auch keine medikamentöse Therapie, welche die Entwicklung einer Leberzirrhose hemmen könnte.

6.1.3 Therapie

Gesicherte Maßnahmen

Abstinenz ist die einzig sichere Therapie alkoholischer Leberschäden. Wenn nicht weiter getrunken wird, bildet sich die Fettleber vollständig zurück, die Hepatitis kommt zum Stillstand, und die

211

Fünfjahresüberlebensrate wird bei bereits vorhandener Zirrhose – vor allem, wenn sie noch ohne Aszites und mit allenfalls mäßiger portaler Hypertension einhergeht – wesentlich höher.

Hyperalimentation: Alkoholkranke sind häufig mangelernährt, was die Leberschädigung möglicherweise verstärkt. Aufgrund verschiedener Studien (Zusammenfassung bei [1]) erscheint bei schwerer Alkoholhepatitis eine parenterale hochkalorische Ernährung mit zusätzlicher Gabe von Aminosäuren (z. B. Aminosteril Hepa) sinnvoll, bei Patienten ohne Enzephalopathie reicht eine hochkalorische parenterale Ernährung.

Ungesicherte oder nicht bewährte Maßnahmen

Glukokortikoide. Auf den Verlauf leichter oder mäßig schwerer Alkoholhepatitiden haben Glukokortikoide sicher keinen Einfluß. Umstritten ist, ob bei foudroyant verlaufender Alkoholhepatitis mit Enzephalopathie die Letalität durch die Gabe von Steroiden gesenkt werden kann. Gut kontrollierte Studien kommen zu widersprüchlichen, aber in der Mehrzahl negativen Befunden [2]. Wenn im Einzelfall sich eine foudroyante Alkoholhepatitis unter intensiver enteraler oder parenteraler Ernährung nicht bessert, scheint ein Versuch mit *Prednison* (1 mg/kg KG tgl.) sinnvoll.

Anabole Steroide und Androgene: Die Berichte über den Effekt anaboler Steroide auf den Verlauf alkoholischer Leberschäden sind widersprüchlich, zum gegenwärtigen Zeitpunkt können sie nicht generell empfohlen werden [3]. Testosteron ist wirkungslos [4].

Propylthiouracil. In der Leber von Labortieren, die mit Alkohol gefüttert wurden, ist der Sauerstoffverbrauch erhöht. Dieser hypermetabole Zustand ließ sich durch Propylthiouracil verhindern. Propylthiouracil (300 mg/Tag), kurz nach dem Alkoholentzug gegeben, beschleunigte die Besserung klinischer Symptome, die Normalisierung der Laborwerte und erhöhte bei Patienten mit Alkoholhepatitis nach 2jähriger Behandlung die Überlebensrate [5].

In anderen Studien (Zusammenfassung bei [1]) konnte keine Wirkung festgestellt werden, so daß man zum gegenwärtigen Zeitpunkt Propylthiouracil nicht generell empfehlen kann.

6.2 Knollenblätterpilzvergiftung

Das Essen von Knollenblätterpilzen führt nach einer Latenzzeit von 6–40 h zu schweren Schäden an Nieren und Darm. Vor allem aber entsteht eine fulminante Lebernekrose, 20–40% der Patienten sterben am akuten Leberversagen.

Die Therapie besteht in einer möglichst frühzeitigen Elimination des für die Gewebeschäden verantwortlichen Amatoxins durch Entfernung von Pilzresten aus dem Darm, durch Absorption freier Toxine aus dem Darm mittels Aktivkohle und aus dem Blut durch Hämoperfusion, die innerhalb der ersten 24 h nach Pilzingestion durchgeführt werden muß. *Penicillin, Silibinin* und *Thioctsäure* sollen den Krankheitsverlauf günstig beeinflussen [6]. Bei ersten Anzeichen einer massiven Lebernekrose müssen Frischplasma und Antithrombin III gegeben werden und die bei akutem Leberversagen übliche intensiv-medizinische Behandlung erfolgen (Therapieschema 18).

6.3 Medikamentöse Leberschäden

Eine Vielzahl von Medikamenten [7] kann die Leber schädigen, entweder durch direkte, toxische, dosisabhängige Wirkung oder durch dosisunabhängige Überempfindlichkeitsreaktionen vom verzögerten Typ. Grundsätzlich alle klinischen und histologischen Formen der Leberschädigung (Nekrose, Hepatitis, Cholestase) werden gesehen.

Auch ausgeprägte Leberschäden klingen meist innerhalb von wenigen Wochen nach Absetzen des Medikaments ab. In wenigen Fällen (*Halothan, INH, Paracetamol*-Intoxikation) kann eine akute Leberdystrophie zum Tode führen.

Bei toxischer Hepatitis gibt es keine spezifische Therapie, bei lang anhaltender Cholestase müssen entsprechende Symptome (s. Abschn. 4.3) behandelt werden. Auch bei der akuten Leberdystrophie ist die Therapie nur symptomatisch (s. Abschn. 1.4).

Lediglich bei der *Paracetamol-Intoxikation* kann durch rechtzeitige medikamentöse Therapie der klinische Verlauf günstig beeinflußt werden durch parenterale Gabe von *N-Acetylcystein* (Fluimucil) in einer Gesamtdosis von 300 mg/kg KG innerhalb von 20 h. Man gibt als Initialdosis innerhalb von 15 min 150 mg i. v., in den nächsten 4 h 50 mg/kg KG in einer 5%igen Glukoselösung und über weitere 15 h 100 mg/kg KG in 1000 ml einer 5%igen Glukoselösung. Die Behandlung ist nur wirksam, wenn sie innerhalb von 16 h nach der Paracetamolingestion begonnen wird [8].

Literatur

1. Teschke R (1987) Läßt sich der Alkoholschaden an der Leber medikamentös begrenzen? Z Gastroenterol 25: 274–278
2. Conn HO (1978) Steroid treatment of alcoholic hepatitis. Gastroenterology 74: 319–326
3. Maddrey WC (1986) Is therapy with testosterone or anabolic androgenic steroids useful in the treatment of alcoholic liver disease? Hepatology 6: 1033–35
4. The Copenhagen Study Group for Liver Diseases (1986) Testosterone treatment of men with alcoholic cirrhosis: a double-blind study. Hepatology 6: 807–813
5. Orrego H, Blake JE, Blendis CM (1987) Long-term treatment of alcoholic liver disease with propylthiourazil. N Engl J Med 317: 1421–1426
6. Zilker T, von Clarmann M (1988) Knollenblätterpilz-Vergiftung. Diagnostisches und therapeutisches Vorgehen. Dtsch Ärztebl 85: 1562–5
7. Teschke R (1985) Leberschäden durch Arzneimittel. Dtsch Med Wochenschr 108: 190–194
8. Prescott LF, Illingworth RN, Critchley JA et al. (1979) Intravenous N-acetylcysteine: the treatment of choice for paracetamol poisoning. Br Med J 2: 1097–1100

Therapieschema 18   Knollenblätterpilzvergiftung

Allgemeine Maßnahmen
- Magenspülung
- Darmreinigung
  - 30–50 ml 25%ige $MgSO_4$ über Magensonde
  - Darmlavage über Magensonde
  - 2–3 g Aktivkohle alle 6 h für 2–3 Tage
- Parenterale Flüssigkeits- und Elektrolytsubstitution

Medikamentöse Therapie
- Penicillin G
  0,3–0,5 Mio. IE/kg KG tgl. über 3–4 Tage
- *Silibinin* (Legalon S 16)
  20 mg/kg KG in 24 h, verteilt auf 4 Infusionen von je 2 h
  Dauer mit jeweils 4stündiger Infusionspause
- *Thioctsäure* (Thioctacid)
  5 bis 6 mal 200 mg/24 h langsam i. v.

Weitere Maßnahmen
- Hämoperfusion (innerhalb von 24 h nach Pilzingestion)

7 Parasitäre Lebererkrankungen

7.1 Kala-Azar

7.1.1 Definition und Pathogenese

Kala-Azar wird durch Leishmania donovani ausgelöst. Endemische Herde finden sich in Asien, aber auch im nahen Osten, im Mittelmeerraum, Afrika und Amerika. Bei dieser Erkrankung sind die Organe des retikuloendothelialen Systems (Leber, Milz, Lymphknoten und Knochenmark) betroffen. In der Leber sind die Kupffer-Sternzellen, nicht aber die Hepatozyten mit Leishmanien beladen.

7.1.2 Therapie

Die Therapie erfolgt mit 5wertigen Antimonpräparaten.

Stibogluconat (Pentostam, Durchstichflasche zu 100 mg/ml, Hersteller: Burrough-Wellcome)
Dosierung: 600 mg/Tag, i. v., 14 Injektionen. Nach 10tägiger Pause weitere 14 Injektionen.
Nebenwirkungen: Anaphylaktische Reaktion, Gelenk- und Muskelschmerzen, Bradykardie, Reizhusten, Erbrechen, toxischer Leberschaden.
Kontraindikationen: Schwerer Leberparenchymschaden, Nephritis, Myokarditis.

7.2 Extraintestinale Amöbiasis (Leberabszeß)

Etwa 5% der Patienten mit invasiver intestinaler Manifestation einer Infektion mit Entamoeba histolytica entwickeln Leberabszesse, die man heute primär medikamentös behandelt [1, 2].

Therapie

Die Therapie erfolgt mit Metronidazol.

Metronidazol (Clont, Tbl. à 250 mg)
Dosierung: Über 10 Tage 3mal tgl. 750 mg (3mal 3 Tbl.) oral.
Nebenwirkungen und Kontraindikationen: Siehe S. 114

7.3 Echinokokkose

7.3.1 Definition und Pathogenese

Klinisch unterscheidet man den Befall der Leber des Menschen mit der Finne des E. granulosus (cysticus) und des E. multilocularis (alveolaris). Die zystische Echinokokkose führt zu großen, raumverdrängenden Zysten in der Leber und selten in Lunge, Gehirn und Knochen. Die alveoläre Echinokokkose befällt primär die Leber und wächst von da aus infiltrativ und metastasierend wie ein maligner Tumor.

7.3.2 Therapie

Die Therapie der Wahl ist die Exstirpation der Zysten bei der zystischen und die radikale Resektion befallener Organteile bei der alveolären Echinokokkose. *Eine medikamentöse Therapie* ist möglich mit *Mebendazol* (Vermox). Beim Echinococcus cysticus sind Verkleinerungen der Echinokokkuszysten beschrieben worden unter einer Therapie mit 30–50 mg Mebendazol pro kg KG täglich über 3 Monate [3].
Im Gegensatz zur zystischen ist bei der alveolären Echinokokkose die Heilung durch radikale Resektion oft nicht möglich. Bei inoperablem Echinococcus alveolaris ist eine Langzeittherapie mit Mebendazol angezeigt. Es tötet die Larven zwar nicht, verhindert aber ihr weiteres Wachstum, zumindest in der Leber [4]. Kontrollierte Studien [5, 6] zeigten, daß Mebendazol das Allgemeinbefinden der Patienten und einige Laborparameter bessert, das Wachstum in der Leber (weniger extrahepatisch) wesentlich bremst und

217

die Überlebenszeit zu verlängern scheint. Die Therapie muß wahrscheinlich lebenslang erfolgen.

Mebendazol (Vermox forte, Tbl. à 1000 mg)
Dosierung: Mebendazol kann nur oral verabreicht werden. Es wird sehr schlecht resorbiert und zum großen Teil bei der ersten Leberpassage gleich wieder über die Galle ausgeschieden. Sehr hohe tägliche Dosen (ungefähr 30–40 mg/kg KG) sind notwendig, um einen wirksamen Plasmaspiegel (ungefähr 250 nmol/l) zu erreichen. Zwischen oraler Dosis und Plasmaspiegel sind intraindividuell so starke Schwankungen, daß die Plasmaspiegel kontrolliert werden müssen. Diese Untersuchung wird durchgeführt in den Abteilungen Klinische Pharmakologie der Universität Göttingen oder Bern (Schweiz). Entsprechend dem Plasmaspiegel muß die orale Dosis adjustiert werden, manchmal sind bis zu 6 g/Tag notwendig.
Nebenwirkungen: Trotz der hohen Dosis sind Nebenwirkungen sehr gering. Nur selten muß wegen Granulozytopenie oder Fieber die Therapie abgebrochen werden. Andere Nebenwirkungen sind: Schwindel, vorübergehender Haarausfall, cholestatische Hepatitis.
Kontraindikationen: Die ersten 6 Monate der Schwangerschaft.

7.4 Schistosomiasis (Bilharziose)

7.4.1 Definition und Pathogenese

Die Bilharziose kommt weltweit vor, etwa 120–200 Mio. Menschen sind von ihr betroffen. Die Wurmeier gelangen mit dem Stuhl oder Urin ins Gewässer, die daraus schlüpfenden Larven vermehren sich in Schnecken. Sie dringen dann durch die Haut des Menschen ein und gelangen über Lymph- und Blutbahnen in die Leber. Dort werden sie geschlechtsreif und wandern weiter in die venösen Plexus der Blase (Schistosoma haematobium) oder des Darms (Schistosoma mansoni und japonicum). Retrograd in die Leber eingeschleppte Eier von S. mansoni und S. japonicum führen zu diffuser Fibrose und portaler Hypertension mit Aszites.

7.4.2 *Therapie*

Praziquantel (Biltrizide, Tbl. à 600 mg) ist das wirksamste Medikament gegen alle Schistosomaarten
Dosierung: 40 mg/kg KG als Einzeldosis.
Nebenwirkungen: Es sollte nicht in der Schwangerschaft und Stillzeit gegeben werden.

7.5 Leberegel

Die beiden Arten Clonorchis und Opisthorchis sind miteinander verwandte kleine Saugwürmer, die hauptsächlich in Ostasien, letztere aber auch in Osteuropa vorkommen.
Erster Zwischenwirt sind Schnecken, zweiter Zwischenwirt sind Fische. Durch Genuß rohen Fisches gelangen Metazerkarien in den Darm und wandern durch den Ductus choledochus in die Gallengänge der Leber.

Therapie

Praziquantel (Biltrizide, Tbl. à 600 mg) ist Mittel der Wahl.
Dosierung: Über 2 Tage jeweils 20 mg/kg KG/Tag.
Nebenwirkungen und Kontraindikationen: Siehe oben.

7.6 Großer Leberegel (Fasciola hepatica)

Die Fasciola hepatica befällt Rinder, Schafe und Rehe. Nur gelegentlich treten Infektionen beim Menschen auf, die weltweit, auch in Europa, beobachtet werden. Wenn der Mensch Metazerkarien, die sich an Pflanzen (Bohnenkresse) festsetzen, ißt, gelangen diese ins Duodenum, durch die Darmwand in die freie Bauchhöhle und von außen in die Leber. Dort wandern sie in die Hauptgallengänge und können schwere Leberschäden und Gallenabflußbehinderungen hervorrufen.

Therapie

Die Therapie ist schwierig, empfohlen wird *Bichionol* (Actamer, Bitin „Monsanto"). Die Behandlung sollte Spezialkliniken vorbehalten bleiben.

Literatur

1. Alexander M (1980) Parasitäre Erkrankungen der Leber. Intern Welt 3: 88–98
2. Sternberger H, Wiedermann G, Aspöck H (1980) Die Chemotherapie parasitärer Erkrankungen. Antibiot Prax 6: 43–63
3. Gil-Grande LA (1983) Treatment of liver hydatid disease with mebendazole: a prospective study of thirteen cases. Am J Gastroenterol 78: 584–588
4. Luder PJ, Robotti G, Meister FP, Bircher JL (1985) High doses of Mebendenzole interfere with growth of larval Echinococcus multilocularis lesions. J Hepatol 1: 369–377
5. Müller E, Akovbiantz A, Ammann RW et al. (1982) Treatment of human echinoccosis with mebendazole. Preliminary observations in 28 patients. Hepatogastroenterology 29: 236–239
6. Junge U, Friedl P (1984) Verlauf der alveolären Echinokokkose unter Mebendazoltherapie. Verh Dtsch Ges Inn Med 90: 676–676

Galle

1 Gallensteine

1.1 Definition

In der Bundesrepublik Deutschland leben etwa 5 Millionen Gallensteinträger. Frauen sind in Mitteleuropa und den USA etwa doppelt so häufig betroffen wie Männer. In diesen geographischen Bereichen ist Cholesterin in ca. 70% der Gallensteine im kristallinen Material enthalten [1]. Pigmentsteine sind dagegen seltener. Nicht jeder Gallensteinträger wird zum Gallensteinkranken. Innerhalb eines Beobachtungszeitraums bis zu 30 Jahren entwickeln ca. 25–30% aller Gallensteinträger mit primär asymptomatischen Steinen biliäre Symptome [2].

1.2 Ätiologie und Pathogenese

Bildungsort der Gallensteine ist im allgemeinen die Gallenblase.

1.2.1 Cholesterinsteine

Voraussetzung für die Entstehung von Cholesterinsteinen ist die Cholesterinübersättigung der Galle, in der das Cholesterin durch die Gallensäuren (Cholsäure, Desoxycholsäure, Chenodesoxycholsäure) und Phospholipide (Lecithin, Lysolecithin) in Lösung gehalten wird. Ändert sich das quantitative Verhältnis von Cholesterin, Gallensäuren und Phospholipiden in der Blasengalle zu Ungunsten des Cholesterins, resultiert eine Cholesterinübersättigung. Es kommt unter bestimmten Voraussetzungen zur Ausfällung des Cholesterins und Konkrementbildung. Cholesterinsteine treten zu etwa 60% multipel und zu 40% solitär auf.

1.2.2 Pigmentsteine

Die biochemischen Grundlagen der Pigmentsteinentstehung sind letztlich noch nicht geklärt. Galle von Patienten mit Pigmentgallensteinen enthält unkonjugiertes Bilirubin in hoher Konzentration; dieses ist ebenso wie Cholesterin in Wasser unlöslich. Pigmentsteine treten zu etwa 90% multipel und nur zu 10% solitär auf.

1.3 Therapie des Gallensteinleidens

Prinzipiell gilt nach wie vor, daß nur *symptomatische* Patienten behandelt werden sollten. Die Therapie der Cholelithiasis, insbesondere der Cholezystolithiasis, ist nach wie vor eine Domäne des Chirurgen. Denn der Hauptentstehungsort der Gallensteine ist die Gallenblase, so daß durch die Cholezystektomie der Bildungort der Gallensteine beseitigt wird. Durch die Aufdeckung der pathophysiologischen Grundlagen der Entstehung von Cholesterinsteinen, durch die Entwicklung flexibler, hochleistungsfähiger Seitblickendoskope und durch die Anwendung der extrakorporalen Stoßwellentechnik am Gallensystem haben jedoch im Verlauf der letzten Jahre vier nichtoperative Verfahren in zunehmendem Maße Eingang in die Therapie der Cholelithiasis gefunden:

- die medikamentöse Litholyse,
- die endoskopische Papillotomie bei Choledocholithiasis,
- die extrakorporale Stoßwellenlithotrypsie [3].
- die perkutane transhepatische Lyse von Gallenblasensteinen [12].

1.3.1 Medikamentöse Auflösung von Gallenblasensteinen

Da Patienten mit Cholesteringallensteinen eine cholesterinübersättigte Galle produzieren, wurden Versuche unternommen, die Cholesterinübersättigung der Galle zu reduzieren. Dabei gelang es schließlich, durch orale Gallensäureangabe den Gallensäurepool zu vergrößern und die Cholesterinübersättigung der Galle bei Gallensteinträgern zu reduzieren bzw. die „lithogene Galle" zu normalisieren [4]. Es konnte auch gezeigt werden, daß die orale Gabe von *Chenodesoxycholsäure* (CDC), einer primären Gallensäure, die in der Leber aus Cholesterin gebildet wird, oder seines ebenfalls beim Menschen vorkommenden 7-β-Epimers, *Ursodesoxycholsäure* (UDC), zu einem Abfall der Cholesterinsekretion in die Galle führt. Langzeitbehandlungen mit CDC und UDC führten schließlich zur Auflösung von röntgennegativen Gallensteinen. CDC hemmt im Gegensatz zu UDC das Schlüsselenzym der Cholesterinsynthese, die HMG-CoA-Reduktase. Dagegen hemmt UDC deutlicher als CDC die intestinale Cholesterinabsorption. Während CDC das Cholesterinmolekül mizellar solubilisiert, wirkt UDC über eine Herauslösung von Cholesterin aus den Gallensteinen in Form von Flüssigkristallen [5, 9].

Auswahl der Patienten

Therapiegeeignet sind symptomatische Patienten jenseits des 55.-60. Lebensjahrs, da in diesem Alter das Operationsrisiko zunimmt; weiterhin kommen Personen in Betracht, bei denen aus anderen Gründen ein Operationsrisiko besteht, oder solche, die eine Operation nicht wünschen. Diese Auswahlkriterien wurden wegen der geringgradigen Nebenwirkungen dieser Substanzen teilweise schon auf operationsfähige Patienten ausgedehnt [6]. Voraussetzungen für eine erfolgreiche Steinauflösung sind röntgennegative Konkremente in der Gallenblase von weniger als 2 cm Durchmesser und die erhaltene Kontraktionsfunktion der Gallenblase. Die Therapiedauer beträgt 1-2 Jahre und ist in 50-70% erfolgreich, je nach Auswahl der Patienten.
Wegen der geringen Nebenwirkungen von UDC und seiner besseren Verträglichkeit im Vergleich zu CDC sollte einer Kombination von UDC und CDC der Vorzug vor einer Monotherapie mit CDC gegeben werden.

Ursodesoxycholsäure (Cholit-Ursan, Ursofalk; Kps. à 250 mg)
Es konnte tierexperimentell belegt werden, daß UDC, eine tertiäre Gallensäure, die im Dickdarm und in der Leber gebildet wird, die Cholesterinsekretion in gleichem Sinn beeinflußt wie CDC, dies aber bereits mit einer um 30% geringeren Dosis.
Dosierung: 10 mg/kg/Tag; z. B. morgens 1, abends 2 Kps. Die Hauptdosis sollte abends gegeben werden!
Nebenwirkungen: In 8–15% der Fälle werden nach 6- bis 12monatiger Therapie mit UDC schalenförmige Verkalkungen beobachtet, die ein weiteres Fortführen der Therapie aussichtslos machen [7].

Kombinierte Anwendung von CDC und UDC (Ursofalk/Chenofalk, Kps. jeweils à 250 mg)
Um die unterschiedlichen physikochemischen Ansatzpunkte von CDC und UDC zu nutzen und damit die Nebenwirkungen von CDC zu verringern, wird eine Kombinationstherapie mit 5–10 mg CDC und 5–8 mg UDC/kg KG vorgeschlagen. Hierdurch scheint die Erfolgsquote der Steinauflösung etwas größer zu werden [8].
Dosierung: Je 2 Kps. Ursofalk und Chenofalk bei einem Körpergewicht bis 80 kg, je 3 Kps. Ursofalk und Chenofalk bei einem Körpergewicht über 80 kg. Die Gesamtdosis kann einmal täglich vor dem Schlafengehen eingenommen werden.
Nebenwirkungen von UDC: Siehe oben.
Nebenwirkungen von CDC: Bei 30% aller mit CDC behandelten Patienten werden passagere Transaminasenanstiege beobachtet; licht- und elektronenoptische Untersuchungen des Lebergewebes ergaben jedoch keine pathologischen Veränderungen [9]. Bei 30–50% aller mit CDC behandelten Patienten treten Diarrhöen auf, die meist nach vorübergehender Reduktion der Dosis um eine Kapsel wieder verschwinden. Diese genannten Nebenwirkungen wurden jedoch vorwiegend dann beobachtet, wenn Chenodesoxycholsäure als Monotherapie in einer Dosierung von 15 mg/kg KG tgl. verabreicht wurde. Sie werden praktisch nicht mehr beobachtet unter der reduzierten Dosis (5–10 mg/kg) bei der Kombinationstherapie.

Tabelle 14. Voraussetzungen, unter denen eine medikamentöse Litholyse nicht indiziert ist. (Modifiziert nach Leuschner [6])

1. *Allgemeine Kontraindikationen*
   Schwangerschaft
   Ungenügende Kontrazeption
   Unkooperativer Patient
2. *Von seiten des Steins*
   Pigment- oder Bilirubinatsteine
   Kalkhaltige Cholesterinsteine
   Steindurchmesser über 2 cm
   Kleine Steine, die die Gallenblase zu mehr als 50% ausfüllen
   Häufige Koliken
3. *Von seiten der Gallenblase und Gallenwege*
   Negatives Cholezystogramm
   Funktionsuntüchtige Gallenblase
   Mehrere Steine im Choledochus
   Akute oder chronische Cholangitis oder akute Cholezystitis
4. *Von seiten des Magen-Darm-Trakts*
   Akutes Ulcus oesophagi, ventriculi oder duodeni
   Erosive Gastritis
   Morbus Crohn
   Colitis ulcerosa
   Bakterielle Enteritis
   Colestyramintherapie

Kontraindikation: Der Versuch der medikamentösen Auflösung von Gallensteinen ist unter bestimmten Voraussetzungen, die in Tabelle 14 zusammengefaßt sind, kontraindiziert.

Verlaufskontrollen

In den ersten 3–4 Monaten Kontrolle der Laborwerte in 4wöchigen Abständen (GPT, AP, γ-GT). Weitere Kontrollen in Abständen von 3 Monaten.
6 Monate nach Therapiebeginn erste Kontrolle des Therapieerfolgs durch Ultraschall. Weitere sonographische Kontrollen können dann in ca. 4monatigen Abständen durchgeführt werden, bis Konkremente mit dieser Methode nicht mehr nachweisbar sind. Lassen

sich dann auch röntgenologisch keine Steine mehr nachweisen, sollte die Therapie in der angefangenen Dosierung für weitere 2 Monate fortgeführt werden, da sehr kleine Steine durch die Ultraschalluntersuchung möglicherweise nicht mehr nachgewiesen werden können. Nach Beendigung der Behandlung wird die Galle wieder lithogen, sofern nicht äußere Faktoren, die die Lithogenität der Galle bedingen, z. B. Adipositas, während der Behandlung mit Gallensäuren durch diätetische Maßnahmen ebenfalls beseitigt werden. Um ein erneutes Auftreten von Gallensteinen zu erkennen, empfehlen sich jährliche sonographische Kontrollen. Sollte bei diesen Kontrollen wiederum ein Konkrement nachgewiesen werden, müßte erneut mit UDC allein oder mit einer Kombination von CDC und UDC behandelt werden. Diese – noch sehr jungen – Steine lösen sich gewöhnlich schnell wieder auf.

1.3.2 Medikamentöse Auflösung von Gallengangsteinen

Zu den manuell-mechanischen Möglichkeiten der Entfernung von Gallengangsteinen (u. a. endoskopische Papillotomie oder mit dem Burhenne-Körbchen über den T-Drain-Kanal) hat sich mit der extrakorporalen Stoßwellenlithotrypsie ein weiteres, sehr erfolgreiches Verfahren zur Therapie von Gallengangsteinen hinzugesellt (s. Abschn. 1.3.4 [10]), so daß die Indikation zur Spülbehandlung immer seltener werden wird [11]. Dabei werden im wesentlichen Substanzen eingesetzt, die in Tabelle 15 zusammengefaßt sind.

Tabelle 15. Substanzen für die Spülbehandlung

Lösung	Steinart
1. Glycero-I-Monooctanoat (Capmul 8210)[a,b]	Cholesterin
2. Glyceromonooctanoat-Carnosin (GMOC)[a]	Cholesterin
3. Gallensalz-1 %-EDTA[a] (BA-EDTA)[a]	Bilirubinatsteine (zusammen mit 2)

[a] Alle Lösungen sind zu beziehen durch die Fa. Dr. Falk in Freiburg i. Br.
[b] Diese Lösung enthält neuerdings Methylhexylether und soll so besser verträglich sein.

226

Voraussetzungen für die Spülbehandlung

Grundvoraussetzungen für die Spülbehandlung ist ein liegendes T-Drain oder eine nasobiliäre Sonde. Wie bei der oralen Therapie mit Gallensäuren sind nichtschattengebende Konkremente im Ductus choledochus für die Therapie geeignet. Weiterhin muß beim postoperativen T-Drain-Cholangiogramm eine guter Abfluß des Kontrastmittels in das Duodenum gewährleistet sein, wobei es im Bereich der T-Drain-Einmündung in den Ductus choledochus zu keinem Paravasat kommen darf.

Durchführung der Spülbehandlung

Die Emulsionen Capmul 8210 und GMOC werden über einen Perfusor mit einer Geschwindigkeit von 2–5 ml/h infundiert, die wäßrigen Lösungen wie BA-EDTA mit 10–15 ml/h. Dabei muß der Abfluß über die Papilla Vateri gewährleistet sein. Der Perfusionsdruck sollte wegen der Gefahr der Leberschädigung 35 cm H_2O nicht übersteigen (Abb. 7). Die Therapiedauer beträgt ca. 8–14 Tage, wobei eine kombinierte alternierende Spülbehandlung mit Capmul 8210 und BA-EDTA eine bessere Auflösungsquote bringen soll als die Monotherapie. Dabei ist eine komplette Auflösung der Steine gar nicht erforderlich, da kleinere Fragmente extrahiert werden könnnen. Darüber hinaus haben wir die Beobachtung gemacht, daß durch die Spülbehandlung die Konsistenz der Steine vermindert wird und sie nach der Behandlung durch Manipulation mit dem Dormiakörbchen zerkleinert werden können.

Nebenwirkungen und Hinweise

Belastet wird diese Therapie durch die hohe Zahl von Nebenwirkungen wie Übelkeit, Erbrechen, Durchfälle und Oberbauchschmerzen. Wegen der Diarrhöen sollte deshalb während der Spülung prophylaktisch ein Behandlungsversuch mit Pankreasenzympräparaten gemacht werden. Durch die Steinverkleinerung und mögliche Steinpassage können Koliken ausgelöst werden. Diese sollten durch Spasmolytika wie Buscopan i. v. kupiert werden. Ent-

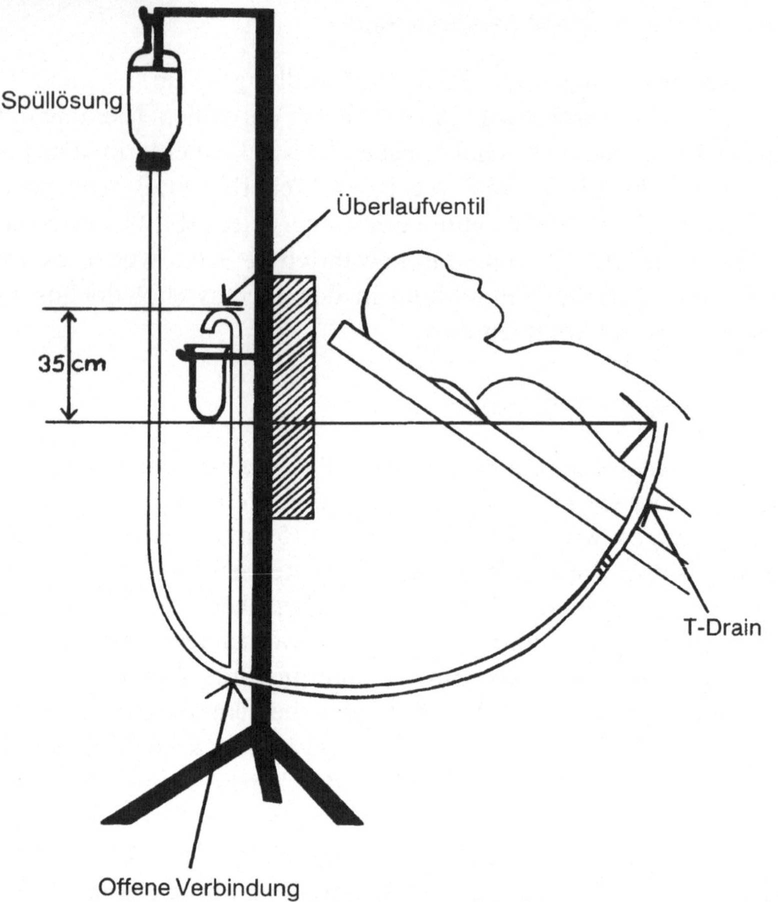

Abb. 7. Schematische Darstellung der Spüllösungsinfusion zur Auflösung von röntgennegativen Gallengangsteinen

wickelt sich das klinische Bild einer akuten Pankreatitis, muß die Behandlung sofort abgebrochen werden, da es dann vermutlich zu einem Verschluß des präpapillären Anteils und Übertritt von Spüllösungen in den Ductus pancreaticus gekommen ist. Vorübergehend können erhebliche entzündliche Schleimhautschäden an den Gallengängen auftreten.

Verlaufskontrolle

GPT, AP, γ-GT und Serumamylase sollten alle 3 Tage geprüft werden. Die Steingröße sollte alle 5 Tage über ein T-Drain-Cholangiogramm oder Kontrastmittelapplikation über die nasobiliäre Sonde kontrolliert werden.

Kontraindikationen

Die Spülbehandlung zur Auflösung von Gallengangskonkrementen ist kontraindiziert bei:

- Pigment- und Bilirubinsteinen,
- kalkhaltigen Cholesterinsteinen,
- Abflußbehinderung in den Darm,
- akuter Cholangitis,
- akuter Hepatitis,
- floridem Morbus Crohn,
- florider Colitis ulcerosa [6].

1.3.3 Zukunftsaspekte in der Lysetherapie von Gallensteinen

Direkte Litholyse von Gallensteinen mit tertiärem Butyl-Methyläther (MTBE)

Kürzlich wurde eine neue Methode zur raschen Auflösung von Gallenblasensteinen beschrieben [12, 13], die aber auch in besonders ausgewählten Fällen für Gallengangsteine angewandt werden kann. Teritärer Butyl-Methyläther hat ausgezeichnete cholesterinlösende Eigenschaften. Im Gegensatz zu dem ähnlich wirksamen Diäthyläther hat er einen höheren Sidepunkt (55°), so daß er im Körper praktisch nicht verdampft. Durch die permanente Spülung und Aspiration des Äthers können die Steine innerhalb von 1–2 Tagen aufgelöst werden. Das Risiko dieses Verfahrens liegt in der Notwendigkeit der perkutanen transhepatischen Punktion der Gallenblase und den potenten fettlösenden Eigenschaften dieses Äthers. Letztere können zu Nekrosen und Hämolyse Anlaß geben, wenn MTBE versehentlich in das Leberparenchym oder intravasal appliziert wird. Deshalb ist man bemüht, Katheter zu entwickeln, die transpapillär in die Gallenblase eingeführt werden können, um damit den komplikationsträchtigen perkutanen transhepatischen Zugang zu umgehen. Die Behandlung sollte daher zunächst Zentren vorbehalten bleiben, die mit dieser Technik vertraut sind. Weiterhin sollten für diese Behandlung nur solche Patienten mit röntgennegativen Steinen in Betracht kommen, die eine Operation ablehnen, für diese nicht geeignet sind und bei denen auch andere Verfahren der Gallensteinbehandlung nicht möglich sind.

1.3.4 Stoßwellenlithotrypsie von Gallensteinen

Extrakorporal erzeugte Stoßwellen haben sich zunächst weltweit in der Therapie von Nierensteinen durchgesetzt und werden jetzt auch zur Behandlung von Gallensteinen angewandt [3]. Diese Technik findet hier deshalb Erwähnung, weil Stoßwellen nur zu einer Verkleinerung, aber nicht zur Auflösung von Gallensteinen führen. Dies ist für Gallengangsteine nicht von entscheidender Bedeutung. Zur Beseitigung der Fragmente aus der Gallenblase ist aber eine adjuvante Therapie erforderlich. Es wird daher bei den Patienten bereits vor der Stoßwellenbehandlung und bis 3 Monate nach komplettem Verschwinden der Steinfragmente eine Kombinationstherapie mit Cheno- und Ursodesoxycholsäure durchgeführt (7–8 mg/ kg KG/Tag). Mit dieser Zusatztherapie kann in den meisten Fällen die Stoßwellenbehandlung erfolgreich zu Ende geführt werden. Für die Anwendung der Gallensäuren gelten die gleichen Voraussetzungen und Kontraindikationen wie in Tabelle 14 angegeben.

1.3.5 Therapie der Gallensteinkolik

Vor Einleitung einer spasmolytischen Therapie sollten andere Erkrankungen wie Herzinfarkt, Lungenembolie oder Peritonitis durch Perforation (Röntgenbild!) ausgeschlossen werden. Das Ziel der Therapie liegt darin, den Patienten die Schmerzen zu nehmen und präventive Maßnahmen einzuleiten.

Schmerzbekämpfung

Applikation von Spasmolytika, z. B. *N-Butylscopolaminiumbromid* (Buscopan) i. m. oder i. v. Auf die Anwendung der rektalen Applikationsform sollte verzichtet werden, da diese Substanz als quarternäre Ammoniumbase nur eine geringgradige Lipophilie besitzt und damit nur minimal aus der Schleimhaut resorbiert werden kann.

N-Butylscopolaminiumbromid (Buscopan, Amp. à 20 mg)
Dosierung: Mehrmals täglich 1 Amp. (1 ml) i. v. oder i. m.
Nebenwirkungen: Mundtrockenheit und Abnahme der Schweißdrüsensekretion (Wärmestau!) durch Abschwächung der muscarinartigen Acetylcholinwirkungen. Aus den gleichen Gründen kann es bei bestehendem Engwinkelglaukom zur Glaukomauslösung kommen. Steigerung der Herzfrequenz, jedoch nicht so stark wie nach Atropin. Spasmolytika können paralysierend auf den Darm wirken und verschlimmern damit einen Subileus. Insbesondere bei einem Prostata-Adenom können Miktionsbeschwerden auftreten.

Bei erfolgloser Analgesie durch dieses Medikament müssen stark wirkende Analgetika wie *Pentazocin* (Fortral) oder *Buprenorphin* (Temgesic) eingesetzt werden.
Nebenwirkungen und Kontraindikationen: Siehe Kap. Pankreas, 1.3.3.

Präventive Maßnahmen

Nach dem Anfall: lokale Wärme, Nahrungskarenz für 24 h. Danach fettarme Diät, Meidung von Alkohol, Bohnenkaffee. Bei Auftreten von Fieber (Begleitcholezystitis oder -cholangitis) gallengängige Antibiotika einsetzen (z. B. Ampicillin oder Cephalosporine), die eine hohe Empfindlichkeit gegenüber den Keimen zeigen, die man bei dieser Erkrankung häufig vorfindet [14]. Nach wiederholten Koliken, insbesondere wenn diese von Fieber und einer Pankreatitis begleitet werden, sollte die elektive Cholezystektomie erfolgen, sofern keine medikamentöse Litholyse in Betracht kommt.

Literatur

1. Sutor DJ, Wooley SE (1971) A statistical survey of the composition of gallstones in eight countries. Gut 12: 55–64
2. Sauerbruch T, Paumgartner G (1986) Therapie der Cholelithiasis. Internist 27: 643–655
3. Sauerbruch T, Sackmann M, Holl J, Paumgartner G (1988) Stoßwellenlithotripsie von Gallensteinen. Dtsch Med Wochenschr 113: 1401–1404
4. Thistle JL, Schoenfield LJ (1971) Lithogenic bile among young Indian women. Lithogenic potential decreased with chenodeoxycholic acid. N Engl J Med 284: 177–181
5. Bachrach WH, Hofmann AF (1982) Ursodeoxycholic acid in the treatment of cholesterol cholelithiasis. Dig Dis Sci 27: 737–856
6. Leuschner U (1986) Chemische Behandlung von Gallenblasen- und Gallengangssteinen. Med Klin 81: 217–222
7. Bateson MC, Bouchier IAD, Trash DB et al. (1981) Calcification of radiolucent gallstones during treatment with ursodesoxycholic acid. Br Med J 283: 645–646
8. Czygan P, Stiehl A, Raedsch R, Seitz H, Kommerell B (1985) Dissolution of cholesterol gallstones by combination therapy of URSO/CHENO versus URSO. In: Paumgartner G, Stiehl A, Gerok W (eds) Enterohepatic circulation of bile acids and sterol metabolism. MTP Press, Lancaster, pp 351–353
9. Fromm H (1986) Gallstone dissolution therapy. Gastroenterology 91: 1560–1567
10. Sauerbruch T, Stern M (1989) Fragmentation of bile duct stones by extracorporeal shock waves. Gastroenterology 96: 146–152
11. Swobodnik W, Wechsler JG, Klüppelberg U et al. (1984) Auflösung von Rezidivsteinen im Choledochus durch modifizierte Spüllösung über eine nasobiliäre Verweilsonde. Dtsch Med Wochenschr 109: 1232–1236
12. Hellstern A, Leuschner M, Fischer H et al. (1988) Perkutan-transhepatische Lyse von Gallenblasensteinen mit Methyl-tert-butyl-äther. Dtsch Med Wochenschr 113: 506–510
13. Thistle JL, May GR, Bender EC et al. (1989) Dissolution of cholesterol gallbladder stones by methyl tert-butyl ether administered by percutaneous transhepatic catheter. N Engl J Med 320: 633–639
14. Fölsch UR, Ansorg R, Arnold R (1984) Mikrobiologische Verlaufsbeobachtungen sowie antibiotische Empfindlichkeit vor und nach endoskopischer Papillotomie. Fortschr Gastroenterol Endoskop 13: 138–142

Therapieschema 19   Cholesterinsteine in der Gallenblase

Allgemeine Maßnahmen zur Prophylaxe

- Reduktion des Körpergewichts zur Besserung des lithogenen Index bzw. der Nukleationszeit der Blasengalle
- Cholesterinarme Reduktionskost

Medikamentöse Maßnahmen

- *Voraussetzungen:* Röntgennegative Konkremente in der Gallenblase von weniger als 2 cm Durchmesser; erhaltene Kontraktionsfunktion der Gallenblase

- *Chenodesoxycholsäure und Ursodesoxycholsäure* (Ursofalk + Chenofalk-Kombinationspackung) je 5–8 mg UDC und 5–10 mg CDC/kg KG, z. B. je 2 Kps. Ursofalk und Chenofalk à 250 mg abends bis 80 kg KG, über 80 kg je 3 Kps. Ursofalk und Chenofalk abends

Laborkontrollen anfangs monatlich, dann alle 3 Monate. Alle 6 Monate Sonogramm bzw. Röntgenkontrolle mit Kontrastmittel

Therapieschema 20   Cholesterinsteine im Gallengang

Allgemeine Maßnahmen
Keine

Medikamentöse Maßnahmen
Voraussetzungen: Nicht schattengebende Konkremente im Ductus choledochus. Im postoperativen T-Drain-Cholangiogramm guter Abfluß des Kontrastmittels in das Duodenum. Kein Übertritt von Kontrastmittel in den Ductus pancreaticus.

- Glycero-I-Monooctanoat (Capmul 8210)
  Flußgeschwindigkeit 6 ml/h
  abwechselnd mit
- Gallensalz-1 %-EDTA (BA-EDTA)
  Flußgeschwindigkeit 10–15 ml/h

Therapie der Gallensteinkolik

Schmerzbekämpfung

- *N-Butylscopolaminiumbromid* (Buscopan)
  Supp.: alle 4–6 h 1 Supp. à 10 mg (nur in leichten Fällen)
  Parenteral: 1- bis 2mal tgl. 1 Amp. (à 20 mg, 1 ml) langsam
  i. v. oder i. m.

In schweren Fällen
- *Pentazocin* (Fortral)
  Supp.: 1 Supp. à 50 mg alle 4–6 h
  Parenteral: 1 Amp. à 30 mg alle 4–6 h langsam i. v. oder i. m.
  Oder
- *Buprenorphin* (Temgesic)
  1 Amp. à 0,3 mg i. v. oder i. m.; falls erforderlich alle 8 h

2 Cholezystitis

2.1 Definition

Die Cholezystitis ist eine Entzündung der Gallenblase, die akut oder chronisch verlaufen kann und mit Bauchschmerzen, Druckschmerz im rechten Oberbauch und Fieber einhergeht [1]. In 90–95% ist die Cholezystitis mit Gallenblasensteinen verbunden.

2.2 Ätiologie und Pathogenese

Voraussetzung für das Entstehen einer akuten Cholezystitis ist in den meisten Fällen eine Gallestauung. Diese kann hervorgerufen werden durch

- Konkremente (90–95%),
- Adhäsionen, Strikturen, Entzündung,
- Dyskinesie,
- Tumoren,
- Parasiten.

Durch die Stauung wird das Gallenblasenepithel geschädigt, so daß es Toxinen und chemischen Noxen (z. B. Gallensäuren und Lysolecithin) leichter gelingt, abakteriell-entzündliche Reaktionen an der Gallenblasenwand hervorzurufen. Eine bakterielle Infektion geschieht in der Regel sekundär als Folge einer Gallestauung oder örtlichen Gewebsschädigung. Dabei finden sich überwiegend E. coli, Enterokokken, Streptokokken und seltener Proteus vulgaris, Klebsiellen und Pyocyaneus.

2.3 Therapie der akuten Cholezystitis

Die Therapieplanung der akuten Cholezystitis sollte von drei wichtigen Gesichtspunkten geleitet werden:

- dem Ausmaß der Cholezystitis,
- dem Allgemeinzustand und dem Alter des Patienten und
- der Sicherheit, mit der die Diagnose gestellt wurde.

Ein Patient mit Verdacht auf eine akute Cholezystitis gehört ins Krankenhaus. Wenn bei dieser Erkrankung Komplikationen drohen oder bereits eingetreten sind, wie z. B. Perforation der Gallenblase mit nachfolgender Entwicklung einer eitrigen Peritonitis oder ein pericholezystitischer oder subphrenischer Abszeß, sollte unverzüglich eine Operation vorbereitet werden.

Es wird übereinstimmend die Meinung vertreten, daß die sofortige Operation noch im Stadium der floriden Entzündung bei jungen Patienten (etwa bis zum 45. Lebensjahr) das beste Verfahren sei, um die Gallenblase als Gefahrenherd auszuschalten und Komplikationen zu vermeiden. Bei älteren Patienten ist es jedoch sinnvoll, eine internistische Vorbehandlung durchzuführen. Mit der konservativen medikamentösen Therapie werden folgende Ziele angestrebt:

- Elektrolyt- und Volumenersatz,
- Schmerzbekämpfung,
- Ruhigstellung des Organs,
- Bekämpfung einer bakteriellen Entzündung durch Antibiotika (bei Fieber und drohenden Komplikationen).

2.3.1 Elektrolyt- und Volumenersatz

Die intravenöse Substitutionstherapie dient dazu, eine Dehydratation bedingt durch Erbrechen und fehlende Flüssigkeitsaufnahme zu verhindern. Als Kontrolle der Zufuhr dienen die Messung des Urinvolumens (40–60 ml/h) sowie die Serumelektrolyte.

2.3.2 Schmerzbekämpfung

Pentazocin (Fortral) hat sich in der analgetischen Therapie der akuten Cholezystitis bewährt (Amp. à 30 mg, Supp. à 50 mg)
Dosierung: Supp.: 1 Supp. alle 3–4 h (maximale Tagesdosis 350 mg); i. v., i. m.: 1 Amp. langsam injizieren alle 3–4 h.
Nebenwirkungen und Kontraindikationen: Siehe Kap. Pankreas 1.3.3.

2.3.3 Ruhigstellung des Organs

Während des akuten Schubs sollte Nahrungskarenz eingehalten werden, um eine Exazerbation der Schmerzen durch Kontraktionen der Gallenblase zu vermeiden.

2.3.4 Antimikrobielle Therapie

In der frühen Phase der akuten Cholezystitis sind Antibiotika nicht indiziert. Es ist auch nicht erwiesen, daß die prophylaktische Gabe von Antibiotika das Entstehen z. B. eines Gallenblasenempyems zu verhindern vermag [2]. Wenn jedoch die Beschwerden fortbestehen und sich Fieber entwickelt, sollten Antibiotika eingesetzt werden. Dabei sind Antibiotika der ersten Wahl das gut gallegängige *Mezlocillin, Ciprofloxacin* und die *Cephalosporine* [3].

Mezlocillin (Baypen, Amp. à 2 oder 5 g)
Dosierung: 3mal 2 g oder 3 mal 5 g i. v. je nach Schwere des Krankheitsbildes.
Nebenwirkungen: Auftreten einer Allergie gegen Penizilline.

Cefuroxim-Natrium (Zinacef, Amp. à 250 oder 750 mg bzw. 1,5 g)
Dosierung: 3mal 1,5 g i. v.
Nebenwirkungen: Auftreten einer Allergie gegen Cephalosporine; es kann sich ein falsch-positiver Coombs-Test entwickeln.
Kontraindikationen: Bei bekannter Penizillinallergie muß eine mögliche Kreuzallergie gegen Cephalosporine beachtet werden und umgekehrt.

Ciprofloxacin (Ciprobay, Amp. à 100 oder 200 mg)
Dosierung: 2mal 200 mg i. v.
Nebenwirkungen: Gastrointestinale Störungen und zentralnervöse Störungen wie Schwindel, Kopfschmerzen, Schlafstörungen, Photosensibilisierung sowie Überempfindlichkeitsreaktion.
Kontraindikationen: Ciprofloxacin sollte wegen der zentralnervösen Störungen bei cerebralen Anfallsleiden nicht angewandt werden.

2.4 Therapie der chronischen Cholezystitis

Die Cholezystektomie ist die Therapie der Wahl bei chronischer Cholezystitis. Falls einer Operation wichtige Gründe (Risikofaktoren, Ablehnung der Operation durch den Patienten) im Wege stehen, so können konservative Maßnahmen versucht werden, ohne daß deren Wirkung gesichert ist.

Die Patienten sollten hochgebratene tierische Fett sowie schwer verdauliche Speisen meiden.

Die Applikation von Cholagoga (die *Rote Liste* enthält ca. 140 Cholagogapräparate!) ist umstritten und die Wirksamkeit nicht gesichert. Die meisten Cholagoga enthalten Laxanzien, so daß eine „Besserung" der Symptome der chronischen Cholezystitis oft durch die Regulierung des Stuhlgangs erreicht wird.

Literatur

1. Paumgartner G, Sauerbruch T (1982) Therapie der akuten Cholezystitis. Dtsch Med Wochenschr 107: 28–29
2. Kune GA, Burdon JGW (1975) Are antibiotics necessary in acute cholecystitis? Med J Aust 2: 627–630
3. Fölsch UR, Ansorg R, Arnold R (1984) Mikrobiologische Verlaufsbeobachtungen sowie antibiotische Empfindlichkeit vor und nach endoskopischer Papillotomie. Fortschr Gastroenterol Endoskop 13: 138–142

Therapieschema 21   Cholezystitis

Therapie der akuten Cholezystitis

Allgemeine Maßnahmen

- Ein Patient mit Verdacht auf eine akute Cholezystitis gehört ins Krankenhaus!
- Nahrungskarenz während des akuten Schubes
- Nach Sicherung der Diagnose und Besprechung mit dem Chirurgen *Frühoperation* bei jungen Patienten.

Medikamentöse Therapie

- Elektrolyt- und Volumenersatz unter Kontrolle des Urinvolumens (40–60 ml/h) sowie der Serumelektrolyte

Schmerzbekämpfung

- *Pentazocin* (Fortral)
  Supp.: 50 mg alle 3–4 h
  Parenteral: 1 Amp. (30 mg) alle 3–4 h langsam i. v. oder i. m. injizieren

Antimikrobielle Therapie

Keine prophylaktische Gabe von Antibiotika, sondern nur bei Entwicklung von Fieber oder fortdauernden Beschwerden.

- *Mezlocillin* (Baypen) 3mal 2 g oder 3 mal 5 g i. v., je nach Schwere des Krankheitsbildes
- *Cefuroxim-Natrium* (Zinacef)   3mal 1,5 g i. v.
  oder
- *Ciprofloxacin* (Ciprobay) 2mal 200 mg i. v.

Therapie der chronischen Cholezystitis

Die Cholezystektomie ist die Therapie der Wahl.
Falls keine Operationsmöglichkeit:
Meidung von schwer verdaulichen Speisen

3 Cholangitis

3.1 Definition

Unter einer Cholangitis versteht man eine Entzündung der intra-
und/oder extrahepatischen Gallenwege unterschiedlicher Genese.

3.2 Bakterielle Cholangitis

3.2.1 Ätiologie und Pathogenese

Die wichtigste Voraussetzung für das Entstehen einer bakteriellen
Cholangitis ist die Behinderung des freien Abflusses der Galle in
das Duodenum. Diese begünstigt die Keimaszension aus dem Duodenum in die Gallenwege. Gallengangsteine, Gallengangneoplasien
und Papillenstenose sind dabei die häufigsten Ursachen für die
Abflußbehinderung. Bei der akuten Form der Cholangitis läßt sich
in der Mehrzahl der Fälle eine Monobesiedlung mit überwiegend
E. coli und Enterokokken nachweisen. Dagegen werden bei chronischen Gallenwegsentzündungen häufiger Klebsiellen und Bakterien der Proteusspezies beobachtet.

3.2.2 Therapie

Da die wichtigste Voraussetzung für das Entstehen einer bakteriellen Cholangitis in der Behinderung des freien Galleabflusses liegt,
muß das primäre therapeutische Bestreben dahin gehen, wieder
einen freien Galleabfluß herzustellen. Dies kann durch eine
schnelle Operation und Beseitigung des Passagehindernisses
gewährleistet werden. In den letzten Jahren haben jedoch nicht-
chirurgische Verfahren zur Ableitung der gestauten Galle an
Bedeutung gewonnen:

- die endoskopische Papillotomie bei Vorliegen eines papillen-
  nahen Konkrements,
- das transpapilläre Einführen eines Drainagekatheters und
- die perkutane Gallengangdrainage [1].

Diese Methoden gestatten es auch, lokal Antibiotika zu instillieren.

Eine gezielte Antibiotikatherapie ist bei bakteriellen Gallenwegsinfektionen nur dann möglich, wenn man Erreger in der Blutkultur oder nach transpapillärer Galleabsaugung züchten kann.

Wie bei der bakteriellen Cholezystitis (s. Abschn. 2) sind die wirksamsten Antibiotika das gut gallengängige *Mezlocillin,* die *Cephalosporine* sowie das Kombinationspräparat *Co-trimoxazol* [2]. Das Wirkungsspektrum dieser Antibiotika erfaßt die Haupterreger von Gallenwegsinfektionen, nämlich E. coli, Enterokokken und Klebsiellen. Entscheidend für die Auswahl eines Antibiotikums ist jedoch nicht so sehr die theoretisch erreichbare Konzentration der jeweiligen Substanz in der Galle, sondern vorwiegend die Empfindlichkeit gegenüber dem jeweiligen Erreger. Es hat sich nämlich gezeigt, daß bei Behinderung des Gallenabflusses die meßbaren Antibiotikakonzentrationen in der Galle zu vernachlässigen sind [3]. Dosierungsvorschriften, Nebenwirkungen und Kontraindikationen von *Mezlocillin, Cefuroxim* und *Co-trimoxazol* sind in Abschn. 2.3.4 wiedergegeben.

3.3 Abakterielle Cholangitiden

3.3.1 Chronische, nichteitrig-destruierende Cholangitis

Die Ätiologie der chronischen, nichteitrig-destruierenden Cholangitis ist nicht bekannt. Sie ist die Frühform der primär-biliären Zirrhose (s. Kap. Leber, 4.1).

3.3.2 Primär sklerosierende Cholangitis

Das Krankheitsbild der primär sklerosierenden Cholangitis ist selten. Seit der Einführung der ERCP wird es jedoch häufiger diagnostiziert [4]. Die Ätiologie ist ebenso unbekannt wie bei der chronischen, nichteitrig-destruierenden Cholangitis. Während bei der letzteren Form lediglich die intrahepatischen Gallenwege befallen sind, kommt es bei der primär sklerosierenden Cholangitis zu einer röhrenförmigen Wandsklerose der Gallengänge, wobei in der Regel der Ductus choledochus betroffen ist. Die Erkrankung kann aber auch den Ductus hepaticus befallen oder generalisiert intra- und extrahepatische Gallengänge einschließlich Gallenblase. Im Vordergrund der Erkrankung steht die Cholestase, bedingt durch die Stenosierung der ableitenden Gallenwege. Bei länger bestehender Erkrankung resultieren aus der chronischen Cholestase Juckreiz und aus der cholestasebedingten Resorptionsstörung Steatorrhö und Osteoporose.

3.3.3 Therapie

Sowohl Immunsuppressiva als auch Kortikosteroide sind in der Behandlung dieses Krankheitsbildes versucht worden, ohne daß deren Wirksamkeit belegt ist. Ebenso wird verschiedentlich analog zur Behandlung der primär-biliären Zirrhose *Ursodesoxycholsäure* in der Therapie der primär sklerosierenden Cholangitis eingesetzt. Auch hier wird eine Besserung der Cholestaseenzyme beobachtet. Ob jedoch damit eine Besserung der Prognose verbunden ist, bleibt abzuwarten. In einer sehr gut dokumentierten Fallbeschreibung wurde vor einigen Jahren über den günstigen Einfluß von *Cholestyramin* berichtet, das zum Verschwinden der Schmerzen im rechten Oberbauch und zur Besserung der Leberenzymwerte führte [5]. Weitere Erfahrungen mit dieser Behandlung, die auch den Juckreiz bekämpft, müssen jedoch abgewartet werden. Wenn sich aufgrund des chronischen Entzündungsprozesses funktionell wirksame Stenosen im Bereich der abführenden Gallenwege ausgebildet haben, sollte die Anlage einer biliodigestiven Fistel angestrebt werden. Im Endstadium ist eine Lebertransplantation zu diskutieren. Die Therapie einer möglicherweise vorhandenen Steatorrhö und Osteoporose ist ausführlich im Kap. Leber, 4.4 abgehandelt.

Literatur

1. Fölsch UR (1988) Perkutane transhepatische Cholangiographie (PTC) und perkutane transhepatische Drainage (PTD). In: LF Hollender, HJ Peiper (Hrsg) Chirurgie des Pankreas, Springer, Berlin Heidelberg New York Tokyo, S 176–183
2. Fölsch UR, Ansorg R, Arnold R (1984) Mikrobiologische Verlaufsbeobachtungen sowie antibiotische Empfindlichkeit vor und nach endoskopischer Papillotomie. Fortschr Gastroenterol Endoskop 13: 138–142
3. Schomerus H, Kummer D (1980) Cholangitis. Internist 21: 577–583
4. Rösch TH, Dancygier H (1988) Primär sklerosierende Cholangitis. Leber Magen Darm 4: 184–196
5. Polter DE, Gruhl V, Eigenbrodt EH, Combes B (1980) Beneficial effect of cholestyramine in sclerosing cholangitis. Gastroenterology 7: 326–333

Therapieschema 22   Bakterielle Cholangitis

Allgemeine Maßnahmen
- Versuch, einen freien Galleabfluß wieder herzustellen
  - Operation
  - Endoskopische Papillotomie
  - Naso-biliäre Sonde
  - Perkutane transhepatische Drainage

Medikamentöse Maßnahmen
- Antibiotika *(Mezlocillin,* Cephalosporine oder *Co-Trimoxazol)* je nach Austestung gegen einen aus dem Blut oder der aspirierten Galle gezüchteten Erreger (s. Therapieschema 21)

4 Postcholezystektomiesyndrom

4.1 Definition und Ätiologie

Der Ausdruck „Postcholezystektomiesyndrom" ist ein Sammelbegriff für alle nach der Cholezystektomie auftretenden Beschwerden. Sie setzen sich aus einer Vielzahl von Ursachen zusammen und bilden keine pathogenetische Einheit. In ca. 50% der Fälle können organische Ursachen gefunden werden, wobei nichtbiliäre Erkrankungen die biliären überwiegen [1]. Während Gallengangsteine und die Papillenstenose die häufigsten biliären Ursachen für dieses Syndrom sind, kommen bei den extrabiliären Ursachen vorwiegend die Ösophagitis, das Geschwürsleiden und die chronische Pankreatitis in Betracht.

4.2 Therapie

Vor Einleitung einer Therapie muß aufgrund der vielfältigen Ursachen dieser Erkrankung eine sorgfältige Diagnostik durchgeführt werden. Lediglich bei den nichtbiliären Ursachen (Ösophagitis, Ulkus, Pankreatitis) kommt eine medikamentöse Therapie in Betracht, die in den jeweiligen Kapiteln erläutert ist. Biliäre Erkrankungen (Choledocholithiasis, Papillenstenose), die zum Postcholezystektomiesyndrom führen, sollten endoskopisch (endoskopische Papillotomie) oder chirurgisch angegangen werden.

Literatur

1. Tondelli P, Gyr K, Stadler GA, Allgöwer M (1980) Postoperative Syndrome nach Cholecystektomie. In: Siewert JR, Blum AL (Hrsg) Postoperative Syndrome. Springer, Berlin Heidelberg New York, S 315–335

Pankreas

1 Pankreatitis

1.1 Definition

Grundsätzlich unterscheidet man eine akute von einer chronischen Form der Pankreatitis. Bei den akuten Formen der entzündlichen Pankreaserkrankungen kommt es nach den entzündlichen Schüben des Organs zu einer Restitutio ad integrum der exkretorischen Funktion, die durch Funktionstests gesichert werden kann. Die akute Pankreatitis kann aber auch in die chronische übergehen. Diese wurde 1963 auf einem Symposium in Marseille als chronisch progredientes Leiden definiert, einhergehend mit progressiver Organschädigung und Funktionseinschränkung [1].

Die recht formale Marseiller Klassifikation von 1963 wurde mittlerweile überarbeitet, um dem berechtigten Wunsch, in der Klassifizierung der Pankreatitis klinisch therapeutische Gesichtspunkte und Schweregrade zu berücksichtigen, Rechnung zu tragen. In der neuen Einteilung von Marseille 1984 [2] wird auf die Unterteilung in rezidivierende Formen der Pankreatitis verzichtet. Sie gliedert die akute und chronische Pankreatitis nach klinischen, morphologischen und funktionellen, aber nicht nach ätiologischen (Gallenwegserkrankung und Alkohol) Gesichtspunkten. Neu wurde die chronisch-obstruktive Pankreatitis eingeführt. Diese wird verursacht durch eine proximale Gangverlegung, bedingt durch einen Tumor oder eine Narbe, und ist nach Beseitigung der Abflußbehinderung rückbildungsfähig [2]. Diese neue Einteilung kommt den klinischen Bedürfnissen sicherlich entgegen.

1.2 Ätiologie und Pathogenese

Die häufigsten ätiologischen Faktoren der Pankreatitis sind Gallen-wegserkrankungen (überwiegend akute Pankreatitis) und Alkoho-lismus (überwiegend chronische Pankreatitis) neben zahlreichen anderen Ursachen, die zahlenmäßig nicht ins Gewicht fallen.
Im Mittelpunkt des Krankheitsgeschehens steht die Autodigestion des Drüsenparenchyms durch vorzeitig aktivierte Enzyme. Dieser Prozeß ist therapeutisch kaum anzugehen, da er zum Zeitpunkt der Diagnosestellung in der Regel schon abgelaufen ist.

1.3 Therapie der akuten Pankreatitis

Grundsätzlich sollte die Therapie zunächst nach einem standardi-sierten Schema (über 4 Tage) ablaufen, unabhängig vom Schwere-grad der Erkrankung. Das weitere Verfahren sollte vom jeweiligen Zustand des Patienten abhängig gemacht werden. Anzustrebende Ziele der Therapie sind:

- Elektrolyt- und Volumenersatz,
- Ruhigstellung des Organs,
- Schmerzbekämpfung,
- Abwendung und Behandlung von Komplikationen.

1.3.1 Allgemeine Maßnahmen

Elektrolyt- und Volumenersatz

Der Volumen- und Elektrolytverlust kann bei der akuten Pankreati-tis durch Erbrechen, Ausbildung eines Aszites und retroperitoneales Versacken von Blutflüssigkeit und Blut sehr stark sein und bringt die Gefahr des Volumenmangelschocks mit sich. Der systematische Ersatz von Volumen und Elektrolyten und u. U. von Blut ist daher ein ganz entscheidender Punkt in der Therapie der akuten Pankreati-tis. Als Kontrolle der Zufuhr dienen die Messung des zentralen Venendrucks (10 cm H_2O) und die Urinausscheidung (mindestens 40–60 ml/h). In leichteren Fällen reicht die Zufuhr von physiologischer Kochsalzlösung und Ringer-Lösung. Bei protrahierten und schweren Fällen ist der Zusatz von Humanalbumin, Plasmaexpander und Vollblut nötig. Bei protrahiert verlaufender Pankreatitis ist eine parenterale Hyperalimentation nicht zu umgehen (s. Kap. Parenterale Ernährung). Zur Vermeidung einer Hypokalzämie kann 10%iger Kalziumglukonat infundiert werden. Bei Auftreten einer Hypokalzämie liegt immer zusätzlich auch eine Hypalbuminämie vor, die zu gleichzeitigen Albumininfusionen Anlaß geben sollte. Kaliumsubstitution entsprechend den Serumkonzentrationen.

Ruhigstellung des Organs

Durch absolute Nahrungs- und Flüssigkeitskarenz, Legen einer Magensonde und fortlaufendes Absaugen von Magen- und Duodenalsekret soll der atonische Magen entlastet und die Magensäure abgefangen werden, die die Pankreassekretion (durch Freisetzung von Sekretin und Pankreozymin) stimulieren kann; dadurch werden auch Symptome eines drohenden bzw. bestehenden Dünndarmileus erleichtert. In leichten Fällen kann auf die Magensonde verzichtet und diese durch Gabe von Antazida (s. Kap. Magen, 4.4.1) oder H_2-Rezeptorantagonisten (s. Kap. Magen, 4.2.2) ersetzt werden.

1.3.2 Medikamentöse Therapie

Schmerzbekämpfung

Die akute Pankreatitis geht in der Regel mit starken Schmerzen einher, so daß sich die Applikation von stark wirkenden synthetischen Morphinderivaten ohne spastische Wirkung auf den Sphincter Oddi wie *Pentazocin* (Fortral) oder *Pethidin* (Dolantin) anbietet.

Pentazocin (Fortral, Amp. à 30 mg, Supp. à 50 mg)
Dosierung: Supp.: 1 Supp. alle 3–4 h (max. Tagesdosis 350 mg).
Parenteral: 1 Amp. langsam i. v. oder i. m. injizieren alle 3–4 h.
Nebenwirkungen: Letztlich gelten alle vom Morphin her bekannten Nebenwirkungen in mehr oder weniger starker Ausprägung: Sedie-

248

rung aufgrund des zentralen Angriffs; Obstipation aufgrund der Tonuserhöhung der glatten Muskulatur. Weiterhin Nausea, Erbrechen und Singultus.

Kontraindikationen: Pentazocin sollte bei Schwangeren nicht angewandt werden, da die Substanz die Plazentaschranke durchdringt. Das Atemzentrum von Neugeborenen und Kleinkindern ist besonders empfindlich! Ebenso sind sie bei Krankheitszuständen kontraindiziert, bei denen eine Dämpfung des Atemzentrums vermieden werden muß (z. B. obstruktives Lungenemphysem).

Pethidin (Dolantin; Amp. à 50 mg)
Dosierung: 1- bis 3mal tgl. 1 Amp. i. v. oder i. m.
Nebenwirkungen: Es treten dieselben Nebenwirkungen wie nach *Pentazocin* auf; zusätzlich Hypotonie, Miktionsbeschwerden, Miosis, Bradykardie und Bronchospasmus.
Kontraindikationen: Siehe Angaben für *Pentazocin. Pethidin* darf bei akuten hepatischen Porphyrien nicht angewandt werden.

Procainhydrochlorid (Novocain)
Dosierung: 2 g in 24 h als Zusatz zur Infusion.
Die Infusion von *Procainhydrochlorid* hat sich in einigen Zentren [3] bewährt. Sie ist bei der akuten Pankreatitis auch in anderer Hinsicht sinnvoll: Der Phospholipase A_2 kommt vermutlich in der Pathogenese der akuten Pankreatitis eine entscheidende Bedeutung zu. *Procainhydrochlorid* ist ein Inhibitor dieses Enzyms und kann möglicherweise unabhängig von der Besserung der Schmerzen den Verlauf der Erkrankung beeinflussen [4]. Allerdings existieren hierzu nur experimentelle, jedoch keine klinischen Befunde.
Nebenwirkungen und Hinweise: Bei den bisher behandelten Patienten sind in der angegebenen Dosierung von 2 g/24 h Nebenwirkungen nicht aufgetreten, insbesondere keine Blockbildungen im Reizleitungssystem des Herzens [3]. Dennoch: sorgfältige Kreislaufkontrolle, um Blutdruckabfall sowie Tachy- oder Bradykardien rechtzeitig zu bemerken.
Beim Auftreten von Zeichen einer allergischen Reaktion (z. B. Quaddeln auf der Haut oder Ödembildung) Abbruch der Infusion!

Kontraindikationen: Patienten mit Adams-Stokes-Anfällen, mit schweren Überleitungsstörungen (Block) und mit akut dekompensierter Herzinsuffizienz.

1.3.3 Antibiotika

Eine generelle prophylaktische Gabe von Antibiotika ist nicht angezeigt. In zwei kontrollierten Studien konnte kein günstiger Effekt einer prophylaktischen Ampicillingabe gezeigt werden. Es wurden aber in diesen Untersuchungen fast nur Fälle von Pankreatitis alkoholischer Genese behandelt [5]. Die Gabe von Antibiotika (*Ampicillin, Mezlocillin,* Cephalosporine u. a.) sollte Fällen mit einer schweren biliären Pankreatitis oder einer bekannten hämorrhagisch nekrotisierenden Pankreatitis vorbehalten bleiben.
Das genannte Therapieschema sollte so lange durchgeführt werden, bis eindeutige Zeichen der Besserung auftreten (z. B. Abklingen der Schmerzen und der Hyperamylasämie). Darüber hinaus können Maßnahmen notwendig werden, die sich aus Komplikationen (insbesondere renale und pulmonale Insuffizienz) ergeben.

1.3.4 Sonstige zusätzliche Maßnahmen

Neben der erwähnten medikamentösen Therapie können im Rahmen dieser Erkrankung eine Reihe von Maßnahmen erforderlich werden, um Komplikationen, insbesondere die renale und pulmonale Insuffizienz, zu verhindern, bzw. diese zu behandeln [6].

Beatmung

Bei einem Abfall der arteriellen Sauerstoffspannung unter 70 mm Hg sollte der Patient über eine Nasensonde angefeuchteten O_2 angeboten bekommen. Wenn der pO_2-Wert unter 60 mm Hg fällt, sollte möglichst früh mit der assistierten Beatmung (PEEP) begonnen werden.

Nierenversagen

Ein akutes Nierenversagen wird im Verlauf der akuten Pankreatitis in bis zu 11% der Fälle beobachtet. Beim Auftreten einer Anurie sollte zunächst *Mannitol* (250 ml einer 20%igen Lösung in 30 min. i. v.) unter Beobachtung des Venendrucks gegeben werden. Bei anhaltender Anurie besteht die Indikation zur Peritoneal- oder Hämodialyse.

Endoskopische Papillotomie (EPT)

Nach der Publikation einiger unkontrollierter und lediglich einer kontrollierten Studie [7] über den Wert der endoskopischen Papillotomie bei der akuten Pankreatitis wird dieses Verfahren großzügig in der Initialtherapie der akuten Pankreatitis angewandt, ohne daß dessen Nutzen tatsächlich gesichert ist [8]: Die einzige Gruppe von Patienten mit akuter, biliärer Pankreatitis, bei denen die Indikation zur ERCP/EPT unumstritten ist, sind solche mit einem eingeklemmten Gallenstein (Bilirubin > 6–7 mg%) und möglicher begleitender Sepsis. Nur bei dieser Indikation sind gute Erfolge berichtet worden. Darüber hinaus erscheint der generelle Einsatz der ERCP/EPT bei jeder Form der akuten Pankreatitis nicht gerechtfertigt zu sein.

1.3.5 Nicht gesicherte oder bewährte medikamentöse Maßnahmen

Calcitonin, Glukagon und Somatostatin

Alle drei Hormone hemmen bei intravenöser Infusion die basale und stimulierte Magen- sowie die stimulierte Pankreassekretion. Lediglich Somatostatin vermag auch die basale Pankreasenzymsekretion zu hemmen [9]. Dem Einsatz dieser Hormone in der Therapie der akuten Pankreatitis liegt das auf Empirie basierende zentrale therapeutische Konzept zugrunde, durch „Ruhigstellung" des Organs das Ausmaß der Entzündung einzudämmen. Durch Nahrungskarenz und Dauerabsaugen des Magensafts versucht man bereits, jegliche (enterale) Stimulation des Pankreas beim Patienten mit akuter Pankreatitis zu unterbinden, so daß es fraglich erscheinen muß, ob unter diesen „basalen" Bedingungen Calcitonin und Glukagon noch Wesentliches zur „Ruhigstellung" der Drüse beitragen können.

Es ist weiterhin völlig unbewiesen, ob die entzündete Bauchspeicheldrüse überhaupt noch sezerniert, so daß eine Ruhigstellung des Organs vielleicht gar nicht sinnvoll ist. Daher ist vom theoretischen Ansatz her der Einsatz dieser Hormone nicht gesichert.

Für das Calcitonin wurde in zwei unabhängig voneinander durchgeführten Doppelblindstudien ein stabilisierender, positiver Effekt (Schmerz und Normalisierung der Amylasen) auf den Krankheitsverlauf der akuten Pankreatitis festgestellt [3, 10]. Die Letalität wurde nicht beeinflußt. Nebenwirkungen wurden bei insgesamt 94 Patienten in keinem Fall gesehen.

Glukagon bewirkte in drei doppelblind durchgeführten Untersuchungsreihen keine Änderung der Letalität, der Schmerzsymptomatik oder des Amylaseverlaufs [11].

Auch Somatostatin zeigte sich in einer multizentrischen Doppelblindstudie (ATPS-Studie) ohne Wirkung auf den deletären Verlauf der akuten Pankreatitis [12].

Acetazolamid (Diamox)
Diese Substanz hemmt die Bikarbonat- und Volumensekretion durch Inhibition der Carboanhydrase. Ein positiver Effekt auf den Verlauf der akuten Pankreatitis ist jedoch nicht gesichert. Wegen der bekannten Nebenwirkungen von *Azetazolamid* auf den Elektrolyt- und Säure-Basen-Haushalt erscheint sein Einsatz nicht sinnvoll.

Proteinaseinhibitoren
Aprotinin (Trasylol). Auf das *Aprotinin* wurden vorübergehend große Hoffnungen gesetzt. Diese Substanz hemmt die Trypsinogenaktivierung. Mehrere zwischenzeitlich durchgeführte Doppelblindstudien haben jedoch seine Wirkungslosigkeit belegt [13].

Gabexat-Mesilat (FOY). Mit dem Inhibitor *Aprotinin* ist es nicht möglich, eine 100%ige Hemmung von aktivem Trypsin zu erreichen. Geringste Mengen von autoaktiviertem Trypsin sind jedoch nur erforderlich, um Trypsinogen oder Pro-Phospholipase A2 weiter zu aktivieren. Der synthetische Proteinaseinhibitor Gabexat-Mesilat bietet bessere Voraussetzungen, da diese Substanz Trypsin vollständig und auch Phospholipase A2 in ihrer Aktivität reduziert – auf die Schlüsselrolle der Phospholipase A2 in der Pathogenese der akuten Pankreatitis wurde schon hingewiesen [14, 15, 16]. Wegen seines geringen Molekulargewichts (417; im Gegensatz zu Aprotinin mit 6500) könnte Gabexat-Mesilat in der Lage sein, in das Pankreasgewebe einzudringen. Dies mag insofern von Bedeutung sein, da neuere Befunde über die Ätiologie der akuten Pankreatitis darauf hindeuten, daß es in der Azinuszelle über eine Fusionierung von Enzymgranula mit proteaseenthaltenden Lysosomen zu einer Enzymaktivierung kommt, die dann die Voraussetzung für die schwere Entzündung ist. Wie weit bei der zu applizierenden Dosis von FOY beim Menschen diese Substanz ihren Weg auch in entzündetes Gewebe findet, ist nicht bekannt.

Eine erste multizentrische kontrollierte Studie mit Gabexat-Mesilat in der Therapie der akuten Pankreatitis ist abgeschlossen [17]. Dabei wurde zwar unter der Inhibitortherapie eine Reduktion der erforderlichen Operationen beobachtet, ein signifikanter Rückgang der Letalität war jedoch nicht zu verzeichnen. Daher kann diese Substanz für die Behandlung der akuten Pankreatitis noch nicht empfohlen werden.

Literatur

1. Sarles H (1965) Pankreatitis. Karger, Basel New York
2. Frey CF (1986) Classification of pancreatitis: state-of-the-art, 1986. Pancreas 1: 62–68
3. Goebell H, Ammann R, Herfarth CH, Horn J et al. (1979) A double-blind trial of synthetic Salmon calcitonin in the treatment of acute pancreatitis. Scand J Gastroent 14: 881–889
4. Nevalainen TJ, Aho HJ (1987) Phospholipase A_2 in acute Pancreatitis. In: Beger HG, Büchler M (eds) Acute pancreatitis; research and clinical management. Springer, Berlin Heidelberg New York Tokyo, pp 71–78
5. Finch WT, Sawyers JL, Schenker S (1976) A prospective study to determine the efficacy of antibiotics in acute pancreatitis. Ann Surg 183: 667–671

6. Fölsch UR (1987) Principles of intensive care of patients with acute pancreatitis. In: Beger HG, Büchler M (eds) Acute pancreatitis; research and clinical management. Springer, Berlin Heidelberg New York Tokyo, pp 289–292

7. Neoptolemos JP, London NJ, James D, Carr-Locke DJ, Bailey IA, Fossard DP (1988) Controlled trial of urgent endoscopic retrograde cholangiopancreatography and endoscopic sphincterotomy versus conservative treatment for acute pancreatitis due to gallstones. Lancet II: 979–983

8. Fölsch UR (1988) Endoskopische Papillotomie bei akuter biliärer Pankreatitis: gesicherte oder experimentelle Therapie? Endoskopie heute 2: 30–32

9. Fölsch UR, Lankisch PG, Creutzfeldt W (1978) Therapie der akuten Pankreatitis. Hemmung der Pankreassekretion durch Somatostatin. In: Bartelheimer H, Classen M, Ossenberg FW (Hrsg) Die Behandlung der kranken Bauchspeicheldrüse. Thieme, Stuttgart, S 39–48

10. Paul F, Ohnhaus EE, Hesch RD et al. (1979) Einfluß von Salm-Calcitonin auf den Verlauf der akuten Pankreatitis. Ergebnisse einer prospektiven Doppelblindstudie. Dtsch Med Wochenschr 104: 615–622

11. Dürr HK, Maroske D, Zelder O, Bode JC (1978) Glucagon therapy in acute pancreatitis. Report of a double-blind trial. Gut 19: 175–179

12. Leuschner U, Überla K, Usadel KH (1986) Somatostatin in der Therapie der akuten Pankreatitis. In: Fölsch UR, Lankisch PG (Hrsg) Hemmung der Pankreassekretion und der Trypsinaktivität. Wirkungsmechanismen und Bedeutung für die Therapie der akuten Pankreatitis. Z Gastroenterol 22: 138–141

13. Imrie CW, Benjamin IS, Ferguson JC, McKay AJ, Mackenzie I, O'Neill J, Blumgart LH (1978) A single-centre double-blind trial of trasylol therapy in primary acute pancreatitis. Br J Surg 65: 337–341

14. Stöckmann F, Göke B, Otto J, Lankisch PG, Creutzfeldt W (1984) Der Einfluß von FOY-305 auf Aktivität und Sekretion von Pankreasenzymen in vitro. Z Gastroenterol 22: 311–317

15. Freise J, Magerstedt P, Schmidt K (1983) Inhibition of phospholipase A2 by gabexate mesilate, camostate and aprotinine. Enzyme 30: 209–212

16. Fölsch UR (1988) Aktuelle Aspekte in der Therapie der akuten und chronischen Pankreatitis. Therapiewoche 38: 1220–1224

17. Goebell H (1988) Multicenter double-blind study of gabexate-mesilate (FOY), given intravenously in low dose in acute pancreatitis. Digestion 40: 83

Therapieschema 23   Akute Pankreatitis

Allgemeine Maßnahmen
- In jedem Falle Klinikeinweisung und anfängliche Überwachung auf einer Intensivstation
- *Ruhigstellung des Pankreas*
  - Nahrungs- und Flüssigkeitskarenz
  - Dauerabsaugung des Magensafts oder in leichten Fällen Applikation von Antazida

Medikamentöse Therapie
- Elektrolyt-, Albumin- und Volumenersatz unter Kontrolle des zentralen Venendruckes

Schmerzbekämpfung

- *Pentazocin* (Fortral)
  Supp.: 50 mg alle 3–4 h
  Parenteral: 1 Amp. à 30 mg alle 3–4 h langsam i. v. oder i. m. injizieren
- *Pethidin* (Dolantin)
  1- bis 3mal tgl. 1 Amp. à 50 mg i. v. oder i. m.
- *Procainhydrochlorid* (Novocain, Injektionsflaschen 50 ml à 2%)
  2 g (d. h. 2 Injektionsflaschen à 50 ml) in 24 h als Zusatz zur Infusion
- Antibiotika (*Ampicillin, Mezlocillin, Cephalosporine*) bei biliärer oder bekannter oder vermuteter hämorrhagisch nekrotierender Pankreatitis

1.4 Therapie der chronischen Pankreatitis

Eine kurative Therapie der chronischen Pankreatitis gibt es nicht, da dieses Leiden, wie anfangs erwähnt, chronisch progredient ist. Es sollten grundsätzlich konservative Maßnahmen eingesetzt werden; ein chirurgischer Eingriff ist lediglich dann indiziert, wenn lokale Komplikationen oder wirklich therapieresistente Schmerzen beseitigt werden müssen [1]. Zu den lokalen Komplikationen, die einen chirurgischen Eingriff erforderlich machen können, gehören u. a.:

- Pankreaspseudozysten nach erfolglosen perkutanen/endoskopischen Drainageverfahren [2];
- Pankreasgangsteine, die endoskopisch weder extrahiert noch durch Stoßwellen zertrümmert werden können;
- Gangstenosen bei therapieresistenten Schmerzen;
- Gallenwegserkrankungen.

Die wichtigsten Ziele der internistischen/medikamentösen Therapie sind:

- Behandlung und Verhinderung der Schübe der chronisch rezidivierenden Pankreatitis,
- Schmerzbekämpfung,
- Substitution der exokrinen und endokrinen Pankreasinsuffizienz.

1.4.1 Verhinderung und Behandlung akuter Schübe der chronischen Pankreatitis

Verhinderung

Durch eine konsequente Ausschaltung der Ursache der chronischen Pankreatitis (überwiegend chronischer Alkoholismus) können in vielen Fällen die Progredienz des Leidens und rezidivierende Exazerbationen verhindert werden [3]. Ist die chronische Pankreatitis bedingt durch eine Hyperlipidämie, eine Hyperkalzämie oder eine Hämochromatose, ist es wichtig, die Grunderkran-

256

kung zu behandeln. Potentiell pankreastoxische Medikamente (z. B. Chlorthiazide, Glukokortikoide, Ovulationshemmer, Barbiturate, Furosemid, Paracetamol, α-Methyldopa etc. [4]) sollten abgesetzt werden, sofern ein ursächlicher oder verschlimmernder Zusammenhang vermutet werden muß.

Behandlung

Die Therapie eines akuten Schubes der chronischen Pankreatitis entspricht derjenigen der akuten Pankreatitis, also

- Elektrolyt- und Volumenersatz,
- Ruhigstellung des Organs,
- Schmerzbekämpfung,
- Abwendung und Behandlung von Komplikationen.

1.4.2 Schmerzbekämpfung

Bevor man sich für eine Therapie der komplexen Schmerzen bei der chronischen Pankreatitis entscheidet, sollte man sich die möglichen Ursachen der Schmerzentstehung vor Augen führen:

- Pseudozysten mit perifokaler Entzündung,
- Entzündung des azinären Gewebes,
- Schädigungen der Nerven und des Perineuriums,
- Abflußbehinderung bei Stenose des Pankreasgangs.

Eine komplette Analgesie ist bei einigen Patienten mit chronischer Pankreatitis problematisch, da auf Dauer eine Analgetikaabhängigkeit nur schwer zu vermeiden ist. Deshalb ist, wie bereits oben erwähnt, auch für die Schmerzbekämpfung das zunächst wichtigste Ziel, schmerzverursachende Komplikationen wie hochgradige Gangstenosierungen oder Pseudozysten zu beseitigen.

Darüber hinaus gelten bei der Behandlung der Schmerzen die gleichen Prinzipien wie bei der akuten Pankreatitis.

N-butylscopolaminiumbromid (Buscopan, Amp. à 1 ml)
Dosierung: 1 Amp. i. v. oder i. m. alle 4–6 h.
Nebenwirkungen: Mundtrockenheit und Abnahme der Schweißdrü-

sensekretion (Wärmestau!) durch Abschwächung der muscarinartigen Acetylcholinwirkungen. Aus den gleichen Gründen kann es bei bestehendem Engwinkelglaukom zur Glaukomauslösung kommen. Steigerung der Herzfrequenz, jedoch nicht so stark wie nach Atropin. Spasmolytika können paralysierend auf den Darm wirken und verschlimmern damit einen Subileus. Insbesondere bei einem Prostataadenom können Miktionsbeschwerden auftreten.

Procainhydrochlorid (Novocain)
Dosierung: 2 g in 24 h als Zusatz zur Tropfinfusion.
Nebenwirkungen und Kontraindikationen: Siehe S. 249.

Bei schweren Schmerzzuständen empfiehlt sich die Anwendung von stark wirkenden Analgetika wie *Pentazocin* (Fortral), *Buprenorphin* (Temgesic) oder in Ausnahmefällen *Pethidin* (Dolantin).

Pentazocin (Fortral, Amp. à 30 mg, Supp. à 50 mg)
Dosierung: Supp.: 1–2 Supp./Tag bei Bedarf.
Parenteral: 1 Amp. langsam i. v. oder i. m. injizieren.

Buprenorphin (Temgesic, Amp. à 0,3 mg, Sublingualtbl. à 0,2 mg)
Dosierung: Sublingualtbl.: 1–2 Sublingualtbl. als Einzeldosis; falls erforderlich, 1–3 Tbl. alle 6–8 h unter der Zunge zergehen lassen.
Parenteral: 1 Amp. langsam i. v. oder i. m. injizieren.
Nebenwirkungen: Benommenheit, Schwindel, Hitzegefühl, Schweißausbrüche; gelegentlich Kopfschmerzen, Verwirrtheits- und Verstimmungszustände oder Stimmungsaufhellung; selten Euphorie und Halluzination.

Pethidin (Dolantin, Amp. à 50 mg)
Dosierung: 1 Amp. i. v. oder i. m.
Nebenwirkungen und Kontraindikationen für Fortral und Dolantin s. Abschn. 1.3.3.

Opiate und opiatähnliche Substanzen sollten bei Schmerzen aufgrund einer chronischen Pankreatitis jedoch nicht über längere Zeit verabfolgt werden, um die anfangs erwähnte Analgetikaabhängigkeit zu vermeiden. Morphin ist bei der chronischen Pankreatitis kontraindiziert wegen seiner starken kontraktionsfördernden Wirkung auf den Sphincter Oddi mit konsekutiver Abflußbehinderung von Galle und Pankreassekret [5].

Schmerzbekämpfung durch Pankreasenzymsubstitution

Es konnte in Untersuchungen am Menschen gezeigt werden, daß die basale und stimulierte Pankreasenzym- und Volumensekretion abhängig ist vom Proteasengehalt im Duodenum [6]. Dies bedeutet, daß einerseits ein Mangel an Proteasen zu einer Stimulation der Enzymsekretion und andererseits hoher intraduodenaler Proteasengehalt zu einer Hemmung der exokrinen Pankreassekretion führt. Diese neueren Befunde bilden die Basis, durch die Unterbrechung dieser negativen Feedbackachse, d.h. durch Anreicherung des Duodenums mit Pankreasenzymen, die Pankreasenzymsekretion selbst und damit den Sekretionsdruck bei Patienten mit chronischer Pankreatitis zu vermindern, um auf diese Weise die Schmerzsymptomatik zumindestens bei einigen Patienten beeinflussen zu können. Diese Möglichkeit konnte in kontrollierten Studien aufgezeigt werden [7, 8].

Vorgehen bei Patienten mit schmerzhafter chronischer Pankreatitis: Wenn durch bildgebende Verfahren, wie z.B. Ultraschall, Endoskopie, ERCP und CT Ursachen für Schmerzen ausgeschlossen wurden, die einer gezielten Therapie bedürfen (z.B. Pankreaspseudozyste, Abszeß, Tumor, Duodenalstenose, umschriebene Pankreasgangstenosen u.a.), sollte ein Versuch mit einer Pankreasenzymtherapie unternommen werden, die unter Umständen durch die oben genannten Analgetika ergänzt werden muß. Während bei der Substitutionstherapie bei manifester Pankreasinsuffizienz (Diarrhö, Steatorrhö) wegen der Säurelabilität der Lipase bei jedem Patienten abgewogen werden muß, ob ein säurefestes oder nichtsäurefestes Präparat rezeptiert werden soll, können bei der rein analgetischen Therapie die billigeren konventionellen Pankreasenzympräparate mit einem relativ hohen Proteasenanteil bevorzugt werden (z.B. Pankreon Granulat oder Pankreon 700 Drg.), da die für die Therapie entscheidenden Proteasen weniger der Inaktivierung durch Säure unterliegen. Die Höhe der Dosierung jedoch muß der bei einer manifesten exkretorischen Pankreasinsuffizienz entsprechen, da nach den klinischen Untersuchungen nur ausreichend hohe Proteasenkonzentrationen im Duodenum in der Lage sind, den Rückkopplungsmechanismus der exokrinen Pankreasenzymsekretion zu unterbrechen (z. B. 3mal 3 Drg. Pankreon 700 oder 3mal 2 Dosisbtl. Pankreon Granulat, s. Abschn. 1.4.3).

1.4.3 Therapie der exokrinen Pankreasinsuffizienz

Das Spätstadium der chronischen Pankreatitis mündet infolge des Mangels an Lipase und Trypsin in eine Maldigestion von Fett und Protein mit konsekutiver Steatorrhö und Azotorrhö. Der Mangel an Bikarbonat bedingt unter Umständen eine unzulängliche Neutralisation der Magensäure im Duodenum, was zu einer Ansäuerung des normalerweise alkalischen Milieus führen kann. Damit wird die Aktivität der verbleibenden Lipase und Kolipase weiter vermindert, da diese Enzyme unterhalb eines pH von 5 inaktiviert sind. Ebenso führt der verminderte intraduodenale pH bei Hyperazidität und ausgeprägter Pankreasinsuffizienz zu einer Präzipitation der glycin-konjugierten Gallensäuren, so daß diese für die Mizellenbildung nicht mehr zur Verfügung stehen. Die Verdauung der Kohlenhydrate ist meist nicht beeinträchtigt, da die extrapankreatische Amylase (Speicheldrüse, Dünndarmepithel) die fehlende Pankreasamylase teilweise kompensieren kann und ein größerer Anteil des Kohlenhydrathaushalts über Ingestion von anderen Zuckern (Dextrine, Disaccharide und Monosaccharide), die unabhängig von der Amylase verdaut werden, bestritten wird. Eine erhöhte Ausscheidung von Fett (mehr als 7 g/24 h) im Stuhl ist jedoch erst dann zu verzeichnen, wenn die Pankreasenzymsekretion um mehr als 90% eingeschränkt ist [9]. Das klinische Bild wird bestimmt durch die Steatorrhö und deren Begleiterscheinungen (Gewichtsverlust, Diarrhö, Meteorismus und Flatulenz). Es bestehen folgende Therapiemöglichkeiten, um die pankreatogene Steatorrhö zu behandeln:

– Vorübergehende Reduktion des Nahrungsfetts und Zugabe von mittelkettigen Triglyceriden,

- Substitution mit Pankreasenzymen und fettlöslichen Vitaminen.

Reduktion des Nahrungsfetts und Zugabe von mittelkettigen Triglyceriden

Bei einem Großteil der Patienten kann durch eine vorübergehende fettarme (ca. 70 g), proteinreiche (ca. 100–120 g) Kost erreicht werden, daß sie beschwerdefrei sind und ihr Körpergewicht halten können [1]. Es sollten dabei zur Deckung des Fettbedarfs vorwiegend Pflanzenmargarine und kaltgepreßte Pflanzenfette verwandt werden. Sobald sich durch eine Substitution mit Pankreasenzymen eine Verbesserung der Steatorrhö erzielen läßt, kann der Fettanteil in der Nahrung allmählich wieder auf 120–150 g angehoben werden. Bei ausgeprägter Steatorrhö ist ein teilweiser Fettersatz der langkettigen Fettsäuren (14–22 C-Atome) durch mittelkettige Triglyceride („medium chain triglycerides", MCT-Fette; 8–10 C-Atome) zur Verbesserung der Fettausnutzung anzustreben:

- MCT-Margarine oder -Öl (W. Rau Lebensmittelwerke, 4617 Hilter),
- Ceres-Margarine oder -Öl (Margarine-Union GmbH, Postfach 1020, 2000 Hamburg 50).

Mittelkettige Triglyceride sind besser wasserlöslich als langkettige, so daß zu deren Absorption Emulgierung und Mizellenbildung nicht erforderlich sind. Sie werden von der intestinalen Epithelzelle ohne Unterstützung der Pankreaslipase vollständig absorbiert und über den Portalkreislauf abtransportiert.

Substitution mit Pankreasenzymen

Mit der Substitutionsbehandlung werden folgende Ziele verfolgt:

- Reduktion der erhöhten Stuhlfettausscheidung auf 15 g und des erhöhten Stuhlgewichts auf 250 g;
- Steigerung (Normalisierung) des Körpergewichts;
- Stabilisierung des pankreatogenen Diabetes mellitus.

Neben einer sehr großen Anzahl (weit über 100) tierischer gibt es eine geringere Anzahl pflanzlicher Enzympräparate. Die tierischen Substanzen bestehen aus gefriergetrocknetem Pankreasextrakt vom Schwein. Für die Wirksamkeit ist der Lipasegehalt entscheidend. Folgende Pankreatinpräparationen stehen für die Therapie zur Verfügung:

- magenlösliche (säurelabile) Pankreatinpräparate,
- dünndarmlösliche Dragees,
- dünndarmlösliche Mikrosphären,
- säureresistente (pflanzliche) Lipasen.

Das Dilemma der magenlöslichen Präparate besteht darin, daß der überwiegende Anteil der Lipase durch die Magensäure inaktiviert wird, so daß nur etwa 10% der Lipase in aktiver Form im Duodenum erscheinen [10]. Das zu applizierende Pharmakon sollte daher mindestens 25 000 E F. I. P. (Federation International Pharmaceutique) enthalten (Tabelle 16). Bei der Prüfung der Säurestabilität der dünndarmlöslichen Präparate und der dünndarmlöslichen Mikrosphären hat sich gezeigt, daß diese Pharmaka teilweise nicht säureresistent sind bzw. zu lange Zeit im Dünndarm benötigen, bevor sie gelöst sind, so daß nicht viele Präparate als empfehlenswert übrig bleiben ([11], Tabelle 16). Ganz allgemein gilt, daß eine Therapie mit konventionellen Präparaten billiger ist als mit säurefesten Medikamenten, wobei die mikroverkapselten Medikamente am teuersten sind. Unter diesen Voraussetzungen lassen sich folgende Regeln für die Therapie ableiten:

1. Bei gegebener Indikation (ausschließlich manifeste exokrine Insuffizienz mit Steatorrhö und Untergewicht!) muß die Therapie hochdosiert erfolgen, um überhaupt einen Effekt zu erzielen.
2. Es sollten Präparate mit einem hohen Pankreatingehalt, d. h. hoher Lipasekonzentration, bevorzugt werden.
3. Die Therapie muß bei jedem einzelnen Patienten individuell eingestellt werden unter Kontrolle des Körpergewichts und, wenn möglich, des Stuhlgewichts und der -fette.

Tabelle 16. Konventionelle und säurefeste Pankreasenzympräparate

Präparat	Lipase	Amylase (F. I. P.-Einheiten)	Protease	Erforderliche Dosis[a]
Säurelabil				
Pankreon Pulver	40000	30000	2000	3mal 2 g
Pankreon Granulat	36000	27000	2400	3mal 2 Dosisbtl.
Pankreon 700 Drg.	28000	22000	1500	3mal 3 Drg.
Säurestabil				
Panzytrat 20000 Kps. (Mikrosphären)	20000	18000	1000	3mal 4 Kps.
Combizym forte Filmtbl.	30000	22000		3mal 3 Tbl.
Fermento duodenal Kapseln	15000	10000		3mal 5 Kps.
Kreon Kapseln (Mikrosphäre)	10000	10000	650	3mal 6–8 Kps.
Kreon Granulat	20800	20800	650	3mal 1–4 Dosisbtl.

[a] Die endgültig ausreichende Dosis muß bei jedem Patienten individuell ausgetestet werden.

4. Bei nichtzufriedenstellenden Therapieerfolgen mit konventionellen Präparaten kann die zusätzliche Anwendung von Histamin-H_2-Rezeptorantagonisten erforderlich werden [12], insbesondere bei Patienten mit Norm- oder Hyperazidität (Lipase ist nur im alkalischen Milieu wirksam!). Die Anwendung von Antazida wurde mit unterschiedlichem Erfolg versucht, wobei offensichtlich nur aluminiumhydroxidhaltige Antazida wirksam sind. Die Entwicklung von verkapselten säurefesten Mikrosphären bedeutet hierbei eine sinnvolle Alternative: Die Kapsel dieser Präparate wird im Magen aufgelöst, so daß sich die Mikrosphären mit dem Speisebrei vermischen können und so aus dem Magen in das Duodenum entleert werden. Dort werden im alkalischen Milieu die Enzyme freigesetzt. Alternativ stehen unverkapselte säurefeste Enzymgranulate zur Verfügung.

Tabelle 17. Unterschiedliche Pankreasfermentsubstitution bei verschiedenen Patienten mit chronischer Pankreatitis

Patientengruppe	Therapieempfehlung[a]
Normazidität; ungestörte Magenentleerung	Säurefeste Enzympräparate
Hyperazidität; ungestörte Magenentleerung oder Normazidität; gestörte Magenentleerung (Zustand nach Vagotomie; Diabetes mellitus, Duodenalstenose)	Konventionelle Enzympräparate plus H_2-Rezeptorantagonisten
Schwere exkretorische Pankreasinsuffizienz	Mikroverkapselte Enzympräparate
Anazidität (Zustand nach B-II-Operation, nach Whipple-Operation)	Konventionelle Enzympräparate (Pulver in Kapseln oder Enzymgranula)

[a] Die entsprechenden Markenpräparate sind in Therapieschema 24 wiedergegeben.

Praktisches Vorgehen bei Patienten mit substitutionsbedürftiger exokriner Pankreasinsuffizienz (s. Tabelle 17): Patienten mit einer substitutionsbedürftigen chronischen Pankreatitis aber normaler Säuresekretion und Magenentleerung sollten mit säurefesten Präparaten behandelt werden; bei nicht zufriedenstellendem Erfolg (Hyperazidität?) bzw. schwerer exokriner Insuffizienz sollten entweder mikroverkapselte säurefeste Enzyme oder eine Kombination von konventionellen Präparaten mit H_2-Rezeptorantagonisten angewandt werden. Die Kombination von konventionellen Pankreasenzymen mit H_2-Blockern ist auch sinnvoll bei Patienten mit gestörter Magenentleerung (Zustand nach Vagotomie, Diabetes mellitus) oder beim Vorliegen einer Duodenalstenose. Denn bei dieser Konstellation und der Applikation von säurefesten Präparaten könnte es passieren, daß der pH postprandial im Magen auf 5 ansteigt und die Enzyme schon im Magen freigesetzt werden. Bei verzögerter

Magenentleerung und nachfolgender erneuter Ansäuerung des Mageninhalts würden die freigesetzten Enzyme dann inaktiviert werden, bevor sie das Duodenum erreicht haben.

Anders dagegen sollte man sich bei Patienten mit Sub- bzw. Anazidität (Zustand nach Billroth-II-Operation, Zustand nach Whipple-Operation) verhalten: Diese Patienten profitieren von konventionellen Enzymgranula oder verkapseltem Pulver. Die empfohlenen Dosierungen der einzelnen Fermentpräparate befinden sich in Tabelle 16.

Nebenwirkungen einer hochdosierten Substitutionstherapie gibt es praktisch nicht; lediglich bei Kindern mit Mukoviszidose und hochdosierter Fermenttherapie wurde über das Auftreten von Hyperurikämie und Uratkristallurie berichtet, die nach Reduktion der Dosis wieder verschwanden [13].

Kontraindikationen sind für die Substitutionstherapie mit Pankreasenzymen nicht bekannt.

Substitution von fettlöslichen Vitaminen

Nur bei schwerer exokriner Pankreasinsuffizienz kann eine Substitutionstherapie mit fettlöslichen Vitaminen (A, D, E und K) erforderlich sein.

Adek-Falk

Dosierung: Wöchentlich 1 Amp. tief intraglutäal injizieren.

Nebenwirkungen und Kontraindikationen: Sind in der angegebenen Dosierung nicht bekannt.

1.4.4 Therapie der endokrinen Pankreasinsuffizienz

Bei der endokrinen Pankreasinsuffizienz bei chronischer Pankreatitis handelt es sich in der Regel um einen Insulinmangeldiabetes, der auf orale Antidiabetika erfahrungsgemäß nicht gut anspricht. Bei der Einstellung dieser Patienten mit Insulin sollte auf folgende Punkte besonders geachtet werden:

- Bei entsprechender Anamnese besteht die Gefahr einer alkohol- oder auch insulininduzierten Hypoglykämie (undisziplinierte Alkoholiker!).
- Einschränkung der Kalorienzufuhr wegen nahrungsabhängiger Schmerzen kann bei gleicher Insulindosis ebenfalls Hypoglykämien induzieren.
- Eine diätetische Therapie mit Einschränkung der Kohlenhydratzufuhr muß immer unter dem Blickwinkel betrachtet werden, daß es bei der chronischen Pankreatitis das oberste Ziel ist, das Körpergewicht zu halten.

Falls eine Therapie mit Insulin erforderlich ist, liegt der Bedarf gewöhnlich zwischen 20 und 40 E pro Tag, nur selten darüber.

1.5 Nicht gesicherte oder bewährte medikamentöse Maßnahmen

Zusatz von Gallensalzen zu Pankreasenzymen

Zahlreiche Pankreasenzympräparate sind mit Gallensalzen vom Rind und Schwein versetzt (u. a. Gillazym, Pankreatan comp., Pankreon comp., Pankreon forte); diese sind aber bei der unkomplizierten chronischen Pankreatitis nicht indiziert. Auf diese Präparate sollte sogar verzichtet werden, solange Diarrhöen beobachtet werden, denn durch die Medikation von Gallensalzen kann eine bestehende Diarrhö noch verstärkt werden. Nur in Fällen, bei denen im Rahmen einer chronischen Pankreatitis ein ungenügender Gallefluß besteht (und keine Diarrhö bekannt ist), z. B. nach einem akuten Schub durch ein Ödem im Pankreaskopf, können gallensalzhaltige Pankreasenzympräparate appliziert werden.

Literatur

1. Ammann R (1979) Langzeitverlauf und Therapie der chronisch-rezidivierenden Pankreatitis. Internist 20: 392–398
2. Haucke S, Henriksen FW (1985) Percutaneous pancreatic cystogastrostomy guided by ultrasound scanning and gastroscopy. Br J Surg 72: 916–917
3. Sarles H, Sahel J (1976) Die chronische Pankreatitis. In: Forell MM

(Hrsg) Pankreas. Springer, Berlin Heidelberg New York (Handbuch der inneren Medizin, Bd. 3/6, S 737)

4. Mallory A, Kern F (1988) Drug-induced pancreatitis. Bailliere's Clin Gastroenterol 2: 293–307
5. Jaffe JH, Martin WR (1985) Opioid analgesics and antagonists. In: Goodman LS, Gilman A (eds) The pharmacological basis of therapeutics, 7th edn. Macmillan, London Toronto, pp 491–531
6. Dlugosz J, Fölsch UR, Czajkowski A, Gabryelewicz A (1988) Feedback regulation of stimulated pancreatic enzyme secretion during intraduodenal perfusion of trypsin in man. Eur J Clin Invest 18: 267–272
7. Isaksson G, Ihse I (1983) Pain reduction by an oral pancreatic enzyme preparation in chronic pancreatitis. Dig Dis Sci 2: 97–102
8. Fölsch UR (1989) Pankreasenzympräparate zur Schmerztherapie bei Patienten mit chronischer Pankreatitis. Dtsch Ärztebl 86: 792–793
9. DiMagno EP, Go VLW, Summerskill WHJ (1973) Relations between pancreatic enzyme outputs and malabsorption in severe pancreatic insufficiency. N Engl J Med 288: 813–815
10. DiMagno EP, Malagelada JR, Go VLW, Moertel CG (1977) Fate of orally ingested enzymes in pancreatic insufficiency. Comparison of two dosage schedules. N Engl J Med 296: 1318–1322
11. Otte M, Ridder P, Dageförde J (1987) In-vitro-Untersuchungen zur Pankreasenzymsubstitution. Dtsch Med Wochenschr 112: 1498–1502
12. Lankisch PG, Lembcke B, Göke B, Creutzfeldt W (1986) Therapy of pancreatogenic steatorrhoe: Does acid protection of pancreatic enzymes offer any advantage? Z Gastroenterol 24: 753–757
13. Stapleton FB, Kennedy J, Nousia-Arvanitakis S, Lindshaw A (1976) Hyperuricosuria due to high dose pancreatic extract therapy in cystic fibrosis. N Engl J Med 295: 246–248

Therapieschema 24   Chronische Pankreatitis

Allgemeine Maßnahmen

- Ausschaltung der Ursachen der chronischen Pankreatitis
- (Alkoholabstinenz!)
- Diätetik: Kalorienreiche, eiweißreiche, fettarme Kost; in schweren Fällen MCT-Fette (Ceres-, MCT-Margarine)

Medikamentöse Therapie

- Behandlung des akuten Schubes wie bei der akuten Pankreatitis (Therapieschema 23)

Schmerzbekämpfung

Bei leichteren Schmerzen
- Pankreon Granulat oder Pankreon 700
  3mal 2 Dosistbl. oder 3mal 3 Drg. zu den Hauptmahlzeiten

Bei schwereren Schmerzen
- *Procainhydrochlorid* (Novocain)
  2 g in 24 h als Zusatz zur Tropfinfusion oder
- *Pentazocin* (Fortral)
  Supp.: 50 mg 1- bis 2mal tgl. bei Bedarf

Parenteral: 1 Amp. (30 mg) langsam i. v. oder i. m. injizieren oder
- *Buprenorphin* (Temgesic) Sublingual: 1–2 Tbl. alle 4–6 h

Enzymsubstitution

Präparat mit möglichst hohem Pankreatingehalt (mindestens 25000 E Lipase nach F. I. P.). Therapiekontrolle durch Überprüfung des Körpergewichts sowie Stuhlgewichts und -fetts.

Normazidität, ungestörte Magenentleerung:
- Combizym forte, 3mal 3 Filmtbl. zu den Hauptmahlzeiten

Hyperazidität und ungestörte Magenentleerung oder Normazidität und gestörte Magenentleerung (z. B. Zustand nach Vagotomie, Diabetes mellitus):

- Pankreon 700, 3mal 3–4 Drg. während der Hauptmahlzeiten plus
- Zusatz eines H_2-Rezeptorantagonisten *(Cimetidin, Ranitidin, Famotidin)*

Schwere exokrine Pankreasinsuffizienz:

- Kreon Kps. oder Granulat, 3mal 6–8 Kps. oder 3mal 4 Dosisbtl. Granulat zu den Hauptmahlzeiten bzw.
- Panzytrat 20000, 3mal 4 Kps.

Anazidität (Zustand nach Billroth II-Operation, Zustand nach Whipple-Operation):

- Pankreon Pulver, 3mal 2 g oder
- Pankreon Granulat, 3mal 2 Dosisbtl. jeweils zu den Hauptmahlzeiten

Substitution von fettlöslichen Vitaminen bei Mangelerscheinungen

- Adek-Falk
  Parenteral: wöchentl. 1 Amp. tief intraglutäal injizieren

Behandlung der endokrinen Insuffizienz

- Depotinsulin (je nach Blutzucker) zwischen 20 und 40 E, nicht zu scharf einstellen!
  Cave: Alkohol- oder insulininduzierte Hypoglykämie oder Hypoglykämie durch Reduktion der Kalorienzufuhr bei nahrungsabhängigen Schmerzen!

2 Mukoviszidose

2.1 Definition

Bei der Mukoviszidose handelt es sich um eine autosomal-rezessiv vererbbare Erkrankung, die sich durch eine Dysfunktion der mukösen und serösen Drüsen auszeichnet. Sie ist die häufigste Ursache einer exokrinen Pankreasinsuffizienz im Kindesalter. Da durch eine verbesserte Therapie die Patienten häufiger in das zeugungsfähige Alter kommen, ist die Inzidenz dieser Erkrankung ansteigend.

2.2 Ätiologie und Pathogenese

Der Erkrankung liegt eine angeborene Stoffwechselstörung zugrunde, deren biochemische Grundlage nicht bekannt ist. Die klinische Symptomatik ist bedingt durch die Produktion eines hochviskösen Sekrets in den Mukoprotein sezernierenden Drüsen [1]. Dieses Sekret führt am Pankreas zu einer Verlegung der Ausführungsgänge, was dann eine fibrös-zystische Degeneration des Parenchyms mit nahezu vollständigem Schwund der Azinuszellen zur Folge hat. In der Lunge führt der entsprechende Mechanismus dazu, daß sich chronische Bronchitiden mit Bronchiektasen, rezidivierende Bronchopneumonien, Atelektasen und ein Lungenemphysem entwickeln.

2.3 Therapie

Der Verlauf der bronchopulmonalen Komplikationen ist für die Prognose der Erkrankung entscheidend. Somit steht deren Therapie an erster Stelle. Einzelheiten dieser Therapie sollen jedoch hier nicht besprochen werden. Hinsichtlich der Behandlung der exokrinen Pankreasinsuffizienz gelten prinzipiell die gleichen Kriterien, wie sie für die chronische Pankreatitis aufgelistet wurden, wobei aber einige Besonderheiten bei der zystischen Fibrose herausgestellt werden sollten:

- Man nimmt heute an, daß die Pankreaserkrankung an den Pankreasgangzellen beginnt, wodurch sich die besonders starke

Reduktion der Volumen- und Bikarbonatsekretion bei diesen Patienten erklären läßt [2].

- Diese stark verminderte Pankreasbikarbonatsekretion ist oft vergesellschaftet mit einer Hyperazidität [3], wodurch der pH intraduodenal deutlich in das saure Milieu gesenkt werden kann. Dies wiederum führt zu einer Inaktivierung der Lipase und Co-Lipase, vermindert die Fettlöslichkeit und gibt Anlaß zur Prezipitation von glycinkonjugierten Gallensäuren [4]. Letztere fehlen somit bei der Mizellenbildung und verstärken damit das Bild der Malabsorption und Malnutrition bei diesen Patienten.

Prinzipiell gelten daher bei der Behandlung der Malabsorption bei zystischer Fibrose die gleichen Kriterien wie bei der chronischen Pankreatitis, wobei aber die genannten Besonderheiten dieser Erkrankung zu berücksichtigen sind (Therapieschema 24):

- Kalorienreiche, vorübergehend fettarme Diät und möglicherweise mittelkettige Triglyceride (MCT-Fette; s. Abschn. 1.4.3).
- Hochdosierte Pankreasenzymsubstitution (Pankreon Granulat) kombiniert mit H_2-Rezeptorantagonisten. Diese Therapie muß bei jedem Kind individuell eingestellt werden. Die Verordnung von Gallensalze enthaltenden Pankreasenzympräparaten ist nicht erforderlich, da das bei den Kindern mit zystischer Fibrose zu beobachtende Gallensäureverlustsyndrom sich mit der Behandlung der Steatorrhö bessert [1].
- Verordnung von Multivitaminpräparaten, insbesondere Substitution von fettlöslichen Vitaminen sowie Spurenelementen.

Literatur

1. Zentler-Munro PL (1987) Cystic fibrosis - a gastroenterological cornucopia. Gut 28: 1531–1547
2. Adelson JW (1984) Pathophysiology of the pancreas in cystic fibrosis. J Pediatr Gastroenterol Nutr 3 [Suppl 1]: 74–78
3. Cox KL, Isenberg JN, Amat ME (1982) Gastric acid hypersecretion in cystic fibrosis. J Pediatr Gastroenterol Nutr 1: 559–566
4. Zentler-Munro PL, Northfield TC (1987) Review: Pancreatic enzyme replacement - applied physiology and pharmacology. Aliment. Pharmacol Ther 1: 575–591

Bösartige Tumoren

1 Einführung

Es sterben mehr Menschen an bösartigen Tumoren des Verdauungstrakts als an Malignomen aller anderen Organe zusammen. Die Prognose bei dem individuellen Tumor ist um so besser, je weiter man sich von der Speiseröhre zum Dickdarm bewegt.

Das größte Hindernis einer erfolgreichen Behandlung der Tumoren des oberen Gastrointestinaltrakts liegt darin, daß sie erst in einem späten Stadium der Erkrankung klinisch manifest werden. Zu diesem Zeitpunkt ist der Krebs oft bereits über die Organgrenzen hinausgewachsen oder hat auf dem Lymph- oder Blutweg Fernmetastasen gesetzt.

Obgleich die chirurgische Resektion bis heute an erster Stelle der Behandlungsmethoden steht, ist es sei Mitte dieses Jahrhunderts nicht gelungen, die chirurgischen Behandlungsergebnisse nennenswert zu verbessern. Die Endresultate sind enttäuschend mit Fünfjahresüberlebensraten von 5% beim Ösophagus-, Pankreas-, Leber- und Gallenwegkarzinom und 12% beim Magenkrebs [1]. Selbst auf dem Gebiet der besten chirurgischen Erfolge, dem des Kolonkarzinoms, sterben mehr als 50% aller an diesem Tumor Erkrankten.

So ist es zu verstehen, daß in den letzten Jahren zusätzliche Therapiewege mehr und mehr Teil eines Gesamtbehandlungsplans wurden, so z. B. die präoperative Bestrahlung des Rektumkarzinoms oder die postoperative Chemotherapie des Magenkrebses. Es ist damit zu rechnen, daß die nächsten Jahre weitere Daten in dieser Richtung bringen werden.

Medikamentöse Verfahren der Behandlung werden bis heute in der Regel erst dann eingesetzt, wenn eine Heilung durch Operation oder Bestrahlung nicht mehr möglich ist. Der medikamentösen Behandlung muß eine sorgfältige Erfassung des Ausbreitungsgrades des Tumors vorausgehen, da die Lokalisation der Metastasen und die Gesamtmasse des Tumorgewebes die Wahl des Therapiewegs beeinflussen.

Nach Abschluß dieser Analyse sollte man weiterhin anhand des biologischen Alters, des Ernährungs- und Allgemeinzustandes des Patienten („performance status") sowie seiner persönlichen Lebenssituation die Aussichten der geplanten Chemotherapie abzuschätzen versuchen. Die Erfolgswahrscheinlichkeit hängt von der Art des Organkrebses und das Ausmaß sowie die Art der Nebenwirkungen der Behandlung von den bereits genannten, patientenbezogenen Faktoren sowie der Art und Kombination der verwendeten Substanzen ab. Beide (Wahrscheinlichkeit des Erfolges und Nebenwirkungen) sollten dabei in einem angemessenen Verhältnis stehen. Ein Patient mit Lebermetastasen nach Kolonkarzinom wird die Unannehmlichkeiten der Behandlung ertragen, wenn er spürt, daß die durch die Lebermetastasen bedingten Schmerzen beseitigt werden können. Im gleichen Sinne ist eine durch die Behandlung erreichte Lebensverlängerung nur so lange sinnvoll, wie eine befriedigende Lebensqualität gewährleistet ist.

2 Ösophaguskarzinom

2.1 Ätiologie und Pathogenese

Männer erkranken 4mal so häufig wie Frauen. Chronische Alkoholeinwirkungen sowie Rauchen werden regelmäßig in der Anamnese dieser Patienten gefunden. Weiterhin scheint ein Zusammenhang zwischen häufigen oralen Infektionen, Strikturen nach Verätzungen, Achalasie, Plummer-Vinson-Syndrom und langdauerndem gastroösophagealen Reflux und Ösophaguskarzinom zu bestehen.

2.2 Inzidenz und Mortalität

In der Bundesrepublik Deutschland sterben 2,7 von 100000 Personen pro Jahr am Ösophaguskarzinom. Die Fünfjahresüberlebensrate wird mit insgesamt 3–6% angegeben, selbst in ausgesuchten Serien früher Stadien leben nach 5 Jahren nicht mehr als 25%.

2.3 Chemotherapie

Operation und Strahlentherapie stehen bislang an erster Stelle, wenngleich mit unbefriedigenden Resultaten. Der meist schlechte Allgemein- und Ernährungszustand der Patienten (chronische Alkoholiker und Raucher) und die wahrscheinlich geringe Sensibilität dieses Tumors, bei dem es sich meist um ein Plattenepithelkarzinom handelt, sowie der überwiegend fortgeschrittene Ausbreitungsgrad stehen einer erfolgreichen Therapie entgegen. Wie auch bei anderen Tumoren, so hängt auch hier der kurative Erfolg einer adjuvanten (postoperativen oder postradiotherapeutischen) oder neoadjuvanten (präoperativen oder präradiotherapeutischen) Chemotherapie davon ab, ob es gelingt, dadurch Mikrometastasen auszurotten.

Trotz der schlechten Ausgangssituation dieser Patienten erwiesen sich einige Einzelsubstanzen beim Ösophaguskarzinom als wirksam (Tabelle 18).

Tabelle 18. Aktive Einzelsubstanzen bei der Behandlung des Plattenepithelkarzinoms des Ösophagus. (Nach [2])

	Ansprechrate [%]
Mitomycin C	26
Cisplatin	22
Bleomycin	15
5-Fluorouracil	15
Doxorubicin	15
Methotrexat	13

Kombinationen dieser Substanzen in Behandlungsschemata sind, besonders bei deutlich fortgeschrittenen Tumoren, versucht worden und scheinen höhere Ansprechraten zu ergeben als die Einzelsubstanzen. Die derzeitigen Daten sprechen dafür, daß bei 15% aller Patienten, die kombiniert mit Chemotherapie und Bestrahlung behandelt werden, komplette Remissionen erreicht werden können [2, 3].

Die Bedeutung der chirurgischen Resektion ist im Augenblick unklar. Eine Lebensverlängerung scheint sich nicht erreichen zu lassen, gleichgültig ob bei dem Patienten vorher eine komplette Remission erreicht worden war oder nicht [2]. Vor diesem Hintergrund wird man von Fall zu Fall entscheiden, ob die oft erhebliche Größe des chirurgischen Eingriffs in einem vernünftigem Verhältnis zur erhofften Verbesserung der Lebensqualität steht.

3 Magenkarzinom

3.1 Ätiologie und Pathogenese

Die sog. atrophische Gastritis bei perniziöser Anämie ist der am besten gesicherte Vorläufer für die Entstehung des Magenkrebses. Eine fragliche Rolle spielen hoher Stärkeanteil oder geringer Fruchtgehalt in der Nahrung sowie erhöhter Fischkonsum, ebenso chronischer Verzehr von über Holzfeuer gerösteten Speisen.

3.2 Inzidenz und Mortalität

Die Inzidenz schwankt erheblich in Abhängigkeit von Umgebungsfaktoren, Eßgewohnheiten, erblichen Faktoren und Geschlecht. So ist in den letzten Jahrzehnten ein Anstieg des Magenkrebses in Japan, Chile und Skandinavien zu verzeichnen, während im gleichen Zeitraum die Inzidenz des Magenkrebses in den USA von 29 auf 7 pro 100000 Einwohner zurückgegangen ist. Desgleichen erkranken Japaner, die in den USA leben, nicht häufiger als die dort lebende Bevölkerung europäischen Ursprungs.

In den USA sterben 85% aller neu diagnostizierten Patienten im Zeitraum von 5 Jahren.

3.3 Chemotherapie

Die Erfolge der palliativen Chemotherapie des Magenkrebses sind ermutigend und besser, als dies allgemein angenommen wird, besonders seit sich kombinierte Behandlungsverfahren durchgesetzt haben. Der Magenkrebs ist jetzt zu dem Tumor des Gastrointestinaltrakts aufgerückt, bei dem sich die höchsten Remissionsraten durch antineoplastische Substanzen erreichen lassen.

Mit einer Reihe von Zytostatika als Einzelsubstanzen lassen sich die in Tabelle 19 genannten Remissionsraten erzielen [4].

Durch Kombination von 3 der genannten Substanzen (sog. FAM-Protokoll, s. Tabelle 20) ließ sich eine Verlängerung der mittleren Überlebenszeit von 9 auf 12,5 Monate erzielen [5].

Tabelle 19. Remissionsraten des Magenkarzinoms bei Behandlung mit Zytostatika

	Remissionsrate [%]
Fluorouracil	18–20
Carmustin	18
Doxorubicin	20–36
Mitomycin	20–27
Semustin	11
Cisplatin	22

Tabelle 20. Therapieschema zur Behandlung des Magenkarzinoms (FAM)

Medikament	Dosierung (mg/m^2 KOF)	Applikationsart und -zeit
Fluorouracil	600	i. v. an den Tagen 1, 8, 29, 35
Doxorubicin	30	i. v. an den Tagen 1, 29
Mitomycin	10	i. v. am Tag 1

Verschiedene Untersucher erreichten mit dem FAM-Protokoll Remissionsraten von etwa 35%. Die Rate kompletter Remissionen liegt aber nur bei 2%. Verlängerungen der Überlebenszeiten bei Patienten mit disseminierten Tumoren werden aber allgemein nur nach vorherigem Eintreten einer Vollremission erreicht. Da mit den bislang verfügbaren Chemotherapieprotokollen nur partielle Remissionen erzielt werden können, wundert es nicht, daß sie keinen Einfluß auf die Überlebenszeit hatten.

Ein vergleichbares Ergebnis läßt sich mit einer ähnlichen Kombination erreichen [6], wobei die Remissionsrate 52% und die mittlere Überlebenszeit 52 Wochen beträgt (Tabelle 21).

Wird im FAM-Schema (Tabelle 20) Mitomycin durch Cisplatin ersetzt (sogenanntes FAP-Schema, s. Tabelle 22) werden beim Magenkarzinom Ansprechraten bis zu 50% erreicht. In einer Studie

Tabelle 21. Alternatives Therapieschema zur Behandlung des Magenkarzinoms

Medikament	Dosierung $(mg/m^2$ KOF)	Applikationsart und -zeit
Fluorouracil	600	i. v. an den Tagen 1, 8, 29, 35
Doxorubicin	30	i. v. an den Tagen 1, 29
Carmustin	100	i. v. am Tag 1

Tabelle 22. FAP-Schema zur Behandlung des Magenkarzinoms. (Nach [7])

Medikament	Dosierung $(mg/m^2$ KOF)	Applikationsart und -zeit
5-Fluorouracil	300	i. v. an den Tagen 1–5
Doxorubicin	40	i. v. am Tag 1
Cisplatin	60	2 h nach Gabe von 5-Fluorouracil und Doxorubicin als 3stündige Infusion mit 100 ml 5%iger Glukose und 0,5 normaler NaCl-Lösung unter Zusatz von 25 g Mannitol
Wiederholung alle 5 Wochen		

Tabelle 23. FAMTX-Protokoll zur Behandlung des Magenkarzinoms (Nach [8, 9])

Medikament	Dosierung $(g/m^2 \text{ KOF})$	Applikationsart und -zeit
Methotrexat (MTX)	1,5	i. v.
5-Fluorouracil	1,5	1 h nach Gabe von Methotrexat i. v.

1000 ml isotonische Natriumbikarbonatlösung ($NaHCO_3$ 1,4%) sind vor der MTX-Gabe zu infundieren, der Urin-pH soll ≥ 7 sein. Nach der MTX-Gabe werden 2000 ml $NaHCO_3$ (1,4%) über 24 h infundiert. Bestimmung des Plasma-MTX-Spiegels 24 h nach MTX-Gabe. Zu dieser Zeit Beginn des Leucovorin-Rescue mit 15 mg/m^2 als i. v.-Injektionen am Tag 15

Wiederholung der Behandlung alle 4 Wochen

der Mayo-Clinic ergaben sich dabei 12% Vollremissionen [7]. Diese Beobachtung muß durch weitere Studien bestätigt werden.

In einem neuen Therapieschema (FAMTX-Protokoll, s. Tabelle 23) wird 5-Fluorouracil mit hochdosiertem Methotrexat und Leucovorin-Rescue kombiniert. Die Gesamtremissionsraten lagen damit bei 59%, die kompletten Remissionen bei 12% [8, 9].

Durch eine Kombination von 5-Fluorouracil mit Leucovorin (Einzelheiten s. Abschn. 5) sind beim Magenkarzinom in 50% der Fälle Remissionen erreichbar.

Peritonealkarzinose beim Magenkarzinom

Intraperitoneale Platingaben (Cisplatin) in einer Dosis bis zu 270 mg/m^2 KOF sind ohne Nierentoxizität mit Erfolg gegeben worden, wenn gleichzeitig Natriumthiosulfat intravenös infundiert wird.

Lokale Perfusion der A. hepatica bei Lebermetastasen

Siehe Abschn. 6.

3.4 Neoadjuvante Chemotherapie

Wegen der enttäuschenden Ergebnisse der chirurgischen Behandlung des Magenkrebses und der ermutigenden Resultate der zytostatischen Behandlung des rezidivierenden Magenkarzinoms sind in jüngerer Zeit Studien eingeleitet worden, bei denen die Chemotherapie vor der Operation begann und nach der Operation noch fortgeführt wurde (neoadjuvante Chemotherapie). Besonders zu erwähnen ist hier das EAP-Protokoll (Tabelle 24). Patienten mit lokal fortgeschrittenem, nicht resezierbarem Magenkrebs (festgestellt durch Laparotomie) wurden mit 4 präoperativen Zyklen therapiert und dann einer Second-look-Operation mit Entfernung des

Tabelle 24. Sogenanntes EAP-Protokoll zur Behandlung des Magenkarzinoms. (Nach [10])

$$E \; A \; P$$

ADR 20 mg/m^2	CDDP 40 mg/m^2	Etoposid 120 mg/$m^2 = 3d$	ADR 20 mg/m^2	CDDP 40 mg/m^2	
○	●	▼ ▼ ▼	○	●	Wiederholung alle 4 Wochen

Tage: 1 2 3 4 5 6 7 8

ADR: Adriamycin i. v. als Kurzinfusion über 15 min
CDDP: Cisplatinum, Prähydratation 1000 ml 0,9% Kochsalz über 2 h, dann 125 ml 10% Mannit i. v.
          Cisplatinum in 2000 ml 0,9% Kochsalz i. v. über 2 h, Posthydratation 1000 ml 0,9% Kochsalz über 1 h.
          Urinvolumen unter 150 ml/h: 40 mg Furosemid i. v.
Etoposid: Etoposid in 500 ml 0,9% Kochsalz i. v. über 1,5 h
Cave: Pat. > 60 J. Etoposiddosis 100 mg/m^2 × 3 Tage

Nach 6 Behandlungszyklen bzw. nach Erreichen einer kumulativen Platindosis von 480 mg/m^2 muß die Therapie unterbrochen werden, um cisplatinbedingte Neuropathien zu vermeiden.

Residualtumors unterzogen. Postoperativ erhielten sie 2 weitere Zyklen zur Konsolidierung [10].

Es wurden klinisch komplette Remissionen in 16%, klinisch komplette und klinisch partielle Remissionen in insgesamt 70% der Fälle erreicht. Pathologisch komplette Remissionen wurden bei 5 von 15 Patienten erzielt. Nach einer mittleren Beobachtungszeit von 14 Monaten rezidivierten 20%.

4 Pankreaskarzinom

4.1 Ätiologie und Pathogenese

Aus retrospektiven Studien ergibt sich ein Überwiegen des männlichen Geschlechts, besonders vor dem fünfzigsten Lebensjahr, sowie ein Zusammenhang mit Zigarettenrauchen [11, 12]. Die Mortalität liegt für Zigarettenraucher etwa 2- bis 3mal höher als für Nichtraucher. Dabei kann man interessanterweise beobachten, daß der Häufigkeitsanstieg des Pankreaskarzinoms mit dem des Bronchialkarzinoms parallel verläuft.

4.2 Inzidenz und Mortalität

Da die Fünfjahresüberlebensrate beim Pankreaskopfkarzinom nur mit 2% angegeben ist, sind Inzidenz und Mortalität als praktisch identisch zu betrachten. Die Abweichungen in der Inzidenz zwischen verschiedenen Ländern gehört zu den geringsten unter allen bösartigen Erkrankungen. Deshalb ist es schwierig, spezielle, an verschiedenen Bevölkerungsgruppen gebundene ätiologische Faktoren zu identifizieren [13].

4.3 Chemotherapie

Da die Mehrzahl der Patienten sich bei der Laparotomie als nicht mehr operabel erweist, besteht ein starker Bedarf an nichtchirurgischen Behandlungswegen, abgesehen von den beim Verschlußikte-

280

Tabelle 25. Monotherapie mit Fluorouracil beim Pankreaskarzinom

Fluorouracildosierung (mg/kg KG)	Applikationsart und -zeit
12	i. v. über 4–5 Tage (tgl.)
6	i. v. über weitere 4 Tage (tgl.)
15	i. v. wöchentlich (maximale Einzeldosis 1000 mg)

rus so wichtigen Palliativeingriffen wie Cholezystojejunostomie oder Choledochojejunostomie.

Häufig wird noch die Monotherapie mit *Fluorouracil* praktiziert, z. B. in der in Tabelle 25 gezeigten Form.

Etwa 20% der Patienten zeigen danach eine klinische Besserung. Sorgfältige Kontrollen des hämatologischen Systems und anderer toxischer Zeichen sind dabei wichtig.

Offenbar bessere Ergebnisse lassen sich mit dem bereits beim Magenkrebs erwähnten Schema (FAM, Tabelle 20) erzielen. 40% erreichten eine komplette oder partielle Remission und eine projizierte mittlere Überlebenszeit von mehr als 13 Monaten [14].

4.4 Kombination von Strahlen- und Chemotherapie

Es gibt einige Daten dafür, daß die kombinierte Anwendung von Strahlentherapie plus *Fluorouracil* der Behandlung mit diesen Komponenten allein überlegen ist [15]. Die Überlebenszeit betrug bei dieser Untersuchung 10,4 Monate, während sie 6,3 Monate betrug, wenn die Strahlentherapie allein angewandt wurde [16].

4.5 Unterstützende Therapie

Besonders beim Pankreaskarzinom ist die allgemeinunterstützende Behandlung wichtig, um eine erträgliche Lebensqualität zu gewährleisten. Dazu gehören Bemühungen um einen guten Ernährungszustand. Kontrolle eines auftretenden Diabetes und Fermentsubstitution bei Patienten mit Malassimilationssyndrom (s. Kap. Pankreas 1.4.3). Der Schmerz kann anfänglich gut mit Analgetika wie *Acetylsalicylsäure* oder *Acetaminophen* beherrscht werden. Schließlich sind Opiate nicht zu entbehren, die gegebenenfalls mit guter Wirkung über einen Periduralkatheter gegeben werden können. Manchmal kann eine Splanchnikusblockade mit absolutem Alkohol oder Phenol eine beeindruckende Schmerzbefreiung für Monate bringen.

Die Leidenszeit der Patienten mit einem Pankreaskarzinom kann länger und quälender sein als bei allen anderen Tumoren des Magen-Darm-Kanals. Die verständnisvolle und geduldige Führung des Patienten und seiner Familie durch einen erfahrenen Arzt, der die richtigen Mittel zur rechten Zeit einzusetzen weiß, ist darum besonders wichtig.

5 Kolonkarzinom

5.1 Äthiologie und Pathogenese

Umgebungsfaktoren haben einen deutlichen Einfluß auf die Entwicklung des Dickdarmkrebses. Ein hoher Fettanteil in der Nahrung geht parallel mit der Häufigkeit an Kolonkarzinomen. Bevölkerungsgruppen in Gegenden mit hohem Dickdarmkrebsrisiko essen große Mengen an Fett und Rindfleisch, wogegen solche in Gegenden mit geringem Risiko eine Kost zu sich nehmen, die einen geringen Gehalt an tierischem Fett, aber einen hohen an Gemüse oder Fischeinweiß hat. Weiterhin besteht eine enge Korrelation zwischen einer geringen Dickdarmkrebshäufigkeit und einer Nahrung mit hohem Fasergehalt, der zu einem raschen Transport und voluminösen Stühlen führt [17].

Es besteht eine enge Korrelation zwischen familiärer Polyposis und der Entwicklung eines Kolonkarzinoms. Etwa die Hälfte der Nachkommen von Trägern dieser Erkrankung werden ebenfalls eine Polyposis und fast ausnahmslos im fortgeschrittenen Alter ein Kolonkarzinom entwickeln. Die Prädisposition zum Dickdarmkrebs besteht, wenn auch weniger ausgeprägt, bei adenomatösen Polypen, villösen Adenomen und bei der Colitis ulcerosa.

5.2 Inzidenz und Mortalität

Dickdarmkarzinome machen etwa 10–15% aller malignen Tumoren aus. Solange der Tumor auf die Dickdarmwand beschränkt ist, kann eine Heilungsrate von 80% oder mehr erwartet werden, bei Erreichen der Serosa und Metastasierung in die regionalen Lymphknoten (Dukes-Stadium C) fällt die Heilungsrate auf 20–30%. Die Ergebnisse der chirurgischen Behandlung haben sich im letzten Vierteljahrhundert nicht mehr geändert.

5.3 Chemotherapie

Fluorouracil war seit seiner Einführung bis in die jüngste Zeit die einzige Substanz, mit der im günstigsten Falle bis zu 20% Remissionen beim rezidivierten oder metastasierten Kolonkarzinom erreicht werden konnten. Von weiteren mehr als 40 in klinischen Versuchen geprüften Verbindungen können nur etwa mit 15 Remissionsraten zwischen 10 und 15% erreicht werden. Am günstigsten schneiden dabei die Nitrosoharnstoffe (BCNU, CCNU und Methyl-CCNU) sowie Mitomycin und DTIC als Einzelsubstanzen ab. Keine dieser Verbindungen hat jedoch als primär eingesetztes Medikament die Aktivität des *Fluorouracils* übertroffen. Selten sind sie von Nutzen, wenn sie nach eingetretener Resistenz gegenüber *Fluorouracil* eingesetzt werden. Da auch beim Kolonkarzinom eine Kombinationstherapie einer solchen mit Einzelsubstanzen überlegen zu sein scheint [18, 19], sollte man diese Substanzen wegen ihrer Wirkungslosigkeit nach eingetretener Fluorouracilresistenz schon initial einsetzen (siehe Tabelle 26 und 27).
Diese Kombinationsprotokolle sind allerdings toxischer. Ihre Anwendung ist nicht unwidersprochen geblieben (Übersicht siehe [20]).
Neuerdings gelang es durch die Zufügung des Folsäurederivates *Leucovorin,* die durch *5-Fluorouracil* erzielten Remissionsraten von

Tabelle 26. Kombinationstherapie beim Kolonkarzinom

Medikament	Dosierung	Applikationsart und -zeit
Fluorouracil	12 mg/kg KG	i. v. an den Tagen 1–5
Semustin	100 mg/m^2 Körperoberfläche	i. v. am Tag 1
Vincristin	0,025 mg/kg KG	i. v. am Tag 1

Tabelle 27. Alternatives Therapieschema zur Behandlung des Kolonkarzinoms

Medikament	Dosierung (mg/kg KG)	Applikationsart und -zeit
Fluorouracil	15	i. v. an den Tagen 1–5
Dacarbazin	3	i. v. an den Tagen 1–2
Vincristin	0,025	i. v. am Tag 1
Carmustin	1,5	i. v. am Tag 1

20% auf bis zu 50% zu erhöhen [20]. *Fluorouracil* und *Leucovorin* binden sich an das Enzym Thymidylatsynthetase zu einem stabilen, ternären Komplex, in dem das sonst allein gegebene und durch Verstoffwechselung schnell inaktivierte *Fluorouracil* längerfristig gebunden und dadurch in seiner Wirksamkeit potenziert wird.

Die höheren Remissionsraten werden durch gesteigerte gastrointestinale Toxizität (Durchfälle, orale Ulzerationen) erkauft. Die toxischen Effekte am hämatopoetischen System bleiben unbedeutend. Obwohl die Zahl der erzielten Remissionen und das subjektive Wohlbefinden in der Folge steigen, wurden die Überlebenszeiten bislang nicht verbessert.

Die Therapie kann wie in Tabelle 28 angegeben durchgeführt werden.

5.4 Adjuvante Chemotherapie

Untersuchungen mit Anwendung von Kombinationschemata sind derzeit im Gange.

Tabelle 28. 5-Fluorouracil-Leucovorin-Therapie des metastasierten Kolonkarzinoms. (Nach [21])

Medikament	Dosierung $(mg/m^2$ KOF)	Applikationsart und -zeit
Leucovorin	500	Als 2stündige Infusion
5-Fluorouracil	600	1 h nach Beginn der Leucovorininfusion als i. v.-Bolus
Wöchentliche Applikation über 6 Wochen Wiederholung alle 8 Wochen		
Alternativ [22]:		
Leucovorin	200	i. v.-Bolus
5-Fluorouracil	400	Unmittelbar nach Leucovorininjektion i. v.
Tägliche Applikation über 5 Tage Wiederholung nach 28 Tagen		

6 Behandlung der Lebermetastasen bei Tumoren des Gastrointestinaltrakts

Solitäre Lebermetastasen

Solitäre Lebermetastasen nach kolorektalen Karzinomen sollten chirurgisch entfernt werden, wenn die Lokalisation es erlaubt. Die dadurch zu erreichende Fünfjahresüberlebenszeit beträgt 20%. Die Wahrscheinlichkeit eines erneuten Rezidivs nach einem solchen Eingriff ist um so unwahrscheinlicher, je länger das Intervall zwischen der Operation des Primärtumors und dem Auftreten der ersten Metastase war.

Ehe man sich zur Metastasenresektion der Leber entschließt, muß durch sorgfältige Analyse gesichert sein, daß keine weiteren Metastasen außerhalb der Leber zu finden sind. Durch sorgfältige Untersuchung der Leber (Ultraschall, CT, ggf. ERCP) muß die Lokalisation und Ausdehnung der Lebermetastasen geklärt werden. Die Grenzen der Resezierbarkeit hängen davon ab, welche vitalen anatomischen Strukturen in unmittelbarer Nachbarschaft der zu resezierenden Metastase liegen.

Multiple Lebermetastasen

Liegen nach gastrointestinalen Tumoren multiple Lebermetastasen vor, sollten diese chemotherapeutisch behandelt werden, wenn Symptome von ihnen ausgehen, wie Kapselschmerz durch Wachstumsdruck oder intrahepatische Gallenwegsverschlüsse. Einzelheiten der systemischen Behandlung sind bei den Tumoren der Primärorgane ausgeführt.

Sind die Lebermetastasen nicht mehr chirurgisch zu entfernen und verantwortlich für die schon genannten Symptome, bieten sich örtliche Maßnahmen an. Dazu gehört die Ligatur der A. hepatica, wodurch die Lebermetastasen zur Regression gebracht werden können. Das Lebergewebe wird über das Blut der V. portae noch ausreichend ernährt. In gleicher Sitzung kann in den distalen Stumpf der A. hepatica oder aber in die V. portae ein Verweilkatheter eingebunden werden, der mit einem subkutan plazierten, durchstechbaren Zugang verbunden ist [23]. Es werden verschiedene solcher dauerimplantierbarer Systeme angeboten, z. B. Port-a-Cath (Deutsche Pharmacia, Freiburg). In diese hinein werden die Chemotherapeutika mittels Dauerpumpe (tragbar beim ambulanten Patienten) infundiert. Im allgemeinen werden die Patienten rasch symptomfrei. Die erzielten Remissionsraten liegen mit 50 bis max. 80% höher als bei systemischer Therapie, wahrscheinlich als Folge der hohen Lokalkonzentration der antineoplastischen Substanzen und der längeren Einwirkungszeit. Dennoch wird die Überlebenszeit nicht verbessert, da später extrahepatisch sich entwickelnde Metastasen den Verlauf bestimmen.

Einzelheiten der möglichen Nebenwirkungen (toxische Hepatitis, arterielle Thrombosierungen) sowie der Behandlung sind der Originalliteratur zu entnehmen.

Die Infusionsbehandlung sollte etwa zwei Wochen nach Laparotomie bzw. Einlegung des Gefäßkatheters beginnen, bestehend aus [23]:

Mitomycin C, 10 mg/qm als Bolusinjektion, anschließend
5-Fluorouracil, 1200 mg/m^2 KOF/24 h über 5 Tage als Dauerinfusion.

286

Die Behandlung mit *5-Fluorouracil* wird monatlich wiederholt. *Mitomycin* in der angegebenen Dosis wird jeden zweiten Monat injiziert. Anpassungen der Dosierung erfolgen entsprechend den Blutbildwerten oder dem Auftreten anderer Nebenwirkungen, z. B. bei Ulzerationen der Mundschleimhaut.

7 Malignes Hepatom

7.1 Ätiologie und Pathogenese

Der primäre Leberkrebs ist selten in Westeuropa und den USA, dagegen das häufigste Viszeralkarzinom der Männer in vielen Gegenden Afrikas und im fernen Osten. Je nach der Örtlichkeit spielen chronische Hepatitis-B-Virus-Infektionen, Parasiteninfektionen, Mangelernährung und Aufnahme von Pilzaflatoxin mit der Nahrung eine ursächliche Rolle. In der westlichen Welt scheint die Zirrhose der Vorläufer des primären Leberkarzinoms zu sein. Bestimmte Formen der Zirrhose, wie die Zirrhose bei Hämochromatose und die postnekrotische Leberzirrhose, prädisponieren besonders in dieser Richtung. Es ist von praktischer Bedeutung, die mit einer Zirrhose assoziierten Tumoren von den anderen Leberkarzinomen zu trennen, weil die erstgenannten meist multizentrisch entstehen und eine Resektion damit fast immer unmöglich ist.

7.2 Inzidenz und Mortalität

Aus den vorausgehenden Ausführungen lassen sich große Schwankungen der Inzidenz in Abhängigkeit von örtlichen Gegebenheiten ableiten. So ist das primäre Hepatom in den USA (2500 Fälle im Jahre 1964) und in Europa selten, dagegen der häufigste Eingeweidekrebs der Männer in vielen Gegenden Afrikas und im fernen Osten.

7.3 Chemotherapie

Brauchbare Empfehlungen können derzeit nicht gegeben werden. *5-Fluorouracil, Doxorubicin* und Methyl-CCNU sind mäßig wirksam als Einzelsubstanzen [24, 25].

8 Gallenblasenkarzinom

8.1 Ätiologie und Pathogenese

Das Gallenblasenkarzinom rangiert an 5. Stelle der bösartigen gastrointestinalen Tumoren, 90% sind reine Adenokarzinome. Die Gallenblasenkarzinome machen 80% der Tumoren der extrahepatischen Gallenwege aus. Wenngleich die Ätiologie des Gallenblasenkarzinoms unbekannt ist, ergeben sich doch epidemiologische Assoziationen beim Menschen. Bei 74–92% der Patienten mit Gallenblasenkarzinom findet man Gallensteine. Geographische Unterschiede weisen aber noch auf andere kokarzinogenetische Faktoren hin. Das Risiko, ein Karzinom der Gallenblase zu entwickeln, steigt direkt mit der Größe der Gallensteine.

8.2 Inzidenz und Mortalität

Die Inzidenz beträgt 2,5–4,4 pro 100000. Bei 1–2% aller Operationen an den Gallenwegen wird ein Karzinom gefunden. Die Diagnose wird in der Regel in der 6. oder 7. Lebensdekade gestellt. Frauen sind 3mal häufiger als Männer betroffen.

Insgesamt überleben 5% der Patienten nach 5 Jahren. Die Überlebenschancen hängen aber klar vom Tumorstadium ab: nach Cholezystektomie leben nach 5 Jahren noch 70–80% der Patienten des Stadiums I und II, dagegen nur wenige des Stadium III.

8.3 Chemotherapie

Wegen der geringen Inzidenz und des schlechten Allgemeinzustands der Patienten gibt es nur wenige Daten. Infusionen in die A. hepatica mit *Mitomycin* mit oder ohne systemische Therapie mit

5-Fluorouracil verlängerte die Überlebenszeit im Vergleich zu historischen Kontrollen, wenngleich keine objektive Tumorantwort dokumentiert wurde [26, 27].

9 Zytostatika

9.1 Alkylierende Substanzen

Carmustin (= BCNU: Carmubris)
Wirkungsweise: Hemmung der DNS- und RNS-Synthese durch Erzeugung von Querverbindungen zwischen den Nukleinsäurefäden. Im Unterschied zu den anderen alkylierenden Substanzen besitzen die Nitrosoharnstoffe die besondere Eigenschaft, die Blut-Hirn-Schranke passieren zu können.
Nebenwirkungen: Knochenmarkdepression, Nausea, Erbrechen, Haarausfall, Venenschmerz an der Injektionsstelle. Die Behandlung bzw. Vermeidung von Nausea und Erbrechen, also Nebenwirkungen, die bei vielen Zytostatika beobachtet werden, ist in Kap. Magen, 1.2, zusammengefaßt.

Lomustin (= CCNU: CiNU)
Wirkungsweise: Ähnlich der für *Carmustin* beschriebenen.
Nebenwirkungen: Knochenmarkdepression, Nausea, Erbrechen.

Semustin (= Methyl-CCNU; noch nicht im Handel)
Wirkungsweise: Ähnlich der für *Carmustin* beschriebenen.
Nebenwirkungen: Knochenmarkdepression, Nausea, Erbrechen, Lungenfibrose.

Streptozotocin (noch nicht im Handel)
Wirkungsweise: Ähnlich der für *Carmustin* beschriebenen. Es gibt ferner Daten, die auf eine Hemmung der Zellen beim Übergang von der G2- in die Mitosephase hinweisen.
Nebenwirkungen: siehe Kap. Endokrine Tumoren 2.2.3.

9.2 Antimetaboliten

Fluorouracil (5-Fluoro-uracil)
Wirkungsweise: Blockierung der Thymidilatsynthetase und damit Hemmung der DNS-Synthese.
Nebenwirkungen: Knochenmarkdepression, Nausea, Erbrechen, Stomatitis, gastrointestinale Symptome mit Diarrhö, Darmulzera, Tränenfluß. Selten: Dermatitis, zerebrale Ataxie, Haarausfall.

9.3 Spindelgifte (Pflanzenalkaloide)

Vincristin
Wirkungsweise: Blockierung der Mitose mit Arretierung der Metaphase.
Nebenwirkungen: Neurotoxizität mit Paresen, Obstipation, gelegentlich bis zum paralytischen Ileus. Selten: Haarausfall, geringe Knochenmarkdepression.
Achtung: Streng i. v. injizieren.

9.4 Antibiotika

Bleomycin (Bleomycinum)
Wirkungsweise: Die Substanz ist in der Lage, die Nukleinsäureketten zu spalten und die Nukleinsäuremoleküle zu fragmentieren.
Nebenwirkungen: Stomatitis, Lungenfibrose. Kurze Fieberreaktion nach der Injektion.
Kumulative Höchstdosis: 350 mg/m^2 Körperoberfläche.

Doxorubicin (Adriblastin)
Wirkungsweise: Anthrazyklinantibiotika verbinden sich eng mit DNS und interferieren mit der Matrizenaktivität der DNS.
Nebenwirkungen: Knochenmarkdepression, Nausea, Erbrechen, Stomatitis, Haarausfall, Kardiotoxizität. Dosisreduktion bei erhöhten Leberenzymwerten notwendig.
Achtung: Streng i. v. injizieren.
Kumulative Höchstdosis: 550 mg/m^2 Körperoberfläche.

Mitomycin (Mitomycin 2 medac, Mitomycin C)
Wirkungsweise: Hemmung der DNS-Synthese durch Degradierung präformierter DNS, Kernlyse und Bildung von Riesenzellen.
Nebenwirkungen: Knochenmarkdepression, Nausea, Erbrechen, Stomatitis, Hepato- und Nephrotoxizität (selten Lungentoxizität).

9.5 Andere Substanzen

Cisplatin (Platinex)
Wirkungsweise: Bindung mit DNS, welche die Matrizenfähigkeit beeinträchtigt.
Nebenwirkungen: Knochenmarkdepression, Nausea, Erbrechen, Nephro-, Oto- und Neurotoxizität, Kardio- und Hepatotoxizität (selten)

Dacarbazin (DTIC-Dome, Dacarbazin)
Wirkungsweise: Hemmt die DNS-Synthese.
Nebenwirkungen: Knochenmarkdepression (verzögert nach 2–3 Wochen), Nausea, Erbrechen, Haarausfall, Hepato- und Nephrotoxizität.
Beachten: Substanz stark lichtempfindlich.

Etoposid (Vepesid)
Wirkungsweise: Blockiert die Zellen am Übergang von der S-Phase zur G_2-Phase des Zellzyklus und arretiert bei höheren Konzentrationen die G_2-Phase.
Nebenwirkungen: Haarausfall, Knochenmarkdepression.

Leucovorin-Kalzium (5-Formyl-Tetrahydrofolsäure, Folinsäure, Kalziumfolinat, Citrovorum factor).
Diese Substanz verhält sich wie Tetrahydrofolsäure im Folsäurestoffwechsel. Sie bindet sich als solche auch an das Enzym Thymidylatsynthetase, den Angriffspunkt des *5-Fluorouracils,* mit dem und dem Enzym zusammen es einen stabilen ternären Komplex bildet und auf diese Weise die Wirkung des *5-Fluorouracils* verstärkt.
Nebenwirkungen: Für sich allein keine.

Literatur

1. Silverberg E (1978) Cancer statistics 1978. CA 28: 1732
2. Haller DG (1988) Chemotherapy in gastrointestinal malignancies. Semin Oncol 15: 50–64
3. Leichman L, Steiger Z, Seydel H (1984) Combined preoperative chemotherapy and radiation therapy for cancer of the esophagus. The Wayne State University, Southwest Oncology Group and Radiation Oncology Group experience. Semin Oncol 11: 178–185
4. Moertel CG (1975) Clinical management of advanced gastrointestinal cancer. Cancer 36: 675–682
5. Macdonald J, Wodley P, Smythe T, Veno W, Hoth D, Schein P (1979) 5-fluorouracil, adriamycin, and mitomycin-C (FAM) combination chemotherapy in the treatment of advanced gastric cancer. Cancer 44: 42–47
6. Levi JA, Daley DN, Aroney RS (1979) Improved combination chemotherapy in advanced gastric cancer. Br Med J 2: 1471–1473
7. Moertel C, Rubin J, O'Connell M (1986) A phase II study of combined 5-fluorouracil, doxorubicin, and cisplatin in the treatment of advanced upper gastrointestinal adenocarcinomas. J Clin Oncol 4: 1053–1057
8. Wils J, Bleiberg H, Dalesio O (1986): An EORTC gastrointestinal group evaluation of the combination of sequential methotrexate and 5-fluorouracil, combined with adriamycin in advanced measurable gastric cancer. J Clin Oncol 4: 1799–1803
9. Klein H, Wickramanayake P, Karrokh G (1986) 5-FU, adriamycin and methotrexate (FAMTX) for treatment of metastasized stomach cancer. Proc Am Soc Clin Oncol 5: 84
10. Preusser P, Wilke H, Achterrath W, Fink U, Meyer HG, van de Loo J (1987) Phase-II-Studie mit Etoposid, Adriamycin, Cisplatin (EAP) beim primär inoperablen, metastasierten Magenkarzinom. Tumor Diagn Ther 8: 43–47
11. Levin DL, Connelly RR (1973) Cancer of the pancreas. Available epidemiologic information and its implication. Cancer 31: 1231–1236
12. Krain LS (1970) The rising incidence of cancer of the pancreas: real or apparent? J Surg Oncol 2: 115–124
13. Ihse J, Isaksson G (1984): Pancreatic carcinoma: diagnosis and treatment: Clin Gastroenterol 13: 961–984
14. Bitran JD, Desser R, Kozloff MF, Biddings AA, Shapiro CM (1979) Treatment of metastatic pancreatic and gastric adenocarcinomas with 5-fluorouracil, adriamycin and mitomycin C (FAM). Cancer Treat Rep 63: 2049–2051
15. Moertel CG (1973) Exocrine pancreas. In: Holland JF, Frei E II (eds) Cancer Medicine. Lea & Febiger, Philadelphia, pp 1559–1570

16. Haslam JB, Caranaugh PJ, Stroup SL (1973) Radiation therapy in the treatment of irresectable carcinoma of the pancreas. Cancer 32: 1341–1345
17. Burkitt DP (1971) Epidemiology of cancer of the colon and rectum. Cancer 28: 3–13
18. Falkson G, Falkson HC (1976) Fluorouracil, methyl-CCNU and vincristine in cancer of the colon. Cancer 38: 1468–1470
19. Falkson G, Eden EB v, Falkson HC (1974) Fluorouracil, imidazole carboxamide dimethyl triazeno, vincristine, and bis-chloroethyl nitrosourea in colon cancer. Cancer 33: 1207–1209
20. Scheithauer W (1989) Palliative Chemotherapie und Immuntherapie des kolorektalen Karzinoms. Tumor Diagn Ther 10: 1–12
21. Machover D, Schwartzenberg L, Goldschmidt E (1982): Treatment of advanced colorectal and gastric adenocarcinomas with 5–FU combined with high-dose folinic acid. A pilot study. Cancer Treat Rep 66: 1803–1807
22. Petrelli N, Stablein D, Bruckner H, Megibow A, Mayer R, Douglass H (1988) A prospective randomized phase III trial of 5-fluorouracil versus 5 FU + high dose leucovorin versus 5-FU + low dose leucovorin in patients with metastatic colorectal adenocarcinoma. Proc Am Soc Clin Oncol 7: 94
23. Laufman LR, Nims TA, Guy JT, Guy JF, Courter S (1984) Hepatic artery ligation and portal vein infusion for liver metastases from colon cancer. J Clin Oncol 2: 1382–1389
24. Falkson G (1984) Primary liver cancer. Cancer 54: 970–977
25. Habscheid W (1988) Das hepatozelluläre Karzinom. Dtsch. Med Wochenschr 113: 1926–1931
26. Eyben F von, Hellekant C, Mattsson W (1980) Mitomycin C in advanced gallbladder carcinoma. Acta Radiol 19: 81–84
27. Smith GW, Bukowski RM, Hewlett JS (1984) Hepatic artery infusion of 5-fluorouracil and mitomycin C in cholangiocarcinoma and gallbladder carcinoma. Cancer 54: 1513–1516

Endokrine Tumoren des Gastrointestinaltrakts

1 Definition

Tumoren der endokrinen Zellen des gastroenteropankreatischen Systems werden klassifiziert nach dem Hormon, dessen unkontrollierte Sekretion die klinische Symptomatik bedingt. Die endokrinen Tumoren des Gastrointestinaltrakts – abgesehen von den Insulinomen – sind in der Mehrzahl bösartig, wenngleich die Metastasen häufig sehr langsam wachsen.

2 Therapie

2.1 Allgemeine Prinzipien

Die Therapie der Wahl ist die operative Entfernung der Tumoren. Die medikamentöse Therapie ist angezeigt während der präoperativen Diagnostik, wenn aufgrund des schlechten Allgemeinzustands oder ernsterer Kontraindikationen eine Operation nicht möglich ist oder wenn der Tumor bzw. seine Metastasen operativ nicht beseitigt werden können. Ziel der medikamentösen Therapie ist die Hemmung der Sekretion oder der Wirkung des Hormons, das die klinische Symptomatik bedingt. Neben dieser antisekretorischen und antihormonalen Therapie ist bei metastasierenden malignen Tumoren eine zytostatische Therapie notwendig.

2.2 Insulinom

Insulinome sind die häufigsten endokrinen Pankreastumoren. Zu 90% sind sie gutartig. Meist sind die Tumoren solitär, deswegen ist die chirurgische Enukleation die Therapie der Wahl. Bei den gutartigen Insulinomen sind Medikamente nur zur prä- und perioperativen Therapie der Hypoglykämie nötig, bei malignen Insulinomen zur Behandlung der Hypoglykämie und der Tumorprogression.

2.2.1 Hemmung der Sekretion

Bei nicht entdifferenzierten Insulinomen wird eine effektive Hemmung der Insulinsekretion erreicht durch *Diazoxid* [1], ein nicht diuretisch wirkendes antihypertensives Benzothiazid und durch das Somatostatinanalogon *Octreotide* (Sandostatin) [2].

Diazoxid (Proglicem, Tbl. à 100 mg)
Dosierung: Bei Hyperinsulinismus werden 100–500 mg/Tag, verteilt auf 3 Einzeldosen, verabreicht. Nur bei 5–10% der Patienten, vor allem, wenn ein entdifferenziertes, malignes Insulinom vorliegt, wirkt es nicht. Die Dosis muß langsam gesteigert werden. Wegen der Natrium- und Wasserretention soll grundsätzlich *Hydrochlorothiazid* (tgl. 1 Tbl. Esidrix à 50 mg) dazugegeben werden.
Nebenwirkungen: Ernstere Nebenwirkungen (Knochenmarkschädigung, Myokardschädigung mit Herzrhythmusstörung und Herzvergrößerung) müssen durch sorgfältige Kontrollen rechtzeitig erkannt werden. Natrium- und Wasserretention ist häufig und kann durch Thiazide, die möglicherweise die Diazoxidwirkung verstärken, vermieden werden. Weniger ernste Nebenwirkungen sind Anorexie, Übelkeit, Erbrechen, Hyperurikämie und bei Frauen Hirsutismus.

Octreotide (Sandostatin, Amp. à 50, 100 und 500 µg; Sandoz, Nürnberg)
Octreotide ist ein synthetisches, langwirkendes Somatostatinanalogon, das subkutan appliziert werden kann, eine Halbwertszeit von ungefähr 45 min hat und wie das Somatostatin die Sekretion gastrointestinaler Hormone aus den endokrinen Zellen hemmt. Bei

gutartigen Insulinomen soll es perioperativ nützlich sein, seine Wirkung beim malignen, inoperablen Insulinom ist umstritten [2].
Dosierung: 2–3 s. c.-Injektionen, insgesamt 100–300 µg/Tag.
Nebenwirkungen: Außer der Entwicklung einer klinisch meist nicht relevanten Steatorrhö sind auch bei monatelanger Therapie keine Nebenwirkungen beobachtet worden.

2.2.2 Antihormonale Therapie

Durch *Glukagon* (0,5–1,0 mg s. c., i. m. oder i. v. je nach Bedarf) kann der Insulinspiegel gesenkt, der Glukosespiegel angehoben und damit die Hypoglykämie therapiert werden. Weniger effektiv und nur vorübergehend wirken Glukokortikoide (30–50 mg *Prednisolon*/Tag).

2.2.3 Zytostatische Therapie

Streptozotocin (Zanosar, Amp. à 1 g, direkt zu beziehen über die Fa. Upjohn)
Streptozotocin ist eine zytostatisch wirksame Nitrosoharnstoffverbindung (Abb. 8). Es erzeugt durch eine besondere toxische Wir-

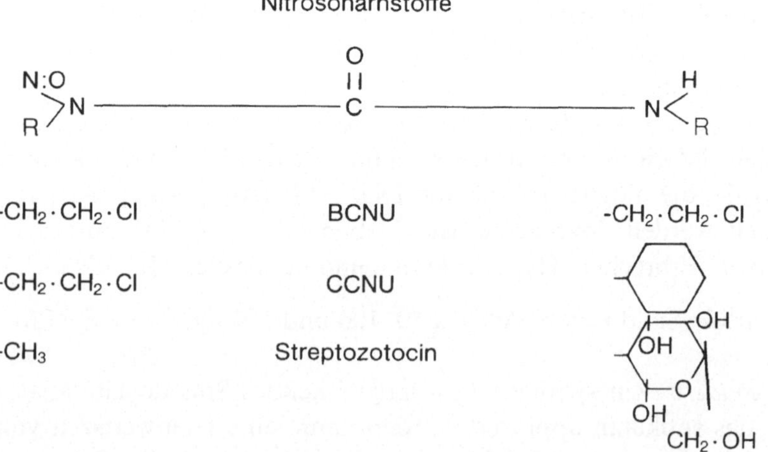

Abb. 8. Struktur des Streptozotocins im Vergleich mit zwei anderen zytostatisch wirksamen Nitrosoharnstoffen

kung auf die B-Zelle bei verschiedenen Tierarten (nicht jedoch beim Menschen) einen Diabetes mellitus. Seit es 1968 erstmals bei einem malignen Inselzellkarzinom eingeführt wurde [3], liegen umfangreiche Erfahrungen über seine Wirksamkeit vor [4]. *Streptozotocin* ist wirksamer *in Kombination mit 5-Fluorouracil* [5]. Diese Kombination ist bei ca. zwei Drittel der Insulinompatienten wirksam und führt bei einem Drittel zu vollständiger Remission.

Dosierung: Intravenöse Gabe von *Streptozotocin* (Zanosar 500 mg/ m^2 KOF) plus *5-Fluorouracil* (400 mg/m^2 KOF) an 5 aufeinanderfolgenden Tagen, Wiederholung des Schemas alle 6 Wochen.

Nebenwirkungen: Die Nebenwirkungen dieser Therapie sind erheblich [4, 5]: Übelkeit und Erbrechen, Diarrhö, reversibler Anstieg der Transaminasen und der alkalischen Phosphatase, reversible Glukoseintoleranz, Proteinurie, Abnahme der Kreatininclearance, Knochenmarkschaden. Es sind therapiebedingte Todesfälle (Nierenversagen, akutes Leberversagen) beschrieben worden.

Interferon

Aus menschlichen Lymphozyten gewonnenes *Interferon* ist nach einer kürzlich veröffentlichten Studie [6] möglicherweise wirksam bei malignen, metastasierenden Inselzellkarzinomen. Bei 17 von 22 Patienten – 18 von ihnen waren schon ergebnislos mit Zytostatika vorbehandelt worden – konnte eine meßbare Reaktion auf die Therapie (Senkung der Insulinspiegel, Tumorverkleinerung) festgestellt werden. Eine Bestätigung dieser Ergebnisse fehlt bisher.

Bei Versagen der medikamentösen Therapie können die fast ausschließlich in der Leber entstandenen Metastasen durch *Embolisation der A. hepatica* behandelt werden. Ohne wesentliche Schädigung des Leberparenchyms nekrotisieren die Metastasen, Tumorwachstum und Hormonproduktion werden deutlich verringert und z. T. lang anhaltende Remissionen werden erreicht.

2.3 Gastrinom (Zollinger-Ellison-Syndrom)

Bei dem Krankheitsbild des Zollinger-Ellison-Syndroms wird durch einen, meist aber mehrere Tumoren Gastrin sezerniert, was eine exzessive Magensäuresekretion bewirkt. Therapieresistente

Magen- und Duodenalulzera und oft erhebliche Durchfälle sind die Folge. Bei Diagnosestellung bestehen oft schon Metastasen, deswegen kann meist der Tumor nicht operativ entfernt werden, sondern es wird eine medikamentöse Therapie notwendig, deren wichtigstes Ziel die Hemmung der exzessiven Magensekretion ist.

2.3.1 Hemmung der Magensaftsekretion

Durch die Entwicklung neuer, sehr wirksamer Säuresekretionshemmer (s. Kap. Magen) in den letzten 10 Jahren kann auch bei Gastrinompatienten die Säuresekretion medikamentös so effektiv geblockt werden, daß eine routinemäßige Gastrektomie heute nicht mehr nötig ist [7].

Zahlreiche Studien (Zusammenfassung bei [7]) haben gezeigt, daß durch eine hoch dosierte Therapie mit H_2-Histaminantagonisten eine ausreichende Säuresekretionshemmung und damit eine wirksame Behandlung der Symptome wie Bauchschmerzen und Durchfall möglich ist. Die dabei benötigten mittleren Tagesdosen betrugen 3,6 g für *Cimetidin*, 1,2 g für *Ranitidin* und 0,05–0,8 g für *Famotidin*. Für einen Therapieerfolg entscheidend ist, daß der säureblockierende Effekt (BAO < 3 mval/h) regelmäßig kontrolliert und die Dosis angepaßt wird. Bei fast allen Patienten muß jährlich die Dosis der H_2-Rezeptorenblocker erhöht werden. Abgesehen von antiandrogenen Nebenwirkungen des Cimetidins beim Mann (Impotenz, Gynäkomastie) war die hochdosierte Langzeit-Therapie mit H_2-Antagonisten frei von Nebenwirkungen und Komplikationen. Besonders effektiv und praktikabel ist beim Gastrinompatienten eine Therapie mit *Omeprazol* (Antra), einem H^+-K^+-ATPase-Hemmer (s. Kap. Magen, Abschn. 4.4.3, S. 50), der eine sehr lange Wirkungsdauer hat und daher beim Zollinger-Ellison-Syndrom täglich nur 1- oder 2mal appliziert werden muß (20–80 mg/Tag). Die Dosis muß sehr viel seltener als bei H_2-Blockern erhöht werden. Bei Versuchstieren wurden unter Omeprazol-Dauertherapie Karzinoide gefunden, jedoch wurden bei Gastrinompatienten, die bis zu 4 Jahren mit *Omeprazol* behandelt worden waren, keinerlei Nebenwirkungen beschrieben [7].

2.3.2 Zytostatische Therapie

Die zytostatische Therapie beim Gastrinom mit *Streptozotocin und 5-Fluorouracil* mit oder ohne *Doxyrubicin* ist wesentlich weniger effektiv als bei anderen endokrinen Pankreastumoren [8]. Möglicherweise ist Interferon mit oder ohne gleichzeitige Chemotherapie beim malignen Gastrinom wirksamer.

2.4 Vipom

Es gibt endokrine Pankreastumoren, die wäßrige Durchfälle, Hypokaliämien und Hypochlorhydrie erzeugen. Die nach diesen Symptomen – WDHH – oder, nach dem Erstbeschreiber, Verner-Morrison-Syndrom genannte Erkrankung wird durch Tumoren verursacht, die VIP („vasoactive intestinal polypeptide") produzieren.

2.4.1 Antisekretorische und antihormonale Therapie

Mittel der Wahl zur Behandlung der massiven Durchfälle ist das Somatostatinanalogon *Octreotide* (Sandostatin). Die Wirkung scheint nur z. T. auf einer Senkung des VIP zu beruhen, zusätzlich scheint Somatostatin auch im Darm die Flüssigkeitssekretion zu hemmen und die -absorption zu stimulieren. In einer Dosierung von 50–200 µg/Tag, aufgeteilt in 1–2 s. c.-Injektionen, kommt es oft zur dramatischen Besserung. Allerdings wird das Sistieren der wäßrigen Durchfälle bei einigen Patienten mit dem Auftreten einer Steatorrhö erkauft. Durch Selbstinjektion können die Patienten über lange Zeit beschwerdefrei gehalten werden [9]. Bei einigen Patienten sind unter Octreotide Lebermetastasen kleiner geworden [2].

2.4.2 Zytostatische Therapie

Zwei Drittel der Patienten mit inoperablem metastasierendem Vipom sprechen auf eine Kombination von *Streptozotocin* und *5-Fluorouracil* an. Das Therapieschema und mögliche Nebenwirkungen sind in Abschn. 2.2.3 aufgeführt. Beim Vipom kann eine zytostatische Therapie anfänglich zu verstärkten Durchfällen führen, was eine besonders sorgfältige Flüssigkeits- und Elektrolytbilanzierung erfordert. Über gute Ansprechraten auf Interferon aus menschlichen Leukozyten wurde berichtet [6].

2.5 Glukagonom

Zum Zeitpunkt der Diagnose sind Glukagonome meist schon metastasiert, so daß die chirurgische Therapie oft nur palliativ den Tumor verkleinern kann.

Somatostatin und das Somatostatinanalogon *Octreotide* (Dosierung, Nebenwirkungen s. Abschn. 2.2.3) senken den Glukagonspiegel und bessern das Erythema necrolyticans migrans [2].
Eine zytostatische Therapie mit *Streptozotocin* und *5-Fluorouracil* ist wenig wirksam. *Dacarbazin* führte bei 2 Patienten zur Tumorregression (Literatur bei [4]).

2.6 Karzinoid

2.6.1 Definition

Karzinoide sind langsam infiltrativ, aber nicht destruktiv wachsende, metastasierende, endokrine Tumoren im Gastrointestinaltrakt und – selten (weniger als 10%) – im Bronchialtrakt, in Hoden und Ovarien. Karzinoide sezernieren hauptsächlich Serotonin, aber auch Kallikrein, Histamin, Prostaglandine und verschiedene Tachykinine. In Karzinoiden des Rektums sind eine Vielzahl weiterer Peptidhormone gefunden worden. Karzinoide rufen Symptome hervor, wenn sie in die Leber metastasiert haben oder im Bronchialsystem lokalisiert sind. Die von ihnen sezernierten Substanzen verursachen das Karzinoidsyndrom mit folgenden, wechselnd ausgeprägten Symptomen: Flush, wäßrige Diarrhöen, abdominelle Schmerzen, Endokardfibrose, asthmoide Anfälle und pellagraartige Dermatosen [10].

2.6.2 Antisekretorische Therapie

Somatostatin 14, aber auch das synthetische, langwirkende Somato-statinanalogon *Octreotide* (Sandostatin) senken den Serotoninspiegel im Plasma und bessern insbesondere die Flushsymptomatik. Die Wirkung auf die Durchfälle ist weniger eindrucksvoll. Durch eine Langzeittherapie mit 3mal 50 µg täglich subkutan kann vielen Patienten mit Karzinoidsyndrom geholfen werden. Vereinzelt ist eine Tumorregression unter dieser Therapie beobachtet worden [2].

2.6.3 Antihormonale Therapie

Durch Serotoninantagonisten können Diarrhö und Flushsymptomatik günstig beeinflußt werden, z. B. *Pizotiphen* (Mosegor, 3mal 1 Drg.), *Metysergid* (Deseril, 8–32 mg/Tag), *Ketanserin* (40–160 mg/Tag).
Abdominelle Symptome und Bronchospasmen im Rahmen des Karzinoidsyndroms sollen durch *Cyproheptadin* (Periactinol, Nuran; 12 mg/Tag) beeinflußt werden können. *α-Metyl-Dopa* (z. B. Presinol) blockiert die Serotoninsynthese und soll in der Behandlung des Karzinoidsyndroms ebenfalls hilfreich sein. Bei Karzinoidsyndromen mit erhöhter Histaminausscheidung im Urin kann durch eine Kombination von Histamin-H_1- und -H_2-Rezeptorblockern *(Diphenhydramin, Cimetidin)* die Flushsymptomatik gebessert werden.

2.6.4 Zytostatische Therapie

Eine sicher wirksame zytostatische Kombination gibt es nicht. Erfolgversprechende Berichte über eine Behandlung mit *Streptozotocin* mit oder ohne *Fluorouracil* (Behandlungsschema s. Abschn. 2.2.3) konnte von uns bei 7 Karzinoidpatienten mit Lebermetastasen nicht bestätigt werden [4]. *Dacarbazin* (DTIC, 250 mg/m^2 KOF i. v. tgl. an 5 aufeinanderfolgenden Tagen in 4wöchigem Abstand) wurde bei einigen Patienten erfolgreich eingesetzt. Seine Wirksamkeit muß sich aber erst an einer größeren Fallzahl bestätigen.

Erstmals 1983 wurde eine erfolgreiche Behandlung mit aus menschlichen Leukozyten isoliertem *Interferon* berichtet. Knapp die Hälfte der Patienten hatte eine Abnahme der 5-HIES-Ausscheidung und eine z. T. über Jahre anhaltende klinische Besserung [11]. Diese Beobachtung ist aber bisher noch nicht bestätigt worden.

Literatur

1. Frerichs H, Track NN (1974) Pharmacotherapy of hormone secreting tumours. Clin Gastroenterol 3: 721–732
2. Stöckmann F, Creutzfeldt W (1988) Behandlung gastrointestinaler neuroendokriner Tumoren mit dem Somatostatin-Analog Octreotide (Sandostatin). Z Gastroenterol 26: 665–675
3. Murray-Lyon JM, Eddleston ALWF, Williams R et al. (1968) Treatment of a multiple-hormone-producing malignant isletcell tumour with streptozotocin. Lancet II: 895–898
4. Junge U, Creutzfeldt W (1985) Endokrine Tumoren des Gastrointestinaltraktes. In: Gross R, Schmidt CG (Hrsg) Klinische Onkologie. Thieme, Stuttgart München New York, S 29.0–29.17
5. Moertel CG, Hanley JA, Johnson LA (1980) Streptozotocin alone compared with streptozotocin plus fluorouracil in the treatment of advanced islet-cell carcinoma. N Engl J Med 303: 1189–1194
6. Erikson B, Öberg K, Alen G et al. (1986) Treatment of malignant endocrine pancreatic tumours with human leukocyte interferon. Lancet II: 1307–1309
7. Wolfe M, Jensen RT (1987) Zollinger-Ellison-Syndrome. Current concepts in diagnosis and management. N Engl J Med 317: 1200–1209
8. v. Schrenck T, Howard JM, Doppmann JL et al. (1988) Prospective study of chemotherapy in patients with metastatic gastrinoma. Gastroenterology 94: 1326–34
9. Fried M, Gyr K (1986) Therapie der Vipome. Dtsch Med Wochenschr 111: 1768–1769 ·
10. Creutzfeldt W, Stöckmann F (1987) Carcinoid and carcinoid syndrome. Am J Med 82 (Suppl 5 B): 4–16
11. Öberg K, Norheim I, Lind E et al. (1986) Treatment of malignant carcinoid tumours with human leukocyte interferon. Long-term results. Cancer Treat Rep 70: 1217–1304

Enterale Ernährung

1 Definition

Für die künstliche Ernährung von Patienten stehen die enterale und die parenterale Ernährungsform zur Verfügung. Mit „enteral" wird im allgemeinen jede Form der künstlichen, nicht parenteralen Ernährung bezeichnet, d. h. intragastrale, intraduodenale bzw. intrajejunale Sondenernährung. Dabei kann die Sonde sowohl nasal als auch transkutan das jeweilige Organ erreichen. Die normale aktive, orale Nahrungsaufnahme sollte nicht mit „enteraler Ernährung" bezeichnet werden, auch dann nicht, wenn spezielle Diäten verabreicht werden. Auf diese Weise läßt sich eine begriffsmäßige Trennung von oraler Ernährung einerseits und künstlicher Ernährung (enteral bzw. parenteral) andererseits erreichen.

2 Indikationen der enteralen Sondenernährung

Die enterale Sondenernährung sollte immer dann zum Einsatz kommen, wenn die Indikation zur künstlichen Ernährung gegeben ist und keine Kontraindikationen gegen den enteralen Applikationsweg bestehen; als letztere gelten akutes Abdomen, Ileus bzw. akute Pankreatitis. Allerdings besteht auch bei einem ausgeprägten Kurzdarmsyndrom mit weniger als 50 cm verbliebenem Dünndarm und bei therapierefraktärem Erbrechen in der Regel keine Möglichkeit zur enteralen Ernährung. Darüber hinaus ist zu berücksichtigen, daß sich bei Stenosen im oberen Magen-Darm-Trakt mit einer lichten Weite von weniger als 2–3 mm eine Ernährungssonde nicht applizieren läßt, wenn nicht eine perkutane Sondeneinlage vorgenommen wird. Unter Berücksichtigung der genannten Punkte ergeben sich die folgenden Indikationen für die enterale Ernährung:

- Störung der Kau- und Schluckfunktion (lokaler und zentraler Genese),
- Stenose im oberen Magen-Darm-Trakt mit erhaltenem Restlumen,
- Kurzdarmsyndrom mit mehr als 50 cm verbliebenem Dünndarm,
- adjuvante Therapie bei chronisch entzündlichen Darmerkrankungen,
- schwere exokrine Pankreasinsuffizienz,
- Anorexia nervosa.

3 Grundlagen

Künstliche Ernährung bedeutet die bedarfsdeckende Zufuhr sämtlicher Inhaltsstoffe der normalen Nahrung; daher ist die Kenntnis der Zusammensetzung der normalen Nahrung und des Tagesbedarfs an einzelnen Bestandteilen unerläßlich für jede Form der künstlichen Ernährung.

Die normale Nahrung setzt sich aus verwertbaren und nicht verwertbaren Anteilen zusammen. Die verwertbaren Substanzen werden im allgemeinen in Energieträger, Vitamine, Mineralien und Spurenelemente unterteilt (Abb. 9). Bei dieser Einteilung wird allerdings nur ungenügend berücksichtigt, daß Protein normalerweise nicht zur Deckung des Energiebedarfs dient, sondern eine – teilweise essentielle – Funktion als Substrat für die Proteinbiosynthese besitzt.

Die nicht verwertbaren Substanzen bestehen überwiegend aus den sogenannten Ballaststoffen, die entweder zwangsläufig in der natürlichen Nahrung enthalten sind (z. B. pflanzliches Zellwandmaterial, tierisches Bindegewebe) oder aus technischen Gründen bewußt der Nahrung zugefügt werden (z. B. Geliermittel, Emulgatoren). Die Bezeichnung von Ballaststoffen als nicht verwertbare Substanzen

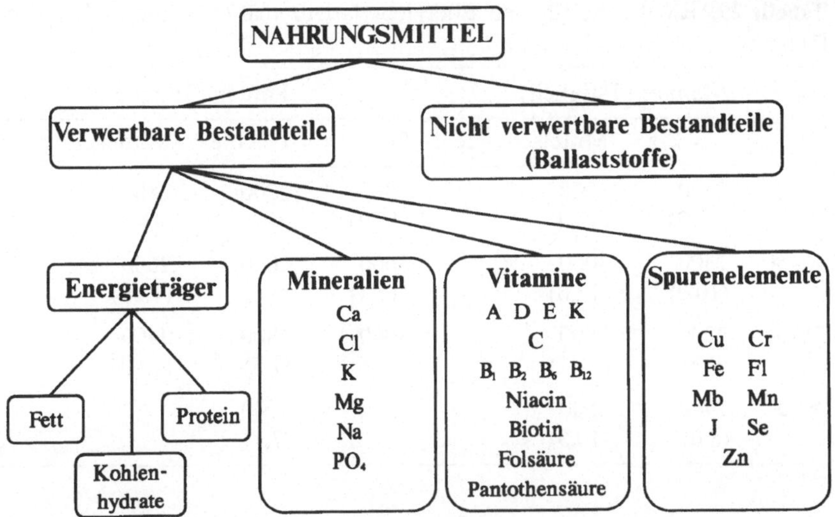

Abb. 9. Inhaltsstoffe der normalen Ernährung

ist allerdings nicht ganz exakt, da durch bakterielle Fermentation im Dickdarm kurzkettige Fettsäuren entstehen, die resorbiert und somit verwertet werden können.

Es ist postuliert worden, daß Ballaststoffe wesentliche protektive Eigenschaften gegen Obstipation, Reizdarm, Hämorrhoiden, Dickdarmdivertikel, Dickdarmkrebs, koronare Herzkrankheit, Fettstoffwechselstörung, Zuckerkrankheit, Übergewicht und Gallensteine besitzen (Fiber-Hypothese [1]). Für diese Hypothese sprechen eine Reihe von Einzelergebnissen, nach denen z. B. Ballaststoffe das Stuhlvolumen erhöhen, Karzinogene binden, ein längeres Sattheitsgefühl bewirken, die Energieausnutzung der Nahrung einschränken, den Insulinbedarf senken sowie die Sättigung der Galle reduzieren [2, 3]. Da die genannten Mechanismen jedoch nur indirekt mit der Entwicklung bzw. Verhinderung von Krankheiten in Beziehung stehen, kann davon ausgegangen werden, daß bei kurzfristiger ballaststofffreier Ernährung keine Beeinträchtigungen zu erwarten sind. Bei langfristiger Ernährungstherapie (über Jahre) sollten Ballaststoffe allerdings nach Möglichkeit zugeführt werden.

Tabelle 29. Richtwerte für den Energiebedarf in kcal (MJ) pro 24 h. (Nach [18])

Alter (Jahre)	Männer (Tätigkeit)			Frauen (Tätigkeit)	
	Leichte	Mittelschwere	Schwere	Leichte	Mittelschwere
19–35	2600 (10,9)	3200 (13,4)	3800 (15,9)	2200 (9,2)	2800 (11,7)
36–50	2400 (10,0)	3000 (12,6)	3600 (15,1)	2000 (8,4)	2600 (10,9)
51–65	2200 (9,2)	2800 (11,7)	3000 (12,6)	1800 (7,5)	2400 (10,0)
> 65	1900 (8,0)	2500 (10,5)		1700 (7,1)	

Im Gegensatz dazu ist bei den verwertbaren Nahrungsbestandteilen mit Ausnahme der Spurenelemente eine kontrollierte Zufuhr auch während kurzfristiger Ernährungstherapie nötig. Die Energieträger werden nach Alter, Geschlecht und Tätigkeitsart berechnet (Tabelle 29) und am Verlauf des Körpergewichts kontrolliert. Vitamine, Mineralien und Spurenelemente werden nach empfohlenem Tagesbedarf zugeführt (Tabelle 30), einige Mineralien müssen – zumindest zu Beginn einer Ernährungstherapie – anhand von Blutuntersuchungen kontrolliert werden.

4 Diätformen für die enterale Ernährung

Während bis vor einiger Zeit sondengängige Diäten überwiegend in der Krankenhausküche hergestellt wurden, wird heute die Verwendung industriell gefertigter bilanzierter Diäten empfohlen. Letztere weisen folgende Vorteile auf:

- Konstante und definierte Zusammensetzung von Energieträgern, Eiweiß, Mineralien, Vitaminen und Spurenelementen,
- vernachlässigbarer Gehalt an Laktose,

Tabelle 30. Von der Deutschen Gesellschaft für Ernährung empfohlene Zufuhr von einzelnen Inhaltsstoffen der enteralen Ernährung in 24 h, bezogen auf eine normalgewichtige Person (*m:* männlich, *w:* weiblich) im Alter zwischen 19 und 35 Jahren. (Nach [18])

Nahrungsinhalte	Menge			
Ballaststoffe		30 g		
Natrium		0,5–5 g (22–220 mmol)		
Kalium		3–4 g (77–104 mmol)		
Kalzium		0,8 g (20 mmol)		
Phosphor		0,8 g (26 mmol)		
Magnesium	m:	0,35 g (14 mmol)	w:	0,3 g (12 mmol)
Eisen	m:	12 mg (215 µmol)	w:	18 mg (322 µmol)
Jod		200 µg (1,6 µmol)		
Fluorid		1,0 mg (50 µmol)		
Kupfer		2–4 mg (31,5–63 µmol)		
Mangan		2–5 mg (36–91 µmol)		
Zink		15 mg (15,3–30,6 µmol)		
Vitamin A	m:	1,0 mg RÄ[a]	w:	0,8 mg RÄ[a]
Vitamin B_1 (Thiamin)	m:	1,4 mg	w:	1,2 mg
Vitamin B_2 (Riboflavin)	m:	1,7 mg	w:	1,5 mg
Niacin (Nicotinsäureamid)	m:	18 mg NÄ[b]	w:	15 mg NÄ[b]
Vitamin B_6 (Pyridoxin)	m:	1,8 mg	w:	1,6 mg
Vitamin B_{12} (Cyanocobalamin)		5 µg		
Folsäure	m:	400 µg	w:	160 µg
Pantothensäure		8 mg		
Vitamin C		75 mg		
Vitamin D (Calciferol)		5 µg[c]		
Vitamin E (Tocopherol)		12 mg TÄ[d]		
Vitamin K		0,7–2,1 mg[e]		

[a] Retinol-Äquivalent (1 mg entspricht 6 mg all-trans-β-Carotin oder 12 mg anderen Provitamin A-Carotinoide).

[b] Niacin-Äquivalent (1 mg entspricht 60 mg Tryptophan).

[c] Beim gesunden Erwachsenen mit ausreichend Tageslicht entbehrlich.

[d] Tocopherol-Äquivalent (bezogen auf D-α-Tocopherol).

[e] Genaue Angaben liegen noch nicht vor.

- Lagerfähigkeit ohne Gefahr mikrobieller Überwucherung,
- bei fertig-flüssigen Präparaten unmittelbare Gebrauchsfertigkeit, konstante Osmolarität und konstante Wasserzufuhr.

Darüber hinaus ist die Verwendung industriell gefertigter Diäten in der Regel kostengünstiger als die Eigenherstellung.
Die erhältlichen Sondendiäten lassen sich in 3 Gruppen einteilen.

4.1 Hochmolekulare bilanzierte Diäten (Standarddiäten)

Die Diäten dieser Gruppe (z. B. Nutricomp, B. Braun Melsungen; Fresubin, Fresenius Bad Homburg; Biosorb, Pfrimmer Erlangen) enthalten die drei Hauptenergieträger in hochmolekularer Form, d. h. Kohlenhydrate als Polysaccharide, Protein als Polypeptide und Fett als langkettige Triglyceride (LCT). Ihre Anwendung setzt weitgehend erhaltene Funktionen von exokrinem Pankreas und Dünndarm voraus. In der Regel werden diese Diäten sowohl flüssig als auch in Pulverform angeboten; wegen einfacherer Handhabung wird die flüssige Darreichungsform bevorzugt. Für die enterale Sondenernährung ist die flüssige Form besonders vorteilhaft, da vielfach Überleitgeräte erhältlich sind, die sich – ähnlich wie bei der Infusionstherapie – unmittelbar an die Sondenkostflaschen anschließen lassen.
Die meisten bilanzierten Diäten dieser Gruppe sind in verschiedenen Geschmacksrichtungen erhältlich und können im Prinzip auch oral verabreicht werden. Dies kann z. B. als Zusatzernährung oder – allerdings nur in besonderen Fällen – auch im Rahmen der Vorbereitung für Endoskopie und Röntgenuntersuchungen des Dickdarms indiziert sein [4].

4.2 Stoffwechseladaptierte bilanzierte Diäten

Unter Berücksichtigung von erkrankungsspezifischen Erfordernissen des Stoffwechsels sind adaptierte bilanzierte Diäten entwickelt worden (Tabelle 31). Diese Diäten sind in der Regel nicht für die Routine geeignet; häufig ist es notwendig, die vermehrt oder vermindert enthaltenen Nährstoffe durch kurzfristige Bilanzuntersu-

Tabelle 31. Verschiedene Formen stoffwechseladaptierter bilanzierter Diäten

Besonderheit	Indikationsgebiet	Handelsnamen
Angereichert mit MCT-Fett	Exokrine Pankreasinsuffizienz bei Kurzdarmsyndrom	Salvimulsin MCT[a] Fresubin 750 MCT[b] Biosorbin MCT[c]
Mineralsalzreduziert	Niereninsuffizienz Leberinsuffizienz	Survimed renal[b]
Eiweißreich	Postoperative Ernährung Verbrennung Schwere Infektion	Nutricomp Intensiv[d] Fresubin 750 MCT[b] Biosorbin MCT[c]
Höhere Energiedichte	Herzinsuffizienz Niereninsuffizienz Verbrennung	Fresubin 750 MCT[b] Biosorb 1500[c]
Angereichert mit Ballaststoffen	Langfristige enterale Ernährung (Jahre)	Salviplus[a] Fresubin plus[b] Biosorbin Plus[c]
Angereichert mit Ballaststoffen; Stärke und Fruktose statt Maltodextrin	Diabetes mellitus	Fresubin diabetes[b]
Erhöhter Gehalt an verzweigtkettigen Aminosäuren	Leberinsuffizienz	Fresubin hepa[b] Nutricomp Hepa[d]
Verringerter Kohlenhydrat-, erhöhter Fettgehalt	Respiratorische Insuffizienz	In Deutschland noch nicht verfügbar

[a] Boehringer Mannheim.
[b] Fresenius Bad Homburg.
[c] Pfrimmer Erlangen.
[d] Braun Melsungen.

chungen zu kontrollieren. Die meisten Diäten dieser Gruppe enthalten die Energieträger in hochmolekularer Form; daher sind sie bezüglich der erforderlichen digestiven und absorptiven Kapazitäten mit den Diäten der ersten Gruppe vergleichbar, d. h. sie setzen weitgehend intakte Funktionen von exokrinem Pankreas und Dünndarm voraus. Eine Ausnahme stellen die mit mittelkettigen Triglyceriden (MCT-Fett) angereicherten Diäten (z. B. Salvimulsin MCT, Fresubin 750 MCT, Biosorbin MCT) dar, die auch bei partieller exokriner Pankreasinsuffizienz bzw. bei mäßiggradiger Malabsorption eingesetzt werden können.

Besteht ein erhöhter Energiebedarf oder ist die Flüssigkeitszufuhr limitiert, so können bilanzierte Diäten angewendet werden, die statt 1 kcal/ml (4,2 kJ/ml) bis zu 1,5 kcal/ml (6,3 kJ/ml) enthalten (Fresubin 750 MCT, Biosorb 1500).

Wenn aus den oben genannten Gründen die Zufuhr von Ballaststoffen erwünscht ist, so kann dies mit Hilfe entsprechend angereicherter bilanzierter Diäten vorgenommen werden (z. B. salviplus, Fresubin plus, Biosorb Plus). Hierbei ist allerdings zu bedenken, daß diese Diäten eine höhere Viskosität aufweisen als vergleichbare Produkte ohne Ballaststoffe und somit deren Zufuhr über filiforme Sonden nicht durch Schwerkraftinfusion sondern ausschließlich mit Hilfe von Ernährungspumpen möglich ist.

Da Ballaststoffe zu einer verlangsamten Magenentleerung führen, werden sie auch bei Diabetes mellitus empfohlen. Dieses Konzept ist in einer bilanzierten Diät für Diabetiker berücksichtigt worden (Fresubin diabetes). Darüber hinaus enthält diese Diät Kohlenhydrate nicht – wie andere Diäten – in Form rasch resorbierbarer Maltodextrine, sondern überwiegend als Stärke und zu einem kleineren Teil als Fruktose. Bei kontinuierlicher enteraler Ernährung bietet eine derartige Diät vermutlich keine wesentlichen Vorteile. Es ist jedoch gut vorstellbar, daß bei intragastraler Bolusapplikation bzw. bei diskontinuierlicher intraduodenaler Applikation diese Diät zu geringeren Blutzuckerschwankungen führt als normale Diäten.

Für Patienten, die bei parenteraler Ernährung ein für Leberkrankheiten adaptiertes Aminosäuregemisch erhalten sollen, steht dieses

Konzept der Therapie bzw. Prophylaxe der hepatischen Enzephalopathie auch bei enteraler Ernährung zur Verfügung (Nutricomp Hepa, Fresubin hepa).

Schließlich sind auch bilanzierte Diäten für Patienten mit respiratorischer Insuffizienz mit einem reduzierten Kohlenhydrat- und einem erhöhten Fettanteil entwickelt worden. Durch den geringeren Kohlenhydratanteil kommt es zu einer geringeren endogenen CO_2-Produktion, wodurch z. B. das Abtrainieren von der künstlichen Beatmung erleichtert wird [5].

4.3 Niedermolekulare bilanzierte Diäten

Um die enterale Nahrungszufuhr weitgehend unabhängig von den Funktionen des exokrinen Pankreas und des Dünndarms durchführen zu können, sind Diätformen entwickelt worden, welche die Energieträger überwiegend in niedermolekularer Form enthalten (z. B. Salvipeptid, Boehringer Mannheim, salvia-Diätetica; Nutricomp Peptid, B. Braun Melsungen; Survimed, Fresenius Bad Homburg; Peptisorb, Pfrimmer Erlangen). Zur Vermeidung unphysiologisch hoher Osmolarität ist es bei diesen Diäten allerdings nicht vorteilhaft, monomolekulare Nährstoffe zu verwenden. Statt dessen enthalten die Diäten dieser Gruppe neben mittelkettigen Triglyceriden (MCT-Fett) Disaccharide und Oligopeptide. Letztere weisen als weiteren Vorteil offensichtlich eine bessere Resorption als reine Aminosäuren auf; zumindest konnte dies für eine Reihe von Di- und Tripeptiden gezeigt werden [6]. Nachteil der meisten niedermolekularen bilanzierten Diäten ist ihr relativ hoher Kohlenhydratgehalt. Diese Tatsache ist bei Diabetikern und älteren Patienten zu berücksichtigen.

Auch die Diäten dieser Gruppe sind sowohl in Pulverform als auch in flüssiger Form im Handel. Allerdings sind die fertig-flüssigen Präparate deutlich kostenintensiver, da bei der Sterilisation derartiger wäßriger Gemische aus kurzkettigen Zuckern und Aminosäuren unerwünschte Reaktionsprodukte entstehen können, so daß besonders aufwendige Sterilisations- und Herstellungsverfahren verwandt werden müssen. Aufgrund der Erfahrungen bei den hoch-

311

molekularen bilanzierten Diäten ist jedoch damit zu rechnen, daß sich auch bei den niedermolekularen Lösungen solche in flüssiger Form durchsetzen werden.

Bei ausgeprägtem Kurzdarmsyndrom bzw. vollständiger exokriner Pankreasinsuffizienz stellen die hier aufgeführten niedermolekularen bilanzierten Diäten häufig die einzige Möglichkeit dar, eine enterale Ernährung durchzuführen. Darüber hinaus liegen Befunde vor, die den Einsatz dieser Diäten bei chronisch entzündlichen Darmerkrankungen sinnvoll erscheinen lassen [7].

5 Applikationsformen enteraler Sondenernährung

Früher wurde die enterale Sondenernährung fast ausschließlich durch intragastrale Bolusapplikation vorgenommen. Hierfür sind relativ großlumige und steife Ernährungssonden erforderlich, damit vor einer Nahrungsgabe die funktionsgerechte Magenentleerung überprüft werden kann. Diese Materialeigenschaften sind für die relativ schlechte Verträglichkeit derartiger Sonden verantwortlich, darüber hinaus können Läsionen im Bereich von Speiseröhre und Magen auftreten; bei intensivpflegebedürftigen Patienten sind Einzelfälle von Perforationen beschrieben worden [8]. Aus diesem Grunde sind sogenannte filiforme Ernährungssonden aus gewebeverträglichen Materialien (z. B. Nutritub 1,9 × 2,5, B. Braun Melsungen; Freka, Freka-Sil, Fresenius Bad Homburg; Nutrisoft 7,3 Ch., Pfrimmer Erlangen) entwickelt worden, die allerdings bei bewußtseinsgetrübten Patienten aus Sicherheitsgründen in den oberen Dünndarm eingelegt werden sollten. Letzteres erfolgt meist unter Röntgenkontrolle [9]; darüber hinaus sind Sonden für die Applikation am Patientenbett (z. B. Salvisond, Boehringer Mannheim, salvia-Diätetica) erhältlich [10], und es stehen Sonden für endoskopische Einlagetechniken (z. B. Salvisond 250, Boehringer Mannheim, salvia-Diätetica; Freka-Endo-Sonde, Fresenius Bad Homburg) zur Verfügung [11].

Zur vollständigen Vermeidung einer Nasensonde ist die perkutane endoskopische Gastrotomie (PEG) entwickelt worden [12], für die ebenfalls vorbereitete Sets im Handel erhältlich sind (z. B. Frenta-Gastrostomie-Set, Fresenius Bad Homburg). Da dieses Applikationsverfahren mit 3% eine höhere Rate bedrohlicher Komplikationen (bei einer Mortalität von 1%) als die nasoenterale Sondeneinlage aufweist [13], ist es nur dann zu empfehlen, wenn der nasale Zugang aus verschiedenen Gründen nicht möglich ist. Dies ist zum einen der Fall bei ausgeprägten Mißempfindungen im Nasen- und Rachenraum, die sich allerdings häufig durch Verwendung gewebeverträglicher Sonden aus Silikonkautschuk auf ein erträgliches Maß reduzieren lassen; zum anderen hat der transkutane Zugang eine große Bedeutung im Rahmen der ambulanten enteralen Ernährung, wenn durch die Nasensonde die Berufsausübung bzw. allgemein die soziale Reintegration beeinträchtigt wird. Darüber hinaus wird auch bei nicht kurativ therapierbaren Tumoren im Halsbereich und Ösophagus die Indikation zur PEG gestellt, wenn von einem kontinuierlichem Tumorwachstum mit späterer Obstruktion der Ernährungssonde auszugehen ist.

Wenn bei einer unüberwindbaren Stenose die Möglichkeit zur Sondeneinlage nicht gegeben ist und die Indikation zur Laparotomie besteht, so kann eine perkutane Sondeneinlage mittels der sogenannten Feinnadel-Katheter-Jejunostomie (z. B. Intestofix, B. Braun Melsungen; Frenta-Jejunal-Set, Fresenius Bad Homburg; Jejunokath, Pfrimmer Erlangen) vorgenommen werden [14].

Mit Ausnahme der Feinnadel-Katheter-Jejunostomie ist bei allen genannten Verfahren der Sondenapplikation eine röntgenologische Lagekontrolle der Sonde vor Beginn der Nahrungszufuhr zu empfehlen, um Fehlinfusionen sicher ausschließen zu können [15]. Hierbei ist zu berücksichtigen, daß wasserlösliche Kontrastmittel (z. B. Gastrografin) eine relativ hohe Viskosität aufweisen und zum Verkleben neigen, so daß die Ernährungssonde in jedem Fall unmittelbar nach Röntgendarstellung mit Wasser gespült werden muß.

Da die Einlage einer Dünndarmsonde insgesamt relativ aufwendig ist und die beschriebenen Nebenwirkungen der Magensonde in der Regel erst nach einigen Tagen auftreten, kann bei einer nur für kurze Zeit geplanten enteralen Ernährung problemlos die gastrale

313

Applikationsform gewählt werden. Hierbei sollten 6- bis 8mal täglich Einzeldosen von 300 bis höchstens 500 ml verabreicht werden. Die meisten Präparate weisen eine Energiedichte von 1–1,25 kcal/ml (4,3–5,4 kJ/ml) auf, so daß sich mit der genannten Dosis der Tagesbedarf in jedem Falle decken läßt.

Muß die enterale Ernährung voraussichtlich längerfristig durchgeführt werden, so empfiehlt sich die Zufuhr über Dünndarmsonden. Da im oberen Dünndarm kein Reservoir wie im Magen besteht, ist es nicht möglich, die Diät in bestimmten Zeitintervallen im Bolus zu verabreichen. Statt dessen ist die kontinuierliche Applikation erforderlich. Dies wäre theoretisch – ähnlich wie bei der parenteralen Ernährung – durch schwerkraftgesteuerte Tropfinstillation möglich; klinische Studien haben jedoch gezeigt, daß bei pumpenassistierter Applikation die Verträglichkeit besser ist [16]. Hierfür sind vermutlich Unregelmäßigkeiten in der Nahrungszufuhr beim erstgenannten Verfahren verantwortlich.

6 Überwachung

Neben verschiedenen Laboruntersuchungen, die nur zu Beginn der enteralen Ernährung in kürzeren Abständen erforderlich sind (siehe Therapieschema 25), ist bei kontinuierlicher Applikation mittels Pumpe die Sondenlage sorgfältig zu überwachen. Letzteres ist bei bewußtseinsgetrübten Patienten bzw. bei Patienten mit fehlendem Hustenreflex in besonderem Maße wichtig, da bei unbemerkter Dislokation der Sondenspitze in die Speiseröhre schwere Komplikationen durch Aspiration entstehen können [17]. Außerdem ist zu beachten, daß initial oder bei unregelmäßiger Zufuhr Dumpingsyndrom-ähnliche Symptome (Übelkeit, Schweißausbruch, Diarrhö) auftreten können; diese können in seltenen Fällen mit schweren Elektrolytentgleisungen verbunden sein, die unbehandelt – allerdings nur unter besonderen Umständen – zum hyperosmolaren Koma führen können.

7 Nebenwirkungen und Komplikationen der enteralen Ernährung

- Magenschleimhautläsionen (nur bei längerer Liegedauer von großlumigen PVC- und Polyurethan-Sonden),
- Aspirationspneumonie (nur bei kontinuierlicher intragastraler Applikation und vermutlich nur bei bewußtseinsgetrübten Patienten),
- Hyperglykämie (besonders bei der Applikation niedermolekularer bilanzierter Diäten),
- Dumpingsyndrom-ähnliche Symptome wie Übelkeit, Schweißausbruch, Diarrhö (initial bzw. bei unregelmäßiger Zufuhr der Diät),
- Exsikkose, hyperosmolares Koma (seltene Komplikation bei fortbestehendem Dumping).

Literatur

1. Trowell H (1976) Definition of dietary fiber and hypotheses that it is a protective factor in certain diseases. Am J Clin Nutr 29: 417–427
2. Vahouny GV, Kritchevsky D (1982) Dietary fiber in health and disease. Plenum, New York
3. Kasper H (1986) Ballaststoffe in der Diätetik. In: Kasper H, Müller JM (Hrsg) Klinische Ernährung im Gespräch II. Zuckschwerdt, München, S 99–105
4. Miederer SE, Haberland D (1984) Die Vorbereitung zur hohen Kolonoskopie in Poliklinik und Praxis. Med Klin 79: 60–63
5. Payne-James J, Silk D (1988) Enteral nutrition: background, indications and management. In: Burns HJG (ed) Nutritional support. Baillière's Clin Gastroenterol 2: 815–847
6. Silk DBA, Fairclough PD, Clark ML et al. (1980) Use of a peptide rather than free amino acid nitrogen source in chemically defined „elemental" diets. J Ent Parent Nutr 4: 548–553
7. Morin CL, Roulet M, Roy CC, Weber A, Lapointe N (1982) Continuous elemental enteral alimentation in the treatment of children and adolescents with Crohn's disease. J Ent Parent Nutr 6: 194–199
8. Fuchs H, Arnold K, Klupp M (1981) Langzeiternährung bei neurologischen Intensivpatienten. Intensivmedizin 18: 267–271
9. Emde C, Liehr RM, Riecken EO (1984) Das erweiterte Einsatzgebiet der

enteralen Ernährung durch neue Verfahren der Sondenapplikation. Internist 25: 721–727
10. Manegold BC, Jung M, Miceli F, Schneider KG (1984) Implantation ultradünner naso-duodenaler Ernährungssonden. Leber Magen Darm 14: 117–124
11. Emde C, Gregor M, Zeitz M, Riecken EO (1984) Ein vereinfachtes Verfahren zur endoskopischen Applikation von enteralen Ernährungssonden. Infusionstherapie 11: 323–324
12. Vestweber KH, Troidl H, Sommer H (1984) Perkutane endoskopische Gastrostomie, eine neue Technik zur enteralen Ernährung. Dtsch Med Wochenschr 109: 1203–1204
13. Larson DE, Burton DD, Schroeder KW, DiMagno EP (1987) Percutaneous endoscopic gastrostomy: indications, success, complications, and mortality in 314 consecutive patients. Gastroenterology 93: 48–52
14. Heberer M, Brandl M (1982) Sondenernährung chirurgischer Patienten. In: Kleinberger G, Dölp R (Hrsg) Basis der parenteralen und enteralen Ernährung. Zuckschwerdt, München Bern Wien, S 110–126
15. Rabast U (1985) Lokalisation von Ernährungssonden. Prospektive Studie an 102 Patienten. Dtsch Med Wochenschr 110: 1074–1076
16. Jones BJM, Payne S, Silk DBA (1980) Indications for pump-assisted enteral feeding. Lancet I: 1057
17. Rombeau JL, Jacobs DO (1984) Nasoenteric tube feeding. In: Rombeau JL, Caldwell MD (eds) Enteral and tube feeding. Saunders, Philadelphia, pp 261–274
18. Deutsche Gesellschaft für Ernährung (1985) Empfehlungen für die Nährstoffzufuhr, 4. erweiterte Überarbeitung. Umschau, Frankfurt

Therapieschema 25   Enterale Ernährung

Enterale Ernährung über höchstens 3 Tage

- Einführen einer Ernährungssonde in den Magen (z. B. Nutritub gastral, Freka 15 Ch., Nutrisoft, 14,8 und 18,0 Ch.)
- Röntgenologische Lagekontrolle
- Hochmolekulare bilanzierte Diät (z. B. Nutricomp, Fresubin, Biosorb) als Bolus alle 3 bis 4 h, pro Einzeldosis nicht mehr 300–500 ml

Enterale Ernährung über länger als 3 Tage

- Einführung einer nasoduodenalen oder nasojejunalen Ernährungssonde (z. B. Nutritub, Salvisond, Freka, Freka-Sil, Nutrisoft 7,3 Ch. oder bei endoskopischer Einlagetechnik Salvisond 250, Freka-Endo-Sonde)
- Röntgenkontrolle
- Bei erhaltener oder gering eingeschränkter Verdauungsfunktion: Kontinuierliche Applikation einer hochmolekularen bilanzierten Diät
- Bei hohem Energiebedarf bzw. bei Wasserrestriktion: Kontinuierliche Applikation einer hochverdichteten bilanzierten Diät
- Bei mäßiggradig eingeschränkter Verdauungsfunktion: Kontinuierliche Applikation einer mit MCT-Fett angereicherten bilanzierten Diät
- Bei weitgehend eingeschränkter Verdauungsfunktion: Kontinuierliche Applikation einer niedermolekularen bilanzierten Diät
- Vorzugsweise Verwendung einer Ernährungspumpe (z. B. Salvimat, Enteroport, Frenta-System, Nutromat)
- Bei Unverträglichkeit einschleichende Dosierung (z. B. 1000 ml/24 h am 1. Tag, 1500 ml/24 h am 2. Tag und 2000 ml/24 h ab dem 3. Tag)

- Kontrolle von Natrium, Kalium und Phosphat im Serum, Blutzucker, Hämatokrit täglich, nach 3 Tagen wöchentlich, nach 4 Wochen monatlich
- Kontrolle von Magnesium und Kalzium im Serum sowie Körpergewicht wöchentlich, nach 4 Wochen monatlich
- Kontrolle von Gesamteiweiß, Bilirubin, alkalischer Phosphatase, Zink und Eisen im Serum monatlich

Parenterale Ernährung

1 Indikationen

Die Indikation zur parenteralen Ernährung (p. E.) ist immer dann gegeben, wenn auf enteralem Wege keine ausreichende Ernährung möglich ist (Tabelle 32). Die p. E. ergänzt oder ersetzt die enterale Ernährung *nur dann*, wenn sich deren Möglichkeiten als unzureichend erweisen.

Die Mehrzahl der in Tabelle 32 aufgeführten Indikationen ist relativ. Eine *absolute* Indikation liegt nur bei schweren Formen von Pseudoobstruktion und beim Kurzdarm vor, wo die p. E. langfristig, u. U. auf Lebenszeit gegeben werden muß und als „artificial gut"

Tabelle 32. Indikationen zur parenteralen Ernährung in der Gastroenterologie

Short-bowel-Syndrom
Akute Pankreatitis
Postoperative Phase
Entzündliche Darmerkrankungen
Darmfisteln
Pseudoobstruktion
Strahlenenteritis
Malabsorption
Coma hepaticum
Emesis/Anorexie unter Chemotherapie gastrointestinaler Tumoren
Hochsitzende Stenose im Magen-Darm-Trakt (präoperativ)
Therapieresistente Gastroenteritis
Schwere Verätzung von Ösophagus und Magen

bezeichnet wird [1]. Bis heute gibt es keine einheitliche Definition des Begriffes „Kurzdarm", der kein Längenmaß, sondern ein funktioneller Begriff ist. In seiner ausgeprägtesten Form ist er synonym mit Dünndarminsuffizienz. Obwohl die resorbierende Oberfläche pro Zentimeter Jejunumsegment deutlich größer ist als pro Zentimeter Ileumsegment, sind die adaptiven Fähigkeiten des Ileums größer als die des Jejunums, das keine der aktiven Transportfunktionen des Ileums je übernehmen kann. Verbleiben mindestens 75 cm Jejuno-Ileum, Ileozäkalklappe und Kolon, so kann mit einer Adaptation des Darms *allein mit enteraler Ernährung* im Verlauf eines Jahres gerechnet werden. Allerdings müssen in dieser Zeit Durchfälle und eine vorübergehende Gewichtsabnahme in Kauf genommen werden. Zu ihrer Vermeidung oder bei ausgedehnteren Resektionen muß die Phase der Adaptation mit p. E. *überbrückt* werden.

2 Grundlagen

Die Nahrungsbestandteile müssen in ausreichender Menge zugeführt werden und in einem ausgewogenem Verhältnis zueinander stehen. Für eine optimale Stickstoffretention muß die Zufuhr von

Tabelle 33. Kalorienbedarf des Erwachsenen pro Tag

	kcal/kg KG (kJ/kg KG)[a]	kcal/70 kg KG (kJ/70 kg KG)
Basalbedarf (Bettruhe)	25–30 (105–125)	1750–2100 (7322–8786)
Mittlerer Bedarf (z. B. M. Crohn, „artificial gut")	30–40 (125–167)	2100–2800 (8786–11715)
Hoher Bedarf (z. B. schwere Verbrennung, Polytrauma)	40–60 (167–251)	2800–4200 (11715–17573)

[a] Umrechnung von Kalorien in Joule: Faktor 4,184 (thermochemische Kalorie laut FAO/WHO).

Eiweiß mit einer bestimmten Menge Energie aus Kohlenhydraten oder Fett gekoppelt sein. Bei Patienten ohne metabolischen Streß wird eine Zufuhr von 135–185 kcal (565–775 kJ) in Form von Kohlenhydraten oder Fett pro Gramm Nahrungsstickstoff empfohlen [2]. Bei Unterschreitung dieser Empfehlung werden Aminosäuren in unökonomischer Weise zur Energiegewinnung herangezogen. Über den Energiebedarf informiert Tabelle 33.

3 Therapieziel

Die p. E. soll die volle Leistungsfähigkeit des Organismus gewährleisten und gleichzeitig Heilungsprozesse ermöglichen. Beim Kurzdarm funktioniert sie als künstlicher Darm [1]. Daß sie bei Morbus Crohn *keine primäre Therapie* darstellt und daß die Ruhigstellung des Darmtrakts keinen therapeutischen Vorteil bietet, gilt inzwischen als erwiesen [3]. Eine Indikation für die p. E. bei entzündlichen Darmerkrankungen besteht nur noch perioperativ, oder wenn unter enteraler Ernährungstherapie Fisteln nicht ausheilen und Crohn-bedingte Wachstumsstörungen nicht zu beeinflussen sind [4]. Ein Malabsorptionssyndrom durch Strahlenschädigung kann sich unter p. E. erholen [5]. Die *primäre* Tumorkachexie kann mit p. E. heutiger Zusammensetzung noch nicht beeinflußt werden. Auch hat sich die Hoffnung nicht erfüllt, mit der p. E. das Ansprechen auf die Tumortherapie und die Überlebenszeit günstig zu beeinflussen. Unbestritten ist der Wert der p. E. bei *sekundärer* Tumorkachexie, wenn Nahrungstransport oder Nahrungsaufnahme mechanisch behindert oder durch Therapiemaßnahmen (Chemotherapie, Radiotherapie, Operation) vorübergehend eingeschränkt sind [6].

4 Bestandteile der parenteralen Ernährung und ihre Dosierung

4.1 Eiweiß

Zur Beurteilung des Eiweißbedarfs gibt es bisher keine befriedigende Meßmethode. Bei der Bemessung der täglichen parenteralen Zufuhr kann man sich daher nur auf Empfehlungen stützen

(Tabelle 34). Zur p. E. werden heute ausschließlich kristalline L-Aminosäure-Lösungen verwendet. Die zahlreichen verfügbaren Präparate stimmen in der Proportionierung der essentiellen Aminosäuren überein und unterscheiden sich nur hinsichtlich des Anteils an nichtessentiellen Aminosäuren. Letzteren wird heute eine größere Bedeutung als früher zugemessen [7]. Aus klinischer Sicht sind alle in Tabelle 35 aufgeführten Aminosäurelösungen für den Stoffwechselgesunden geeignet. Bei Leberinsuffizienz (portale Enzephalopathie) sind sie kontraindiziert, weil hierbei ein gestörtes Aminosäurenprofil im Serum vorliegt, das durch Erhöhung zyklischer und Verminderung verzweigtkettiger Aminosäuren charakterisiert ist. Zur Korrektur stehen Lösungen zur Verfügung, die reich an verzweigtkettigen und arm an zyklischen Aminosäuren sind. Ihr ursprünglich beschriebener günstiger Effekt auf eine bestehende Enzephalopathie konnte nicht in allen nachfolgenden kontrollier-

Tabelle 34. Empfehlung zur täglichen Eiweißzufuhr des Erwachsenen bei parenteraler Ernährung

	g/kg KG
Basalbedarf	0,7
Mittlerer Bedarf	0,8–1,5
Hoher Bedarf	1,5–2,0

Tabelle 35. Kohlenhydratfreie Aminosäurelösungen zur parenteralen Ernährung

Fertigarzneimittel	Elektrolytgehalt [mmol/l]					
	Na	K	Mg	Ca	P	Cl
Aminofusin L 10% kohlenhydratfrei	40	30	5			27
Aminosteril KE 10% kohlenhydratfrei	30	20	5			60
Aminomel L 10 o. KH	35	30	2,5			77
Aminoplasmal PO	48	25	2,6		9	14
Vaminaco	50	20	2,5	1,5		55

Tabelle 36. Spezielle Aminosäurelösungen mit hohem Anteil an verzweigt-kettigen Aminosäuren zur parenteralen Ernährung bei eingeschränkter Leberfunktion. (*AS* Aminosäuren, *VKAS* verzweigtkettige Aminosäuren)

Fertigarzneimittel	g AS/l	g VKAS/l	g % VKAS/l
Aminofusin Hepa	50	22,5	45
Aminoplasmal Hepa 10%	100	33,0	33
Aminosteril N Hepa 5%	50	21,0	42
Aminosteril N Hepa 8%	80	34,3	43
Hepaminohek	101	35,0	35
Salviamin Hepa	60	21,3	35

ten Studien nachgewiesen werden. Heute sieht man ihre Bedeutung mehr in ihrer Fähigkeit, die Proteinsynthese ohne Zunahme von Enzephalopathiesymptomen zu stimulieren [8]. Für diesen Effekt sollte der Anteil verzweigtkettiger Aminosäuren im Gemisch zwischen 35% und 53% betragen (Tabelle 36) [9].

4.2 Kohlenhydrate

Für die p. E. in der Gastroenterologie ist die Glukose das Kohlenhydrat der Wahl. Die Glukose ist ein universeller, billiger Kalorienspender, der in allen Geweben verwertet werden kann. Bei mangelhafter Verwertung kann Insulin verabreicht werden. Glukoselösungen werden in Konzentrationen zwischen 5% und 70% mit und ohne Elektrolytzusätze hergestellt. Bei Beginn der p. E. sollte die Glukosemenge langsam um 100–200 g/Tag gesteigert werden, bis die gewünschte Tagesdosis (Tabelle 37) erreicht ist. Eine Insulin-

Tabelle 37. Empfehlungen zur täglichen Glukosezufuhr des Erwachsenen bei parenteraler Ernährung

	g/kg KG
Basalbedarf	4,0–5,0
Mittlerer Bedarf	5,0–7,0
Hoher Bedarf	7,0–8,0

Tabelle 38. Dosierungsvorschriften für Zuckeraustauschstoffe

Fruktose	max. 0,25 g/kg KG und Stunde max. 3 g/kg KG und Tag
Xylit	max. 0,125 g/kg KG und Stunde max. 3 g/kg KG und Tag
Sorbit	max. 0,25 g/kg KG und Stunde max. 3 g/kg KG und Tag

applikation ist beim Stoffwechselgesunden nur in der postoperativen Phase erforderlich. Neben der Glukose bieten Zuckeraustauschstoffe (Fruktose, Sorbit, Xylit) postoperativ Vorteile bei kurzfristiger Anwendung, da sie in dieser stoffwechsellabilen Phase nur geringe Blutzuckerprobleme verursachen. Im Gegensatz zur Glukose sind sie nicht ohne weiteres im Serum oder im Urin zu bestimmen. Zur Vermeidung von Nebenwirkungen (Laktatanstieg, Abfall von ATP, ADP und anorganischem Phosphat) sind Dosierungsvorschriften zu beachten (Tabelle 38). Häufig verwendet werden Mischlösungen aus Glukose, Fruktose und Xylit (Combisteril, Triofusin, FGX), die bis zu 70% Kohlenhydrate enthalten können.

4.3 Fett

Das Fett ist mit 38 kJ/g (9 kcal/g) ein guter Energielieferant, der dank niedriger Osmolarität peripher-venös gut vertragen wird. Fettemulsionen decken den Bedarf an essentiellen Fettsäuren, der besonders in der Langzeittherapie beachtet werden muß. Heute wird empfohlen, mit der Fettemulsion ein Drittel des Nicht-Eiweiß-Kalorienbedarfs und nicht nur den Minimalbedarf an essentiellen Fettsäuren zu decken. Ein Glukose-Fett-Regime verhindert im Gegensatz zu einem isokalorischen Glukoseregime die fettige Metamorphose der Leber und verringert metabolische Komplikationen wie Hyperglykämie, erhöhte Insulinspiegel, Transaminasenanstieg und Anstieg der Triglyceridkonzentration [10]. Durch Ausnutzen anderer Stoffwechselwege wird die CO_2-Produktion verrin-

gert. Dies kann für beatmete Patienten von Bedeutung sein [11].
Selbst bei Leberinsuffizienz konnte die periphere Verwertung exogen zugeführter Fette (0,64 g/kg KG) nachgewiesen werden [12].
Auch bei akuter Pankreatitis gilt die parenterale Fettzufuhr nicht mehr als streng kontraindiziert [13]. Zur Kontrolle der Fettelimination müssen die Serumtriglyceride, bei längerfristiger Anwendung die Lipoproteine kontrolliert werden. Als Präparate sind im Handel: Intralipid und Lipovenös 10% und 20% mit Eiphosphatid und Lipofundin S 10% und 20% mit Sojaphosphatid als Emulgator. Sojaphosphatid bewirkt eine raschere Elimination der Triglyceride aus dem Blut, was ohne Einfluß auf die nachfolgende Fettsäureoxidation bleibt [14]. Die Bedeutung mittelkettiger Triglyceride, die in der enteralen Ernährung eine große Rolle spielen, wird für die p. E. noch unterschiedlich bewertet [15]. Empfehlungen zur Fettzufuhr siehe Tabelle 39.

Tabelle 39. Empfehlungen zur täglichen Fettzufuhr des Erwachsenen bei parenteraler Ernährung

	g/kg KG
Basalbedarf	1,0
Mittlerer Bedarf	1,5
Hoher Bedarf	2,0

Tabelle 40. Täglicher Elektrolytbedarf des Erwachsenen bei parenteraler Ernährung (mmol/kg KG). (Nach Shenkin u. Wretlind [21])

	Basaler Energiebedarf	Mittlerer Energiebedarf
Natrium	1,0–1,4	2–3
Kalium	0,7–0,9	2
Chlorid	1,3–1,9	2–3
Kalzium	0,11	0,15
Magnesium	0,04	0,15–0,2
Phosphat	0,15	0,4

4.4 Elektrolyte

Der Elektrolytbedarf ist abhängig von der Energiezufuhr (Tabelle 40). Verluste über Stomata, Fisteln oder Durchfälle müssen analysiert und zusätzlich ersetzt werden. Beim Infusionsplan muß der Elektrolytgehalt der Aminosäurelösung und der Kohlenhydratlösung berücksichtigt werden (s. Tabelle 35).

4.5 Vitamine

Die Dosierungsempfehlungen für Vitamine bei p. E. beruhen bisher auf Empirie. Die Erfahrungen an langfristig parenteral ernährten Patienten tragen allmählich dazu bei, eine rationale Basis für künftige Empfehlungen zu schaffen. Auch bei verbesserten analytischen Methoden bleibt fraglich, wie weit Vitaminspiegelbestimmungen im Blut hinsichtlich der Versorgung des Organismus aussagekräftig sind. Der Tabelle 41 liegen die Empfehlungen der American Medical Association/Nutrition Advisory Group zugrunde, die 1984 von der FDA bestätigt wurden und seither als *AMA-FDA-Empfehlungen* bezeichnet werden [16]. Unsere gebräuchlichen Multivitaminpräparate entsprechen diesen nicht. Bis die den Empfehlungen entsprechenden Präparate Solivito N und Vitlipid N beim BGA registriert sein werden, lautet die bestmögliche Empfehlung:

2 Amp. Soluvit   i. v. pro Tag
1 Amp. Vitintra Adult   i. v. pro Tag

Der Vitamin-E-Bedarf muß dabei mit einer täglich zu verabreichenden Fettemulsion gedeckt werden, die Vitamin E überwiegend in Form von β- und γ-Tocopherolen enthält.

4.6 Spurenelemente

Obwohl der Bedarf an Spurenelementen bei p. E. auch heute noch nicht bekannt ist, hat doch der langfristige Einsatz der totalen p. E. die Kenntnisse über den qualitativen und quantitativen Bedarf sehr bereichert. Die größte Erfahrung liegt über Zink vor, das ein

326

Tabelle 41. Empfehlungen zur parenteralen Vitaminzufuhr des Erwachsenen und Gehalt in handelsüblichen Ampullen

Vitamin	AMA-FDA[a]	Soluvit	Multibionta	BVK	Vitintra adult	Adek Falk
B_1	3,0 mg	1,2 mg	50,0 mg	10,0 mg	–	–
B_2	3,6 mg	1,8 mg	10,0 mg	4,0 mg	–	–
Niacin	40,0 mg	10,0 mg	100,0 mg	40,0 mg	–	–
B_6	4,0 mg	2,0 mg	25,0 mg	4,0 mg	–	–
Panthenol	15,0 mg	10,0 mg	15,0 mg	6,0 mg	–	–
Biotin	60,0 μg	300,0 μg	–	500,0 μg	–	–
B_{12}	5,0 μg	2,0 μg	–	8,0 μg	–	–
Folsäure	0,4 mg	0,2 mg	–	–	–	–
C	100,0 mg	30,0 mg	500,0 mg	–	–	–
A	1000 μg	–	3300 μg	–	750 μg	33 000 μg
D	5 μg	–	–	–	3 μg	25 μg
K	70–140 μg	–	–	–	150,0 μg	10 000 μg
E	10 mg	–	10 mg	–	–	100 mg

[a] Empfehlungen der American Medical Association zur Zusammensetzung eines intravenösen Multivitaminpräparats zur täglichen Anwendung bei parenteraler Ernährung (1975) [16].

wesentlicher Bestandteil von Metalloenzymen ist. In kataboler Stoffwechselsituation nimmt der Zinkverlust im Urin zu. Für eine positive Stickstoffbilanz und eine ungestörte Glukoseverwertung ist eine ausreichende Zinkzufuhr unerläßlich. Bei Diarrhö, Darmfisteln oder Jejunostomien können bis zu 25 mg Zink/Tag erforderlich sein, um eine positive Zinkbilanz zu erreichen, während bei normalem Stuhlgewicht 3 mg/Tag genügen [17]. Langfristige zinkfreie p. E. führt zum klinischen Bild der Acrodermatitis enteropathica. Inzwischen wurden das klinische Bild des Selenmangels (Kardiomyopathie, Muskelschwäche), des Chrommangels (Glukoseintoleranz, Neuropathie) und des Molybdänmangels (Tachykardie, Tachypnoe, zentrales Skotom, Nachtblindheit, Koma) unter p. E. bei Einzelfällen beschrieben [18]. Der individuelle Spurenelementbedarf ist von vielen Faktoren abhängig. Die bisher ausgesprochenen Dosierungsempfehlungen weisen eine große Variationsbreite auf und sind als orientierende Richtlinien zu betrachten; mit den in

Tabelle 42. Empfehlungen zur täglichen parenteralen Zufuhr von Spurenelementen und Gehalt in handelsüblichen Ampullen

	mg/Tag[a]	Inzolen [mg/10 ml]	Addel [mg/10 ml]	Addamel N[b] [mg/10 ml]
Eisen	0,80–3,6	–	2,8	1,2
Kupfer	0,50–1,6	0,95	0,32	1,3
Mangan	0,15–1,0	0,27	2,2	0,27
Zink	2,50–6,4[c]	0,65	1,3	6,5
Fluor	0,02–1,8	–	0,9	0,95
Jod	0,05–0,12	–	0,12	0,13
Chrom	0,01–0,05[d]	–	–	0,01
Selen	0,03–0,12	–	–	0,032
Molybdän	0,02	–	–	0,019

[a] Zusammengefaßte Empfehlungen [19–22]
[b] Kabi Vitrum, Stockholm
[c] 12,2 mg Zink/Liter Dünndarmflüssigkeit
    17,1 mg Zink/Liter Ileostomieflüssigkeit
    17,1 mg Zink/kg Stuhl
     2,0 mg Zink zusätzlich bei Katabolie
[d] 0,02 mg Chrom bei gastrointestinalen Verlusten

Tabelle 43. Zinkgehalt in Infusionslösungen zur parenteralen Ernährung

Fertigarzneimittel	Zinkgehalt [mg/l]
Glucoplasmal, Combiplasmal	5,2
Triofusin E 500, E 1000, E 1600, AKE 2000	5,0
Combisteril plus, Combisteril FG 40% E	4,8
Kal. Elektrolytlsg. G 12%, G 24%, G 40%; Salviamin OP	3,6
Glukose E 24%, E 40%	3,0
AKE 1100, AKE 3000	1,4
Aminomix 1	2,4

der BRD handelsüblichen Ampullen Inzolen und Addel kann ihnen qualitativ und quantitativ nur in etwa entsprochen werden (Tabelle 42). Wegen der großen Bedeutung von Zink enthalten heute viele Kohlenhydratlösungen mit Elektrolyten und sog. Komplettlösungen für die peripher- und zentralvenöse p. E. Zinkzusätze (Tabelle 43), so daß Mangelerscheinungen nur bei großen Verlusten zu erwarten sind. Bis das geeignetere Präparat Addamel N (Tabelle 42) beim BGA registriert sein wird, lautet die Empfehlung:

1 Amp. Addel/Tag in Verbindung mit einer in Tabelle 43 angegebenen Lösung.

1–2 ml Selenase/Tag (50–100 µg Selen) bei Langzeittherapie.

Laborkontrollen seltener Spurenelemente bei klinischem Verdacht auf Mangelerkrankung.

5 Technik der parenteralen Ernährung

5.1 Venöser Zugang

Um 2000–3000 kcal (8368–12552 kJ) in vertretbarer Flüssigkeitsmenge – ggf. sogar innerhalb der Nachtstunden – zuführen zu können, sind Glukosekonzentrationen nötig, die einen zentralen Zugang erfordern. Eine höherkalorische p. E. kann nur dann peripher-venös appliziert werden, wenn Fett den Hauptenergieanteil liefert. Der zentrale Zugang erfolgt in der Regel über die V. jugularis oder die V. subclavia. Bei einer voraussichtlichen Infusionsdauer unter 4 Wochen genügt ein Venenkatheter aus Polyurethan. Bei längerer Infusionsdauer ist ein Katheter aus Silikon wegen seiner ungleich geringeren Thrombogenität vorzuziehen. Die größte Erfahrung wurde weltweit mit dem Broviac Parenteral Alimentation Catheter gesammelt, der auch in der BRD weite Verbreitung gefunden hat (Howmedica GmbH, Hamburg) [23]. Die Implantation erfolgt chirurgisch über die V. cephalica oder die V. jugularis. Die Katheterspitze liegt in der V. cava superior oder im rechten Vorhof. Bei Beachtung eines strengen Katheterprotokolls (sterile Technik oder „no-touch-technique", Versorgung des Katheters ausschließlich durch ein erfahrenes Katheterteam oder durch den vom Team angeleiteten Patienten, Benutzung vorgefertigter steriler Sets für die Manipulationen am Katheter) beträgt die Sepsisrate ca. 1 pro 950 Kathetertage. In Einzelfällen sind Katheterliegezeiten über 8 Jahre beschrieben [24]. Von den vollständig unter die Haut zu implantierenden Port-Kathetern (Port-A-Cath, Fa. Pharmacia; Intraport, Fa. Fresenius), die zur Benutzung perkutan anpunktiert werden, erhofft man sich eine weitere Senkung der Komplikationsrate. Ob die niedrige Infektionsrate (1 Infektion pro 2800 Kathetertage), wie sie bei Einsatz des Port-Katheters zur i. v.-Gabe von Zytostatika beschrieben wurde, auch dann zu erreichen ist, wenn der Katheter nicht nur einige Male pro Monat sondern täglich zur p. E. anpunktiert werden muß, bleibt abzuwarten [25].

5.2 Infusionssysteme

Da die zahlreichen Bestandteile der p. E. aus galenischen Gründen nicht in *einer* lagerungsfähigen Infusionsflasche industriell zusammengefügt werden können, müssen sie in parallel laufenden Infusionen infundiert oder kurz vor Gabe in einer Glasflasche oder einem Mischbeutel gemischt werden. Eine Reihe von Infusionsregimen ist in Form von Doppelkammerbeuteln erhältlich, wobei ein Beutel Aminosäuren und Elektrolyte, der andere Kohlenhydrate

330

und Elektrolyte enthält. Das Zusammenführen der Lösungen in die größere Kammer vor Verabreichung birgt kein Kontaminationsrisiko. (Nutriflex, Fa. Boehringer; Aminomix 1, Fa. Fresenius). Bei der Herstellung eines individuell aus Einzelkomponenten gefüllten Mischbeutels sind Probleme zu beachten (Kontamination, Inkompatibilitäten, Wirkungsverluste von Substanzen), die im Einzelfall schwer nachprüfbar sind. In der Klinik sollte die Mischlösung vom Apotheker unter „laminar air flow" hergestellt werden. In der Langzeiternährung zu Hause hat sich das Mischen durch den in einem Trainingsprogramm angeleiteten Patienten auch ohne „laminar air flow" gut bewährt. In vielen Zentren wird die „all-in-one-solution" oder die „total nutrient admixture" (TNA) bevorzugt, der auch die Fettemulsion beigemischt ist [26]. Zu den erwähnten Problemen kommt hier noch dasjenige der Emulsionsstabilität hinzu. Diese hängt ab von der verwendeten Fettemulsion, den Aminosäuren, dem pH-Wert, dem Elektrolytgehalt, der Reihenfolge der Mischung, der Temperatur und der Lagerungszeit. Während Aminosäuren einen stabilisierenden Effekt ausüben, verringern Lösungen mit einem sauren pH-Wert (Glukoselösungen), ein hoher Anteil höherwertige Kationen oder eine hohe Temperatur die Emulsionsstabilität. Sie ist nicht vorauszuberechnen und muß für jedes fetthaltige Infusionsregime untersucht werden. Das im Therapieschema angegebene Regime zur langfristigen zentralvenösen p. E. kann im Mischbeutel in der angegebenen Reihenfolge gemischt werden und ist darin über *24 h stabil.* Für eine Mischlösung aus Kohlenhydraten, Aminosäuren und Elektrolyten, die sofort verbraucht werden soll, genügt ein Mischbeutel aus PVC (Infumix, Fa. Pfrimmer-Viggo). Wird Fett zugemischt, sollte ein Mischbeutel aus Ethylen-Vinyl-Acetat (EVA) gewählt werden (Freka Mix, Fa. Fresenius; Nutrimix, Fa. Braun). EVA besitzt eine Eigenflexibilität, so daß – im Gegensatz zum PVC – kein Weichmacherzusatz erforderlich ist, der von der Fettemulsion herausgelöst werden könnte.

5.3 Nebenwirkungen und Komplikationen

Die Komplikationen sind metabolisch und katheterbedingt. Bei Beachtung der Dosierungsempfehlungen sind metabolische Komplikationen wie hyperosmolares Koma, Hypoglykämie, Hypophosphatämie, Zink-, Fettsäure- und Folsäuremangel sowie die glukoseinduzierte Fettleber vermeidbar. Ungeklärt und noch unbeeinflußbar bleiben Leberveränderungen (sog. Steatohepatitis bis zur Zirrhose) und Knochenveränderungen (Osteomalazie/Osteopenie), die bei einem Teil der Patienten in der Langzeittherapie auftreten können, der p. E. *allein* aber bisher nicht eindeutig zugeschrieben werden konnten [27, 28]. Die Cholezystitis mit oder ohne Cholelithiasis kann durch regelmäßige Ultraschallkontrollen frühzeitig erkannt werden.

Katheterkomplikationen treten beim Anlegen des Katheters und bei langer Liegezeit auf. Auch bei Verwendung von Silikonkathetern sind Cavathrombosen beschrieben [29]. Katheterinfektionen sind das größte Problem, die Infektionshäufigkeit ist von Institut zu Institut verschieden. Werden Venenkatheter *von einem Katheterteam betreut,* können die Komplikationen auf ein Minimum gesenkt werden [30].

6 Überwachung

6.1 Katheterpflege

Verbandswechsel an der Katheteraustrittsstelle 2mal/Woche oder bei Bedarf. Desinfektion der Katheteraustrittstelle mit Mercurochrom oder Polyvidon-Jod-Propanol und steriler Verband. Bei Verwendung eines Port-Katheters ist in der Therapiepause kein Verband erforderlich. Desinfektion aller Katheterverbindungsstellen (Katheterende – Infusionsgerät) mit Polyvidonjod. Steriler Verband um Verbindungsstellen während der Therapie und in der Therapiepause. Vorgehen nach einem festgelegten Protokoll bei allen Manipulationen am Katheter, Verwendung vorgefertigter Sets [23].

6.2 Klinische Kontrollen

Klinische Untersuchungen vor Therapiebeginn

Vollständige Anamnese:
- Leistungsfähigkeit, Gewichtsanamnese, Beurteilung der oralen Ernährung.

Vollständige Untersuchung:
- Lokalbefund (Grundkrankheit), Gewicht, Anthropometrie.

Ultraschall- und Röntgenuntersuchungen vor Therapiebeginn

Grundkrankheitsspezifische Untersuchungen.
Lebergröße, Leberstruktur, Gallenblase, Status zentraler Gefäße.

*Klinische Kontrolluntersuchungen unter der Therapie
(alle 1–3 Monate)*

Zwischenanamnese:
- Grundkrankheitsabhängige Beschwerden/Komplikationen.
- Komplikationen durch parenterale Ernährung, Beurteilung der oralen Ernährung.

Vollständige Untersuchung:
- Lokalbefund, Lebergröße.
- Haut-Haar-Nagel-Veränderungen, Katheteraustrittsstelle, Haut über Port-Katheter.

Überprüfung der Effektivität der Therapie:
- Gewicht, Anthropometrie, Leistungsfähigkeit, Lebensqualität, Grunderkrankung.

Überprüfung der technischen Aspekte.
Neuüberprüfung der Indikation anhand des Verlaufs.

Ultraschall- und Röntgenkontrollen unter der Therapie

Grundkrankheitsspezifische Kontrollen: nach Indikation.
Lebergröße/Struktur, Gallenblase: alle 3 Monate.
Phlebographie: nach Indikation.
Knochenröntgen: alle 3 Jahre.

6.3 Laborkontrollen

Eine Übersicht über die erforderlichen Laborkontrollen gibt
Tabelle 44.

Tabelle 44. Laborkontrollen bei parenteraler Ernährung

	Aufbau- phase	Stabile Phase	Langzeit[a]
Blutzucker	3mal/Tag	1mal/Woche	1mal/Monat
Na, K, Cl	1mal/Tag	1mal/Woche	1mal/Monat
Triglyceride	1mal/Tag	1mal/Monat	1mal/Monat
BB (incl. Thrombo, Reti)	1mal/Woche	1mal/Monat	1mal/Monat
Ca, Mg, Phosphat	1mal/Woche	1mal/Monat	1mal/2 Monate
Cu, Zn, Fe	1mal/Woche	1mal/Monat	1mal/2 Monate
Serumeiweiß	1mal/Woche	1mal/Monat	1mal/2 Monate
Albumin	1mal/Woche	1mal/Monat	1mal/2 Monate
Harnstoff, Kreatinin	1mal/Woche	1mal/Monat	1mal/2 Monate
Harnsäure	1mal/Woche	1mal/Monat	1mal/2 Monate
SGOT, SGPT, LDH, GGT	1mal/Woche	1mal/Monat	1mal/2 Monate
AP, Bilirubin	1mal/Woche	1mal/Monat	1mal/2 Monate
Cholesterin	1mal/Woche	1mal/Monat	1mal/3 Monate
Bikarbonat/Laktat	1mal/Woche	1mal/Monat	1mal/3 Monate
Gerinnungsstatus	1mal/Woche	1mal/Monat	1mal/3 Monate
Essentielle Fettsäuren	1mal/Woche		1mal/3 Monate
Lipoproteine	1mal/Woche		1mal/6 Monate
Vitamin E			1mal/Jahr
Andere Vitaminspiegel			Bei Bedarf
Seltene Spurenelemente			Bei Bedarf

[a] Die Laboruntersuchungen können in der Langzeitphase individuell seltener oder häufiger indiziert sein.

Literatur

1. Scribner BH, Cole JJ, Christopher TG, Vizzo JE, Atkins RC, Blagg CR (1970) Long-term total parenteral nutrition. The concept of an artificial gut. JAMA 212: 457-463
2. Stein TP (1986) Protein metabolism and parenteral nutrition. In: Rombeau JL, Caldwell MD (eds) Parenteral nutrition. Saunders, Philadelphia, pp 100-134
3. Greenberg GR, Fleming CR, Jeejeebhoy KN, Rosenberg IH, Sales D, Tremaine WJ (1988) Controlled trial of bowel rest and nutritional support in the management of Crohns disease. Gut 29: 1309-1315
4. Motil KJ, Grand RJ (1985) Nutritional management of inflammatory bowel disease. Pediatr Clin North Am 32: 447-469
5. Miller DG, Ivey M, Young Y (1979) Home parenteral nutrition in treatment of severe radiation enteritis. Ann Intern Med 91: 858-860
6. Kern KA, Norton JA (1988) Cancer cachexia. J Parent Ent Nutr 12: 286-298
7. Bessmann SP (1979) The justification theory: The essential nature of the non-essential amino acids. Nutr Rev 37: 207-220
8. Bode JCH (1985) Verzweigtkettige Aminosäuren und ihre Ketoanaloge: Therapeutischer Nutzen bei Patienten mit chronischer Leber- oder Niereninsuffizienz. Internist 26: 388-398
9. Wright PD, Holdsworth JD, Dionigi P, Clague MB, James OFW (1986) Effect of branched chain amino acid infusions on body protein metabolism in cirrhosis of liver. Gut 27: 96-102
10. Jeejeebhoy KN, Langer B, Tsallas G, Chu RC, Kuksis A, Anderson GH (1976) Total parenteral nutrition at home: studies in patients surviving 4 month to 5 years. Gastroenterology 71: 943-953
11. Askanazi J, Rosenbaum SH, Hyman AI, Silverberg PA, Milic-Emili J, Kinney JM (1980) Respiratory changes induced by the large glucose loads of total parenteral nutrition. JAMA 243: 1444-1447
12. Kleinberger G (1986) New aspects of parenteral nutrition with fat emulsions in injured patients. World J Surg 10: 20-32
13. Silberman H, Dixon NP, Eisenberg D (1982) The safety and efficacy of a lipid-based system of parenteral nutrition in acute pancreatitis. Am J Gastroenterol 77: 494-497
14. Wolfram G (1982) Energetische Verwertung von Fett. In: Kleinberger G, Eckhardt J (Hrsg) Der Energiebedarf und seine Deckung. Zuckschwert, München (Klinische Ernährung, Bd 7), S 73-85
15. Schauder P (1988) Zum Stellenwert mittelkettiger Triglyceride für die enterale und parenterale Ernährung. Beitr Infusionsther Klin Ernähr 20: 1-4

16. American Medical Association Department of Food and Nutrition (1979) Multivitamin preparations for parenteral use. A statement by the Nutrition Advisory Group. J Parent Ent Nutr 3: 258–262
17. Wolman SL, Anderson GH, Marliss EB, Jeejeebhoy KN (1979) Zinc in total parenteral nutrition: requirements and metabolic effects. Gastroenterology 76: 458–467
18. Solomon NW (1986) Trace minerals. In: Rombeau, Caldwell (eds) Parenteral nutrition. Saunders, Philadelphia, pp 154–197
19. American Medical Association Department of Food and Nutrition (1979) Guidelines for essential trace element preparations for parenteral use. A statement by an expert panel. JAMA 241: 2051–2054
20. The American Dietetic Association (1981) Handbook of Clinical Dietetics. Yale University Press, New Haven
21. Shenkin A, Wretlind A (1978) Allgemeine Aspekte hinsichtlich der intravenösen Ernährung von Krebspatienten. Infusionstherapie 5: 156–165
22. McGee CD, Ostro MJ, Kurian R, Jeejeebhoy KN (1985) Vitamin E and selenium status of patients receiving short-term total parenteral nutrition. Am J Clin Nutr 42: 432–438
23. Kohlschütter B (1987) Venenkatheter zur langfristigen parenteralen Ernährung. In: Parenterale Ernährung zu Hause. Einführung und Organisationshilfe für den Klinikarzt. Zuckschwert, München
24. Dudrick SJ, O'Donell JJ, Englert DM, Matheny RG, Blume ER, Nutt RE, Hickey MS, Barroso AO (1984) 100 patient-years of ambulatory home total parenteral nutrition. Ann Surg 199: 770–781
25. Dahl HD, Hengstmann JH, Bode U, Hansen H (1986) Klinische Anwendung eines vollständig implantierbaren Kathetersystems. Dtsch Med Wochenschr 111: 88–92
26. Solassol C, Joyeux H, Astruc B, Fourtillan JB, Hazane C, Saubion JL, Jalabert M (1980) Complete nutrients mixtures with lipids for total parenteral nutrition in cancer patients. Acta Chir Scand 498 [Suppl]: 151–154
27. Baker AL, Rosenberg IH (1987) Hepatic complications of total parenteral nutrition. Am J Med 82: 489–497
28. Klein GL, Coburn JW (1984) Metabolic bone disease associated with total parenteral nutrition. Adv Nutr Res 6: 67–92
29. Müller JM, Keller HW, Brenner U, Walter M (1984) Katheterkomplikationen bei langfristiger oder ambulanter parenteraler Ernährung. Dtsch Med Wochenschr 109: 1053–1058
30. Nehme AE (1980) Nutritional support of the hospitalized patient. The team concept. JAMA 243: 1906–1908

Therapieschema 26   Parenterale Ernährung

Zentralvenöse parenterale Ernährung bei hohem Energiebedarf

Aminomix 1	2000 ml	Teilmischung 1[a]
+ Addel (Spurenelemente)[b]	1 Amp.	

Lipovenös 10%	500 ml	
+ Soluvit (wasserlösl. Vitamine)	2 Amp.	Teilmischung 2[a]
+ Vitintra Adult (fettlösl. Vitamine)	1 Amp.	

Beide Teilmengen zusammen enthalten:

Aminosäuren	100 g	Fett	50 g
Glukose	400 g		
Natrium	100,0 mmol	Vitamin B_1	2,4 mg
Kalium	60,0 mmol	Vitamin B_2	3,6 mg
Calcium	10,0 mmol	Niacin	20,0 mg
Phosphat	30,0 mmol	Vitamin B_6	4,0 mg
Magnesium	6,5 mmol	Panthenol	20,0 mg
Zink	6,5 mg	Biotin	0,6 mg
Chlorid	213,5 mmol	Vitamin B_{12}	4,0 µg
Eisen	50 µmol	Folsäure	0,4 mg
Mangan	40 µmol	Vitamin C	60,0 mg
Kupfer	5 µmol	Vitamin A	750 µg
Fluor	50 µmol	Vitamin D	3 µg
Jod	1 µmol	Vitamin K	150 µg

Gesamt-kcal in 2540 ml:	2500
Nicht-Eiweiß-kcal:	2100
Nicht-Eiweiß-kcal pro g N:	126
Prozentualer Kalorienanteil Eiweiß/Fett/KH:	16/20/64

[a] Als Gesamtnährlösung im EVA-Beutel über 24 h stabil.
[b] Bei Bedarf zusätzlich 50–100 µg Selen (Selenase).

Peripher-venöse parenterale Ernährung bei hohem Energiebedarf

AKE 1100 mit Glukose	3000 ml	Teilmischung 1[c]
+ Addel (Spurenelemente)[d]	1 Amp.	

Lipovenös 20%	500 ml	Teilmischung 2[c]
+ Soluvit (wasserlösl. Vitamine)	2 Amp.	Im Nebenschluß
+ Vitintra Adult (fettlösl. Vitamine)	1 Amp.	

Beide Teilmischungen zusammen enthalten:

Aminosäuren	90 g	Fett	100 g
Glukose	180 g		
Natrium	150,0 mmol	Vitamin B_1	2,4 mg
Kalium	75,0 mmol	Vitamin B_2	3,6 mg
Calcium	14,0 mmol	Niacin	20,0 mg
Phosphat	30,0 mmol	Vitamin B_6	4,0 mg
Magnesium	10,5 mmol	Panthenol	20,0 mg
Zink	5,6 mg	Biotin	0,6 mg
Chlorid	255,1 mmol	Vitamin B_{12}	4,0 µg
Eisen	50 µmol	Folsäure	0,4 mg
Mangan	40 µmol	Vitamin C	60,0 mg
Kupfer	5 µmol	Vitamin A	750 µg
Fluor	50 µmol	Vitamin D	3 µg
Jod	1 µmol	Vitamin K	150 µg

Gesamt-kcal in 3540 ml:	2080
Nicht-Eiweiß-kcal:	1720
Nicht-Eiweiß-kcal pro g N:	116
Prozentualer Kalorienanteil Eiweiß/Fett/KH:	17/48/35

[c] Als Gesamtnährlösung *nicht* stabil.
[d] Bei Bedarf zusätzlich 50–100 µg Selen (Selenase).

Sachverzeichnis

Präparateverzeichnis

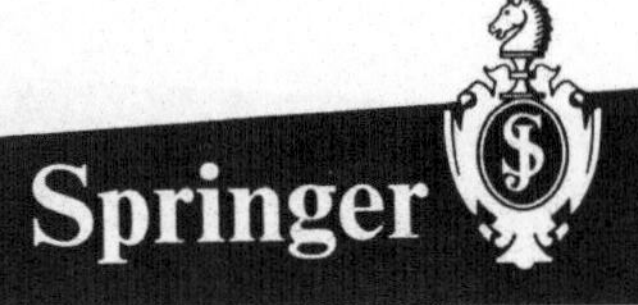
Springer